Pocket Guide Schmerztherapie

Herrn Prof. Dr.-Ing. Dr. h.c. Manfred Zimmermann
in Dankbarkeit
zum 5. November 2018 zugeeignet

Hadi Taghizadeh

Justus Benrath

Pocket Guide Schmerztherapie

Mit 63 größtenteils farbigen Abbildungen
und 77 Tabellen

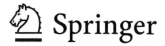

Hadi Taghizadeh
Klinik für Anästhesie, Intensiv-, Notfallmedizin
und Schmerztherapie 1
Westpfalz-Klinikum Kaiserslautern
Kaiserslautern

Justus Benrath
Klinik für Anästhesiologie und Operative Intensivmedizin,
Schmerzzentrum
Universitätsklinikum Mannheim
Mannheim

ISBN 978-3-662-55155-4   978-3-662-55156-1 (eBook)
DOI 10.1007/978-3-662-55156-1

Die Deutsche Nationalbibliothek verzeichnet diese Publikation in der Deutschen
Nationalbibliografie; detaillierte bibliografische Daten sind im Internet über http://
dnb.d-nb.de abrufbar.

Springer
© Springer-Verlag GmbH Deutschland, ein Teil von Springer Nature 2019

Umschlaggestaltung: deblik Berlin
Fotonachweis Umschlag: © Adobe Stock/psdesign1
Illustrationen: Angelika Kramer, Stuttgart

Springer ist ein Imprint der eingetragenen Gesellschaft Springer-Verlag GmbH, DE
und ist ein Teil von Springer Nature
Die Anschrift der Gesellschaft ist: Heidelberger Platz 3, 14197 Berlin, Germany

Vorwort

>> There is no need to kill the patient in order to kill
the pain (D. Cicely Saunders)

Schmerzbehandlung ist ein essenzielles Menschenrecht
(IASP Montreal-Deklaration). Schmerzen kann man je-
doch nicht behandeln, es sei denn man behandelt den
Menschen als Patienten und die Schmerzen lassen nach.
Behandlung kommt von handeln, handeln mit den
Händen. Daraus ergibt sich eine menschliche Dimen-
sion, die in der modernen Medizin oft nicht mehr aus-
reichend gewürdigt und bewertet wird.

>> Auch gar nichts zu verschreiben ist zuweilen eine
vortreffliche Arznei. (Hippokrates)

Jenseits aller medikamentösen Schmerztherapien bleibt
die Behandlung von Schmerzen eine multidimensionale
Aufgabe. Schmerz hinterlässt neurophysiologische und
psychologische Spuren, deren Erkennung der erste
Schritt auf dem Weg hin zur erfolgreichen Behandlung
ist. Eine umfassende Schmerztherapie besteht zunächst
einmal darin, dem Patienten zuzuhören, ihn und seine
Beschwerden ernst zu nehmen, Lösungen nicht vor dem
Erkennen des Problems anzubieten, sich nicht dem
Druck einer ausufernden, ausschließlich somatischen
Ursachensuche zu beugen und das Ziel einer Verbesse-
rung der Lebensqualität bzw. Funktionalität nicht aus
den Augen zu verlieren.

» Heilen-manchmal, lindern-oft, trösten-immer.
(Französisches Sprichwort aus dem 16. Jahrhundert)

Die Verbindung zwischen Körper und Geist, Psyche und Soma, ist in der Schmerztherapie offensichtlich. Schmerzen werden je nach Kontext unterschiedlich interpretiert, wahrgenommen und verarbeitet. Angst und Depression als Komorbiditäten werden selten gesucht und noch seltener diagnostiziert, geschweige denn behandelt.

Dieses Buch ermöglicht einen kompakten und dennoch ausführlichen Überblick über die häufigsten Ursachen von Schmerzen im klinischen Alltag. Die Therapie chronischer Schmerzen, Tumorschmerztherapie, medikamentöse und interventionelle Therapien sowie therapieassoziierte Komplikationen werden ebenfalls übersichtlich und praxisorientiert dargestellt. Es wendet sich explizit an Kolleginnen und Kollegen, die (noch) keine schmerztherapeutische Erfahrung oder gar die Zusatzbezeichnung „Spezielle Schmerztherapie" absolviert haben.

Ergänzende Verfahren finden in diesem Buch, trotz ihres klinischen Nutzens, nur am Rande Erwähnung, da sie der speziellen Schmerztherapie vorenthalten sind.

Die Angaben zu Dosierungen sind den eigenen Erfahrungen und gängigen Literaturstellen entlehnt. Die Leserinnen und Leser werden gebeten und angehalten, diese kritisch zu hinterfragen und etwaige Fehler zwecks Korrektur an die Autoren zu melden.

Die Autoren möchten sich beim Springer-Verlag, ganz besonders bei Frau Dr. Krätz, für die erneut wunderbare Zusammenarbeit und Hilfestellung bei Konzeption des Buches bedanken. Herrn Dr. Oliver Römer gebührt auch besonderen Dank für die wertvollen Kommentare und Ergänzungsvorschläge und nicht zuletzt unseren Familien für ihre liebevolle Unterstützung und große Geduld.

Hadi Taghizadeh
Justus Benrath

Über die Autoren

Prof. Dr. med. Justus Benrath
- Studium der Humanmedizin an den Universitäten Heidelberg und Glasgow
- 1997 Promotion an der Ruprecht-Karls-Universität Heidelberg
- 1997–2001 Assistenzarzt an der Klinik für Anästhesiologie, Universitätsklinik Heidelberg
- 2001–2006 Assistenzarzt an der Universitätsklinik für Anästhesie und allgemeine Intensivmedizin, Medizinische Universität Wien
- 2006 Facharzt für Anästhesiologie, Habilitation 2007, außerplanmäßiger Professor 2015
- 2007 Leiter der Schmerzambulanz, Klinik für Anästhesiologie und Operative Intensivmedizin, Universitätsmedizin Mannheim
- Zusatzqualifikationen: „Spezielle Schmerztherapie«, „Palliativmedizin", „Notfallmedizin«, „Suchtmedizin"
- Weiterbildungsbefugnis für „Spezielle Schmerztherapie" und „Palliativmedizin"

Dr. med. Hadi Taghizadeh
- Studium der Humanmedizin an der Universidad de Córdoba (Spanien) und der Freien Universität Berlin
- 1995–1996 Arzt im Praktikum in den Abteilungen Chirurgie und Anästhesie des Krankenhauses Meisenheim
- 1997–1998 Assistenzarzt an der Abteilung für Anästhesie und Intensivmedizin der Collm-Klinik Oschatz
- 1998 Assistenzarzt an der Klinik für Anästhesiologie und Intensivmedizin der Universität Leipzig
- 2000 Facharzt für Anästhesiologie
- 2007 Oberarzt der Klinik für Anästhesie, Intensiv-, Notfallmedizin und Schmerztherapie, Westpfalz-Klinikum Kaiserslautern
- Zusatzqualifikationen: „Spezielle anästhesiologische Intensivmedizin", „Spezielle anästhesiologische Intensivmedizin", „Notfallmedizin"

Inhaltsverzeichnis

Abkürzungen

ACR	American College of Rheumatology
ASR	Achillessehnenreflex
ASS	Acetylsalicylsäure
AT	Adenotomie
BESD	Beurteilung von Schmerzen bei Demenz
BPI	Brief Pain Inventory
BSR	Bizepssehnenreflex
BtMVV	Betäubungsmittelverschreibungsverordnung
BWS	Brustwirbelsäule
CBD	Cannabidiol
CCT	kraniale Computertomographie, engl. cranial computer tomography
CFS	chronisches Erschöpfungssyndrom, engl. chronic fatigue syndrome
CIPN	chemotherapieinduzierte Polyneuropathie
CIPO	chronische intraabdominelle Pseudoobstruktion, engl. chronic intestinal pseudoobstruction
CMD	kraniomandibuläre Dysfunktion
CNCP	chronischer Nichtkarzinomschmerz, engl. chronic non-cancer pain
COX	Cyclooxygenase
COXIB	Cyclooxygenaseinhibitor
CPPS	chronisches Beckenschmerzsyndrom, engl. chronic pelvic pain syndrome
CRPS	chronisches regionales Schmerzsyndrom, engl. chronic regional pain syndrome
CPS	chronisches Schmerzsyndrom, engl. chronic pain syndrome
CWP	chronischer, ausgedehnter Schmerz, engl. chronic widespread pain
DMARD	krankheitsmodifizierende Antirheumatika, engl. disease modifying antirheumatic drugs

ED	Einzeldosis
EMLA	eutektische Lokalanästhetikamixtur, engl. eutectic mixture of local anesthetics
FMS	Fibromyalgiesyndrom
GABA	γ-Amino-n-Buttersäure
GCS	Ganglion cervicale superius
GLOA	Ganglionäre lokale Opioidanalgesie
GSB	Ganglion-stellatum-Blockade
HOPS	hirnorganisches Psychosyndrom
5-HT	5-Hydroxytriptamin
HWK	Halswirbelkörper
HWS	Halswirbelsäule
HWZ	Halbwertszeit
IASP	International Association for the Study of Pain
IBS	Reizdarmsyndrom, engl. irritable bowel syndrome
IHS	International Headache Society
INR	interational normalized ratio
ISG	Iliosakralgelenk
i.v.	intravenös
KG	Körpergewicht
KHK	koronare Herzerkrankung
KI	Kontraindikation
ksHWZ	kontexsensitive Halbwertszeit
KUSS	kindliche Unbehagens- und Schmerzskala
LONTS	Langzeitanwendung von Opioiden bei nicht tumorbedingten Schmerzen
LWS	Lendenwirbelsäule
MBSR	achtsamkeitsbasierte Stressreduktion, engl. mindful-based stress reduction
MRT	Magnetresonanztomographie
MÜK	Medikamentenübergebrauchskopfschmerz

NNH	Number needed to harm
NNT	Number needed to treat
NOAK	neue orale Antikoagulanzien
NOPA	Nichtopioidanalgetika
NRS	numerische Ratingskala
NSAID	nichtsteroidale antiinflammatorische Medikamente, engl. nonstreoidal antiinflammatory drugs
NSAR	nichtsteroidale Antirheumatika
NSMRI	nichtselektive Monoaminwiederaufnahmehemmer
NW	Nebenwirkung
OB	Oberbauch
OIH	opioidinduzierte Hyperalgesie
PDA	Periduralanalgesie
PDI	Pain Disability Index, ein Schmerzbeurteilungsverfahren
PET	Positronenemissionstomographie
PMR	progressive Muskelrelaxation
PNP	Polyneuropathie
PPI	Protonenpumpenhemmer, engl. proton pump inhibitor
PPS	Beckenbodenschmerzsyndrom, engl. pelvic pain syndrome
p.o.	per os, oral
PTBS	posttraumatische Belastungsstörung
QST	quantitativ sensorische Testung
SAPV	spezialisierte ambulante Palliativversorgung
s.c.	subkutan
SCS	Rückenmarkstimulation, engl. spinal cord stimulation
SLAP-Läsion	Verletzung des oberen Pfannenrand der Schulter (superior labrum anterior posterior)
SMP	sympathisch unterhaltener Schmerz, engl. sympathically maintained pain
SSNRI	selektive Serotonin- und Noradrenalinwiederaufnahmehemmer, engl. selective serotonin and norepinephrine reuptake inhibitor
SSRI	selektive Serotoninwiederaufnahmehemmer, engl. selective serotonin reuptake inhibitor
SSW	Schwangerschaftswoche

TENS	transkutane elektrische Nervenstimulation
THC	Tetrahydrocannabinol
UB	Unterbauch
VAS	visuelle Analogskala
WW	Wechselwirkung

Allgemeine Aspekte

© Springer-Verlag GmbH Deutschland,
ein Teil von Springer Nature 2019
H. Taghizadeh, J. Benrath, *Pocket Guide Schmerztherapie*
https://doi.org/10.1007/978-3-662-55156-1_1

1.1   Schmerzdefinition

》 Schmerz ist das, was der Patient sagt, und Schmerz ist dann, wann immer er es sagt! (McCaffery 1992)

Internationale Definition von Schmerz (International Association for the Study of Pain):

》 Schmerz ist ein unangenehmes Sinnes- und Gefühlserlebnis, das mit akuter oder potenzieller Gewebsschädigung einhergeht, oder mit Begriffen einer solchen Schädigung beschrieben wird.

1.2   Schmerzarten

- **Nozizeptiver Schmerz**

Nozizeptive Schmerzen entstehen sowohl direkt durch Aktivierung der Nozizeptoren bei mechanischen, thermischen oder chemischen Noxen als auch indirekt durch Sensibilisierung der Nozizeptoren bei Entzündungsreaktionen. Nozizeptive Schmerzen sind belastungsabhängig und meist gut mit Nichtopioidanalgetika und Opioidanalgetika nach WHO-Stufenschema behandelbar.

Einteilung

- **Somatisch**: Eng umschrieben, häufig im Bereich der Haut, Bindegewebe und Muskulatur, spitz-stechend. Beispiele sind Knochen- und Periostschmerzen, Weichteilschmerzen, Ischämieschmerzen.
- **Viszeral**: Schlecht lokalisierbarer, diffuser Schmerz ausgehend vom Viszeralorganen und Peritoneum, häufig kolikartig-dumpf, z. B. bei Gallenkolik.

Neuropathischer Schmerz

Neuropathische Schmerzen sind definiert als „Läsion oder Erkrankung des somatosensorischen Nervensystems" (Treede 2008). Sie unterscheiden sich durch elektrisierende und einschießende Schmerzattacken deutlich von nozizeptiven Schmerzen. Häufig treten zusätzlich Allodynie, Hyperalgesie und Dysästhesie auf. Viele Patienten fühlen einen Zusammenhang der Schmerzattacken bei Wetterwechsel. Opioidanalgetika sind häufig wenig hilfreich, Nichtopioidanalgetika wirkungslos, hier muss mit Koanalgetika, wie trizyklischen Antidepressiva und Antikonvulsiva, therapiert werden.

Einteilung

- **Periphere** neuropathische Schmerzen: Phantomschmerz, Postzosterneuralgie, Trigeminusneuralgie, Polyneuropathie.
- **Zentrale** neuropathische Schmerzen: Schmerzen nach Thalamusinfarkt oder Thalamusblutung, Schmerzen durch spinale Metastase.

Sonderform   Sympathisch unterhaltener Schmerz durch sympathisch-afferente Kopplung: Eine Läsion oder Erkrankung des somatosensorischen Nervensystems kann zu einer Sensibilisierung des Axons oder Spinalganglions führen. Dadurch kommt es zur funktionellen Verbindung zwischen efferenten postganglionären sympathischen Neuronen und afferenten nozizeptiven Neuronen. Diese Verbindung der sonst völlig getrennten Nervensysteme wird als „sympathisch-afferente Kopplung" bezeichnet. Nozizeptive Fasern exprimieren adrenerge α_{2A}-Rezeptoren, deren Aktivierung durch Noradrenalinfreisetzung bei der tonischen Aktivität des sympathischen Nervensystems zur Schmerzverstärkung führen. Klassisches Beispiel hierfür ist das komplexe regionale Schmerzsyndrom (CRPS), bei dem der Großteil des neuropathischen Schmerzes sympathisch unterhalten ist. Therapieversuche mit Nichtopioidanalgetika und Opioidanalgetika allein sind häufig wenig hilfreich, diagnostische bzw. therapeutische Sympathikusblockaden meist erforderlich.

■ **Mixed Pain**

Das gleichzeitige Auftreten von nozizeptiven und neuropathischen Schmerzen wird als „Mixed Pain Syndrome" bezeichnet.

■ **Radikulärer Schmerz**

Schmerzen im Versorgungsgebiet einer oder mehrerer spinaler Neven, mit oder ohne Sensibilitätsstörungen, motorische Ausfälle oder Reflexabschwächung.

■ **Pseudoradikulärer Schmerz**

Keine exakte Zuordnung der Beschwerden zu den Hautdermatome spinaler Nerven.

■ **Akuter Schmerz**

Kurzzeitig bestehender, meist operativ, traumatisch oder entzündlich bedingter, Schmerz mit einer zeitlichen Dauer <1 Monat; bei Schmerzpersistenz >1 Monat spricht man von einem chronifizierenden Schmerz.

Die postoperative Schmerztherapie ist die (symptomatische) Behandlung akuter Schmerzzustände, die (primär) auf das Operationstrauma zurückzuführen sind.

■ **Chronischer Schmerz**

Länger als 3–6 Monate bestehende Schmerzsymptomatik, z. B. bei Osteoporose oder Arthrose. Es liegt keine akute Gewebeschädigung (mehr) vor. Chronischer Schmerz ist als eigenständige Schmerzkrankheit zu werten und führt häufig zu physischen und psychischen Beeinträchtigungen sowie zur sozialen Isolation.

Hier hat sich die Sichtweise bewährt, chronische Schmerzen im Sinne des **bio-psycho-sozialen Krankheitsmodels** (◘ Abb. 1.1) einzuordnen, das auch bei anderen chronischen Erkrankungen, z. B. Diabetes oder Herzinsuffizienz, zur Anwendung kommen kann. Die Schmerzerkrankung wird durch biologische, psychologische und soziale Aspekte, die sich gegenseitig bedingen und beeinflussen, unterhalten. Entsprechend kann nur eine

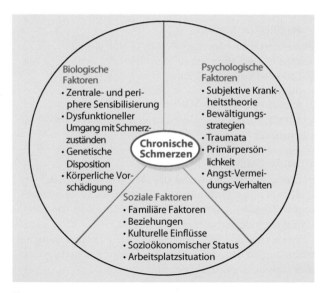

◘ **Abb. 1.1** Bio-psycho-soziales Schmerzmodell

multimodale Therapie, die die meisten dieser Faktoren einbezieht, wirksam sein.

1.3 Schmerz- und schmerzassoziierte Begriffe

Allodynie (statisch/dynamisch) Gesteigerte Schmerzempfindlichkeit durch gewöhnlich nicht schmerzhafte Reize z. B. wird ein Pinselstrich bei der Postzosterneuralgie im entsprechenden Dermatom als schmerzhafte Berührung empfunden.

Anästhesie (in der Schmerztherapie) Komplette Empfindungslosigkeit eines Hautareals.

Analgesie Schmerzunempfindlichkeit. Fehlende Schmerzempfindung auf einen normalerweise schmerzhaften Reiz.

Complex regional pain syndrome (CRPS)
- **CRPS Typ 1** (früher M. Sudeck, sympathische Reflexdystrophie): Schmerzsyndrom ohne Nachweis einer Nervenläsion.
- **CRPS Typ 2** (früher Kausalgie): Schmerzsyndrom mit obligatem Nachweis einer Nervenläsion.
- Für **beide Formen** gilt: Mit Latenz auftretende brennende Schmerzen, Allodynie, Dysästhesie, Hyperalgesie, Ödem, trophische Störungen der Haut, Störung der Vaso- und Sudomotorik. Schmerzsyndrom nach (Bagatell)trauma der oberen oder unteren Extremität. Diagnose anhand der „Budapest Kriterien" (▶ Kap. 2).

Dermatom Segmentale Anordnung der Hautbereiche, die durch sensorische Fasern einer Spinalnervenwurzel versorgt werden.

Dysästhesie Unangenehme Missempfindung spontan oder auf einen Berührungsreiz hin; z. B. wird ein Pinselstrich als unangenehme Berührung empfunden.

Fremdbeurteilung Bei Kindern <5 Jahre (physiologische Parameter, kindliches Verhalten) oder Beurteilung anhand des kindlichen Unbehagen- und Schmerz-Scores (KUSS; ▶ Abschn. 1.8.2).

Hypästhesie Empfindungsminderung.

Hypalgesie Herabgesetzte Schmerzempfindung auf einen Schmerzreiz, erhöhte Schmerzschwelle.

Hyperalgesie Übermäßig starke Schmerzempfindung auf einen Schmerzreiz hin, erniedrigte Schmerzschwelle.

Muskelhartspann (taut band) Verspannte Faserbündel eines Muskels quer oder längs zur Faserrichtung bis zur Ansatzstelle.

Myogelose Lokal begrenzte Verhärtung und Druckschmerzhaftigkeit eines Muskels.

Myotom Beschreibt die segmentale Zuordnung der Muskeln im Rumpfbereich zu bestimmten Wirbelsäulensegmenten, ▶ Dermatom.

Neuralgie Schmerzen im Innervationsgebiet eines Nerven oder eines Nervenplexus, häufig mit der Qualität blitzartig einschießend (= neuralgiform).

Neuritis Entzündung eines peripheren Nervs oder eines Hirnnervs. Der Begriff wird häufig missbräuchlich bei diversen Erkrankungen des peripheren Nervensystems, ohne Nachweis eines Entzündungsprozesses, angewandt.

Neuropathie Oberbegriff für die Erkrankungen des peripheren Nervensystems, die als Mono- oder Polyneuropathie vorkommen können und keine traumatische Ursache haben.

Neuropathischer Schmerz Schmerz, der als Konsequenz einer Läsion oder Erkrankung des somatosensorischen Systems auf peripherer oder zentraler Ebene entsteht.

Noxe Reiz, der in der Lage ist, Gewebe zu schädigen (und Schmerzen auszulösen).

Nozizeptiver Schmerz Schmerz, ausgelöst an Nozizeptoren durch einen noxischen Stimulus.

Nozizeption Entstehung, Weiterleitung und Modulation schmerzhafter Informationen im peripheren und zentralen Nervensystem.

Nozizeptor Freie Nervenendigung, die normalerweise eine hohe Erregungsschwelle besitzt und deshalb nur durch noxische Reize erregt werden kann.

Parästhesie Nicht unangenehme Missempfindung, spontan oder auf einen Berührungsreiz hin; z. B. wird ein Pinselstrich als Kribbeln empfunden.

Peripherer neuropathischer Schmerz Schmerz, der aufgrund einer Erkrankung oder Läsion des somatosensorischen Systems auf peripherer Ebene entsteht.

Präventive Analgesie (vorbeugende Analgesie) Erstmals 1992 klinisch vorgestelltes Konzept der Analgetikagabe vor dem Auftreten eines Schmerzes. Grundlage sind Erkenntnisse über die periphere und zentrale Sensibilisierung, die zum akuten postoperativen Schmerz und zur Chronifizierung postoperativer Schmerzen beitragen. Voraussetzung für die präventive Analgesie ist die Analgetikagabe nicht nur prä- und intraoperativ, sondern auch postoperativ bis zum Abklingen der akuten Schmerzen meist binnen wenigen Tagen. So kann das ZNS präventiv vor starker nozizeptiver Aktivierung geschützt werden. Daher auch als protektive Analgesie bezeichnet.

Projizierter Schmerz   Schmerz im Versorgungsgebiet eines Nerven nach dessen mechanischer Reizung; z. B. Schmerz im kleinen Finger nach Druck auf den N. ulnaris.

Pseudoradikulärer Schmerz   Peripher ausstrahlender, meist diffuser, dumpf ziehender Schmerz ohne segmentale Zuordnung, meist muskuloskelettalen Ursprungs, keine Hypästhesie oder Analgesie, eher Dysästhesie und Muskeltonusveränderungen; z. B. Koxarthrose mit Schmerzausstrahlung am ventralen Oberschenkel bis zum Knie.

Quantitativ sensorische Testung (QST)   Vom Deutschen Forschungsverbund Neuropathischer Schmerz (DFNS) standardisierte und von zertifizierten QST-Laboren durchgeführte Testreihe.

Radikulärer Schmerz   Durch Reizung oder Schädigung eines Nerven oder einer Nervenwurzel bedingter segmental orientierter Schmerz mit Hyp- oder Anästhesie im entsprechenden Dermatom und Paresen oder Plegien im Bereich der Kennmuskeln des Nerven; z. B. Schmerzen entlang des lateralen Ober- und Unterschenkels mit Fußsenkerschwäche bei Druck auf die Nervenwurzel S1.

Schmerzgedächtnis   Erhöhte Empfindlichkeit des nozizeptiven Systems, die durch Schmerzreize, wie z. B. Entzündungen, Traumata oder operative Eingriffe, ausgelöst wurde und diese überdauert.

Sensibilisierung   Funktionsveränderung nozizeptiver Neurone, die klinisch als Allodynie, Hyperalgesie und/oder Spontanschmerz auftreten; periphere Sensibilisierung durch Neurone des peripheren Nervensystems bzw. zentrale Sensibilisierung durch Neurone des zentralen Nervensystems.

Toleranz   Schrittweiser Verlust der Substanzwirkung bei wiederholtem Gebrauch, der durch Dosiserhöhung kompensiert werden kann/muss.

Übertragener Schmerz   Fehlerhafte Lokalisation eines viszeralen Schmerzes in ein bestimmtes sensorisches Dermatom aufgrund der segmentalen Verschaltung der viszeralen und sensorischen Afferenzen im Hinterhorn auf die gleiche Neuronenpopulation; z. B. Schmerzen im linken Arm bei Herzinfarkt.
◘ Abb. 1.2 zeigt die Bereiche, in denen die Schmerzen innerer Organe häufig projiziert werden (Head-Zonen).

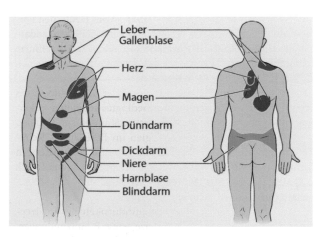

◘ **Abb. 1.2**   Übertragene Schmerzen (sog. „Head-Zonen") durch Reizung viszeraler Strukturen

Zentraler (neuropathischer) Schmerz   Häufig ischämisch-induzierter Schmerz, der als Konsequenz einer Läsion oder Erkrankung des Hirnstamms, Thalamus oder somatosensorischen Systems auf zentraler Ebene entsteht.

Beispiele sind Schmerzen nach Apoplex, multiple Sklerose, Schmerzen unterhalb des sensiblen Niveaus bei traumatischer Querschnittlähmung (below level neuropathic pain durch Läsion des Tractus spinolthalamicus).

1.4   Schmerzkomponenten

Sensorisch-diskriminativ   Schmerzlokalisation aufgrund der somatotopen Gliederung (sensorischer Homunculus).

Affektiv: Motivations- und Gefühlsaspekt des Schmerzes durch Aktivierung des limbischen Systems, das zur emotionalen Bewertung des Schmerzes als ein Sinneseindruck führt.

Vegetativ: Aufgrund von Verbindungen zwischen dem Tractus spinothalamicus und der Formatio reticularis sowie weiterer Verbindungen zum Hirnstamm mit der Induktion von Schlafstörungen, Schwitzen, Tachykardie etc.

Kognitiv: Bewusste Verarbeitung des Schmerzes und Bewertung anhand bereits erfolgter Schmerzerfahrungen.

Motorisch: (Spinaler) Wegziehreflex bei akutem Schmerz. Tritt auch in Form von Muskelverspannungen auf und unterhält so den circulus vitiosus „Schmerz – Schonhaltung – Angst/Vermeidungsverhalten – Schmerz".

1.5 Schmerzanamnese

> ❯ Die Bedeutung einer ausführlichen Anamnese in der Erfassung, Beurteilung und Behandlung von Schmerzen kann nicht hoch genug eingeschätzt werden.

Eine vollständige Schmerzanamnese beinhaltet Informationen über:

— Schmerzlokalisation und -ausstrahlung,
— Schmerzintensität,
— Schmerzbeginn,
— Schmerzdauer/-häufigkeit,
— Schmerzart/-charakteristik,
— schmerzverstärkende bzw. lindernde Umstände,
— schmerzbegleitende Symptome, wie z. B. Schwellung, Bewegungseinschränkung, sensomotorische Defizite, Änderungen der Hauttemperatur, -farbe, Haar- und Nagelwachstum, ggf. Fieber, Schüttelfrost, Gewichtsverlust, Appetitminderung, Leistungsabfall und Luftnot,
— relevante Begleiterkrankungen und Medikamenteneinnahme,
— Operationen, Unfälle,
— psychosoziale Anamnese, inklusive Familien- und Berufsanamnese,
— bisherige und aktuelle Therapie, inklusive Schmerzmedikation, deren Erfolg, Misserfolg und evtl. aufgetretenen Komplikationen und Nebenwirkungen.

Zu Beginn jeder Anamneseerhebung sollten wichtige Erkrankungen und Läsionen, die eine sofortige ursächliche Therapie erfordern („red flags", ◘ Tab. 1.1) durch gezielte Anamneseerhebung ausgeschlossen werden.

Weitere Aspekte („yellow flags", ◘ Tab. 1.2), die sowohl zur Diagnosestellung als auch zur Durchführung einer erfolgreichen Therapie beitragen können, sind:

- Identifikation von Faktoren, die den Schmerzbeginn beeinflusst haben könnten
- Feststellung welche Erklärungsmuster und Wahrnehmungen die Patienten über die Schmerzursache und -verlauf haben
- Identifikation der Strategien in Umgang mit Schmerzen
- Beurteilung der kognitiven Fähigkeiten

Während der Anamneseerhebung und zusätzlich zu der Dokumentation, der von den Patienten vorgetragenen subjektiven Informationen, sollten typische Verhaltensmuster des Patienten und mögliche Interaktionen mit Begleitpersonen (Ehepartner, Kinder, etc.) beobachtet und analysiert werden. Dabei sind am häufigsten zu beobachten:

- Angstbedingte Vermeidungsverhalten („fear avoidance beliefs": Angstvermeidungsüberzeugung),
- Katastrophisierung, Hilf- und Hoffnungslosigkeit,
- Zugewinn von Aufmerksamkeit und Zuwendung,
- Entlastung von sozialen Aufgaben,
- Unzufriedenheit/Monotonie und/oder mangelnde Kontrolle am/über den Arbeitsplatz.

Des Weiteren ist die frühzeitige Identifikation von Zielkonflikten von entscheidender Bedeutung, um mangelnde Therapieerfolge zu verhindern. So kann der Wunsch nach Schmerzlinderung negative Folgen durch die Besserung der Schmerzen bewirken, z. B. typischerweise bei Rentenbegehren.

In ◘ Abb. 1.3 und ◘ Abb. 1.4 sind die zentralen Aspekte der Schmerzanamnese zusammengefasst.

Weitere Aspekte der erweiterten Schmerzanamnese:

- Freizeitgestaltung: z. B. Hobbies?
- Arbeitsplatzsituation: Sicherer Arbeitsplatz, Arbeitsplatzbelastung, Stress im Arbeitsumfeld?
- Alltagsbehinderungen: Welche Aktivitäten können nicht oder nicht mehr ungehindert ausgeführt werden?

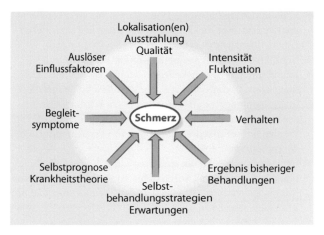

Abb. 1.3   Einfache Schmerzanamnese

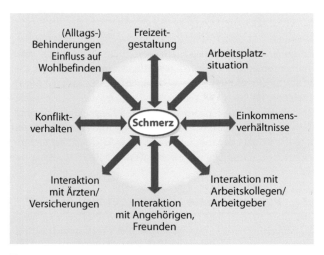

Abb. 1.4   Erweiterte Schmerzanamnese

- Einkommensverhältnisse: Wie haben sich die Einkommensverhältnisse durch die Schmerzkrankheit verändert? Gibt es finanzielle Sorgen/Nöte?
- Konfliktverhalten: Allgemeine Konfliktfähigkeit?
- Interaktion mit Arbeitskollegen/Arbeitgeber: Drohen Konsequenzen aus den schmerzbedingten Krankheitsausfälle?
- Interaktion mit Ärzten/Versicherungen: Wird seitens der behandelnden Ärzte Verständnis entgegengebracht? Werden notwendige Behandlungen von Versicherungen übernommen?
- Interaktion mit Angehörigen/Freunde: z. B. soziale Isolation durch permanent vorhandene starke Schmerzen, keine Kommunikation mit Bezugspersonen/Freunde über die Krankheit möglich?

1.6 Red flags und yellow flags in der Schmerztherapie

Situationen, in denen eine ursächliche, gelegentlich akute Behandlung sinnvollerweise nicht oder nicht allein durch eine Schmerztherapie bewerkstelligt werden kann und Faktoren, die auf solche Situationen hinweise können, werden als „red flags" bezeichnet (◘ Tab. 1.1). „Yellow flags" sind psychologische Indikatoren, die auf eine Chronifizierung und Langzeitbehinderung hinweisen (◘ Tab. 1.2). Initial für Rückenschmerzen entwickelt, kann das Prinzip der red flags und yellow flags auch auf andere Schmerzerkrankungen ausgeweitet werden.

1.7 Psychosoziales Kurzscreening: ACT-UP

Das Screening von schmerzspezifischen psychosozialen und Verhaltensfaktoren, auch in Kurzform, kann bei Patienten mit chronischen Schmerzen wertvolle Hinweise auf mögliche psy-

◻ Tab. 1.1 Red flags in der Schmerzmedizin

Red flag	Hinweise	Ursache
Trauma	Plötzlicher Beginn nach Bagatelltrauma, Sturz, Verkehrsunfälle, Heben schwerer Lasten	(Pathologische) Frakturen, insbesondere bei älteren Patienten (Osteoporose, Karzinom)
Alter[a]	Patienten <20[b] bzw. >50 Jahren	Erhöhtes Risiko von Karzinomerkrankungen, Frakturen, Infektionen, Aortenaneurysma
Karzinomerkrankung in der Anamnese	Aktuelle oder zurückliegende Karzinomerkrankung	Erhöhtes Risiko von Metastasen
Gewichtsverlust	Unerklärlicher Verlust von mehr als 10 % des Körpergewichtes innerhalb von 6 Monaten, nicht diätbedingt oder durch erhöhte körperliche Aktivität	Infektion, Karzinomerkrankung
Infektion	Aktuelle oder vor kurzem durchgemachte Infektion	Erhöhtes Risiko von hämatogener Streuung
Fieber, Nachtschweiß, Schüttelfrost	Wiederkehrender Anstieg der Körpertemperatur >38°C	Infektion, Karzinomerkrankung
Immunsuppression	Z. n. Transplantationen, Kortikosteroideinnahme, Drogenabhängigkeit	Erhöhtes Infektionsrisiko

◻ Tab. 1.1 (Fortsetzung)

Red flag	Hinweise	Ursache
Ruheschmerzen, nächtliche Schmerzen	Schmerzen, die lagerungs- und bewegungsunabhängig sind, sich in Ruhe nicht bessern, wodurch Patienten nachts aufstehen müssen	Infektion
Reithosenanästhesie	Sensibilitätsstörung im Gesäß- und Perinealbereich, Muskelschwäche und radikuläre Schmerzen	Cauda-equina-Syndrom
Inkontinenz	Blasen- und Mastdarmstörung	Cauda-equina-Syndrom
Neurologische Ausfälle	Sensibilitätsausfälle, Muskelschwäche	Cauda-equina-Syndrom, Muskelschwäche
Überdosierung	Bewusstseinsstörung, Atemdepression	
Entzug	Unruhe, Agitiertheit	
Thoraxschmerzen	Schmerzen in Begleitung von Luftnot, Tachykardie, Kreislaufdepression/Schock	Myokardinfarkt, Lungenembolie
Akut einsetzende Bauchschmerzen	Ausbleibende Regelblutung, Trauma,	Extrauterinschwangerschaft, Leber-/Milzruptur, Ileus

[a] Alter ist per se kein Risikofaktor, allerdings sollten beim Vorliegen weiterer Hinweise, wie z. B. ungewollter Gewichtsverlust, Kortisondauerbehandlung etc., Karzinomerkrankungen, pathologischen Frakturen und Infektionen ausgeschlossen werden.
[b] Gilt für Rückenschmerzen!

□ Tab. 1.2 Yellow flags in der Schmerzmedizin

Yellow flag	Hinweise	Kommentar
Schwere körperliche Arbeit	Tragen, Heben schwerer Lasten	Frühzeitig einsetzende, degenerative Veränderungen
Somatisierungsneigung	Häufig wechselnde Behandler, übertriebener Einsatz diagnostischer Verfahren	Subjektive Krankheitstheorie mit Überzeugung, dass eine somatische Ursache vorliegt
Fear-Avoidance-Behaivour	Chronifizierte Schonhaltung	Die Überzeugung, dass Aktivität mit Schmerzen verbunden ist und die Angst vor Schmerzen/Verletzung führt zur Inaktivität und Vermeidungsverhalten
Falsche Bewältigungsstrategie (coping)	Katastrophisierung, Bagatellisieren, Hilflosigkeit	Inadäquates physisches und psychisches Verhalten im Umgang mit den Beschwerden
Emotionale Beeinträchtigung	Schlafstörung, Depression, Angst	Angst verändert die funktionelle Biomechanik der Wirbelsäule
Psychosoziale Überforderung	Sozialer Rückzug	–

□ **Tab. 1.2** Yellow flags in der Schmerzmedizin

Yellow flag	Hinweise	Kommentar
Passive Grundeinstellung	Keinen Selbstbeitrag zum Heilungsprozess	Insistieren auf passive Behandlung, sowohl medikamentös als auch durch Massagen, interventionelle Techniken, etc.
Überaktives Schmerzverhalten	Durchhaltestrategie	Beharrliche Arbeitsamkeit (task persistence), suppressives Schmerzverhalten
Arbeitsplatzkonflikte	Berufliche Unzufriedenheit, mangelnde Wertschätzung	Fehlende berufliche Perspektiven, Sinnverlust
Hypochondrie	Ausgiebige Krankengeschichte, häufige ärztliche Konsultationen wegen Bagatellbeschwerden	Niedrige Schmerzschwelle
Sekundärer Krankheitsgewinn	Intensive Zuwendung/Pflege durch Angehörige/Freunde	Entlastung im Alltag, Bindung von Bezugspersonen
Zielkonflikte	z. B. Rentenbegehren	Der Beschwerdebesserung steht der Wunsch nach Rente oder Pension im Weg

Sozialer Status	Langzeitarbeitslosigkeit, geringer Bildungsstand	–
Überprotektion	Dauerentlastung durch Familie, Freunde	–
Übergewicht	–	Mangelnde körperliche Aktivität
Substanzmissbrauch/-abhängigkeit	Nikotin, Alkohol, Medikamente, Drogen	Psychopathologische Persönlichkeitsmerkmale
Geringe körperliche Kondition	Erhöhte Krankheitsanfälligkeit	–
Posttraumatische Belastungsstörung (PTBS)	Sexueller Missbrauch, traumatische Erlebnisse (z. B. in der Kindheit)	–
Verlusterlebnisse	Verlust von Bezugsperson, Arbeitsplatz	–

chologische Komorbiditäten liefern. Hierzu eignet sich z. B. das psychosoziale Kurzscreening ACT-UP (Activity, Coping, Think, Upset, People´s response), bei dem folgenden Fragen gestellt werden:

1. **Activity** – Aktivitäten des täglichen Lebens: Wie hat Schmerz ihren Alltag (Schlaf, Appetit, Beweglichkeit/Bewegungsumfang, Beziehung) verändert?
2. **Coping** – Anpassung: Wie gehen Sie mit Ihren Schmerzen um? Was macht sie leichter/erträglicher? Was macht sie schlimmer?
3. **Think** – Gedanken: Denken Sie, dass Ihre Schmerzen sich je bessern werden?
4. **Upset** – Stimmung: Fühlen Sie sich sehr besorgt/ängstlich/ depressiv/niedergedrückt?
5. **People's response** – Soziales Umfeld: Wie reagiert Ihr Umfeld, wenn Sie über Schmerzen klagen/Schmerzen haben?

1.8　Schmerzmessung und Dokumentation

Die Quantifizierung eines klinischen oder experimentellen Schmerzes ist mit subjektiven und objektiven Messinstrumenten im Rahmen einer Algesimetrie möglich (z. B. quantitative sensorische Testung, QST). Für die Klinik bleibt häufig nur die Erfassung der Schmerzintensität mittels Schmerzskalen.

Nicht nur der Schmerz, sondern auch der Erfolg der Schmerztherapie muss mit der gleichen Skala kontrolliert und dokumentiert werden.

1.8.1　Schmerzskalen

Visuelle Analogskala (VAS)　0–10 mithilfe eines 10 cm langen Lineals ohne Skalierung (◘ Abb. 1.5)

Numerische Ratingskala (NRS)   0–10 durch Umsetzen der Schmerzstärke in eine Zahl: „Wie stark sind die Schmerzen momentan?" 0 = kein Schmerz, 10 = maximal vorstellbarer Schmerz (■ Abb. 1.6)

Verbale Ratingskala (VRS)   Einteilung der Schmerzstärke durch die Patienten in keine, leichte, mäßige, starke, sehr starke, unerträgliche Schmerzen (■ Tab. 1.3). Insbesondere für ältere Patienten ist diese Einteilung deutlich verständlicher.

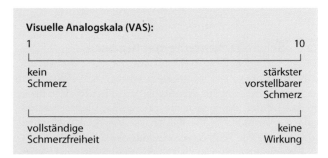

■ **Abb. 1.5**   Visuelle Analogskala zur Erfassung von Schmerzen (*oben*) und Erfolg der Schmerztherapie (*unten*)

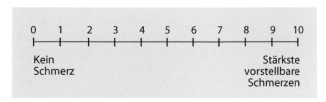

■ **Abb. 1.6**   Numerische Ratingskala. Markierung der Schmerzstärke durch den Patienten auf einer Linie ohne Skalierung

◻ Tab. 1.3   Verbale Ratingskala

Schmerzbeschreibung	Punktwert
Keine	0
Leicht	1
Mäßig	2
Stark	3
Sehr stark	4
Unerträglich	5

1.8.2   Schmerzmessung bei Kindern

Selbstauskunft, sobald zuverlässig zu erheben, ist Goldstandard der Schmerzmessung im Kindesalter. Sie ist bei Kindern bis in die frühe Phase der Sprachentwicklung (ca. 3 Jahren) ausgeschlossen, kann aber ab diesem Alter als zusätzliches Instrument zur Erfassung von Schmerzen verwendet werden.

Fremdbeurteilung durch verhaltensbasierte Schmerzskalen sollte bei Kindern jünger als 4 Jahren bzw. solche mit kognitiven Störungen/Retardierungen eingesetzt werden. Selbstauskunft kann ab ca. 4 Jahren (z. B. durch Gesichterskala), die numerische Ratingskala (NRS) ab ca. 8 Jahren, zuverlässig eingesetzt werden.

Die zwei der gängigsten, verhaltensbasierten Schmerzskalen für kleinere Kinder im Alter von 0 bis 4 Jahren sind die kindliche Unbehagens- und Schmerzskala (KUSS) zur postoperativen Schmerzmessung (◻ Tab. 1.4) und die objektive Schmerzscore für Kinder (◻ Tab. 1.5). Die ◻ Abb. 1.7 zeigt die Gesichterskala zur Schmerzerfassung bei Kindern ab einem Alter von ca. 4 Jahren.

◘ **Tab. 1.4** Schmerzmessung anhand der Kindlichen Unbehagen-und Schmerzskala (KUSS) (Nach Büttner 1998)

Klinische Beobachtung	Bewertung	Punkte
Weinen	Nicht	0
	Stöhnen, Jammern, Wimmern	1
	Schreien	2
Gesichtsausdruck	Entspannt, lächelt	0
	Mund verzerrt	1
	Mund und Augen grimassieren	2
Rumpfhaltung	Neutral	0
	Unstet	1
	Aufbäumen, Krümmen	2
Beinhaltung	Neutral	0
	Strampeln, Treten	1
	An den Körper gezogen	2
motorische Unruhe	Nicht vorhanden	0
	Mäßig	1
	Ruhelos	2
Summe aller Punkte		

Analgetischer Therapiebedarf ab 4 Punkte, vorausgesetzt die Grundbedürfnisse des Kindes nach Wärme, Trinken und Geborgenheit sind befriedigt worden.
15 s Beobachtungsdauer, Verlauf entscheidender als Einzelbeobachtung.

◻ **Tab. 1.5**   Objektiver Schmerzscore für Kinder. (Nach Broadman 1988)

Kriterien	Beobachtung	Punkte
Blutdruck	±10 % des präoperativen Werts	0
	10–20 % des präoperativen Werts	1
	>20 % des präoperativen Werts	2
Weinen	Nein	0
	Weint, lässt sich durch Zuspruch beruhigen	1
	Weint, lässt sich durch Zuspruch nicht beruhigen	2
Bewegung	Nein	0
	Unruhig	1
	Um sich schlagend	2
Erregung	Schläft oder ruhig	0
	Gering	1
	„Hysterisch"	2
Verbale Beurteilung	Kind schläft oder hat vermutlich keine Schmerzen	0
	Geringe Schmerzen (können nicht lokalisiert werden) oder Körpersprache	1
	Mittlere Schmerzen (lokalisierbar), werden verbal oder durch Zeigen angegeben	2

Ein analgetischer Therapiebedarf beginnt mit 4 Punkten. Mit steigender Punktezahl nimmt seine Dringlichkeit zu.

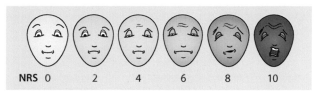

□ Abb. 1.7   Gesichterskala zur Schmerzerfassung. (Nach Hicks 2001, mit freundl. Genehmigung der International Association for the Study of Pain, IASP)

1.8.3 Schmerzmessung bei Patienten mit Demenz

Die Messung der Schmerzintensität bei Demenzpatienten gestaltet sich schwierig. Wenn möglich, sollte aber auch hier immer Selbstauskunft als Grundlage verwendet werden. Häufig müssen jedoch neuaufgetretene funktionelle Einschränkungen und Berichte des Pflegepersonals über Verhaltensänderungen, Schonhaltungen (Fremdbeobachtung) zum Anlass genommen werden, um eine Schmerztherapie zu beginnen und deren Effektivität ebenfalls durch Beobachtungen zu kontrollieren.

Des Weiteren sollte eine Schmerztherapie bei üblicherweise schmerzhaften Erkrankungen, Traumata und operative Eingriffe begonnen werden. Auch Verhaltensveränderungen bei Bewegung im Vergleich zu Ruhesituationen und herausfordernde Verhaltensweisen können auf Schmerzen als Ursache hinweisen.

Ein häufig verwendetes Fremdbeobachtungsinstrument bei dementen Patienten ist der BESD-Score (□ Tab. 1.6; Beurteilung von Schmerzen bei Demenz).

◼ **Tab. 1.6** BESD-Skala zur Schmerzeinschätzung bei Patienten mit Demenz. Behandlungsziel ist ein Wert von <4 Punkten.

Punkte	0	1	2
Atmung	Normal	Gelegentlich angestrengtes Atmen, kurze Phasen von Hyperventilation	Lautstark angestrengtes Atmen, lange Phasen von Hyperventilation, Cheyne-Stoke-Atmung
Negative Lautäußerung	Keine	Gelegentliches Stöhnen oder Ächzen, sich leise negativ oder missbilligend äußern	Wiederholt beunruhigtes Rufen, lautes Stöhnen oder Ächzen, Weinen
Gesichtsausdruck	Lächelnd, nichtssagend	Trauriger oder ängstlicher Gesichtsausdruck, sorgenvoller Blick	Grimassieren
Körpersprache	Entspannt	Angespannt, nervös hin- und hergehen, nesteln	Körpersprache starr, geballte Fäuste, angezogene Knie, sich entziehen oder wegstoßen, schlagen
Trost	Trösten nicht notwendig	Ablenken oder beruhigen durch Stimme möglich	Trösten, ablenken, beruhigen nicht möglich

Punktwert 2–3: Erhöhte Aufmerksamkeit für evtl. vorhandene Schmerzen, im Zweifelsfall Einleitung einer Schmerztherapie
Punktwert ≥4: Behandlungsbedürftige Schmerzen

1.9 Grundsätze der medikamentösen Schmerztherapie

Im Allgemeinen gilt, dass eine zielführende und effektive Schmerztherapie nur begleitend und/oder nach gezielten diagnostischen Maßnahmen durchgeführt werden kann. Es ist jedoch falsch anzunehmen, dass:

- die frühzeitige Behandlung von Schmerzen die Diagnosestellung erschwert,
- zu Beginn einer Schmerztherapie eine Diagnose feststehen muss,
- Schmerz selbst als alleinige Diagnose ausreicht (Ausnahme chronisches Schmerzsyndrom),
- psychologische und psychosoziale Komponente getrennt betrachtet werden müssen,
- psychologische Diagnostik erst nach Ausschluss somatischer Ursachen erfolgen muss,
- der fehlende Nachweis somatischer Diagnosen eine psychische Ursache nahelegt oder bedingt.

Die multidimensionalen Aspekte, die bei der Interaktion von Schmerzen, Psyche und Physis des Patienten zutage treten, können nur multidisziplinär und multimodal behandelt werden. Daher gelten folgende Grundsätze als integraler Bestandteil eines modernen schmerztherapeutischen Ansatzes:

- Eine medikamentöse Therapie ist selten die alleinige Lösung.
- Angst und Depression müssen konsequent, aber nicht immer medikamentös, (mit)behandelt werden.
- Es existieren erhebliche kulturelle Unterschiede bezüglich der Schmerzausdrucksformen, Schmerzempfinden und Schmerzakzeptanz.
- Schmerzzustände am Lebensende sind eine besondere Herausforderung.

Bei der Wahl der geeigneten Schmerzmedikamente müssen:

- Begleiterkrankungen, insbesondere Nieren-/Leberinsuffizienz, pAVK, kardiale und psychiatrische Erkrankungen berücksichtigt und die
- Applikationsform dem Alter und mögliche Einnahmeeinschränkungen angepasst werden.

Grundsätze der medikamentösen Schmerztherapie

- Einnahme nach Zeitplan, nicht nach Bedarf
- Bevorzugte orale Einnahme der Schmerzmedikamente
- Auswahl nach Stufenplan
- Individuelle Titration der wirksamen Dosis
- Gleichzeitige Behandlung der Begleitsymptome
- Stärkung der Eigenverantwortung des Patienten
- Dokumentation des Schmerzverlaufs
- Deeskalation nach erfolgreicher Therapie in regelmäßigen Abständen in Betracht ziehen
- Indikationsgerechter Einsatz der Opiate, ggf. zeitlich begrenzt
- Rotation auf andere Präparate bei Ineffizienz bzw. stärkere Nebenwirkungen der Opiattherapie

---

1.10 Grundsätze der nicht-medikamentösen Schmerztherapie

Die Priorisierung medikamentöser Therapiemaßnahmen bei akuten wie auch chronischen Schmerzen ist falsch und kontraproduktiv. Auch wenn starke Schmerzen zugegebenermaßen ohne medikamentöse bzw. interventionellen Verfahren nicht ausreichend zu behandeln sind, sind die Stellung und die Effektivität nichtmedikamentöser Verfahren unbestritten.

Die am häufigsten eingesetzten, nichtpharmakologischen Schmerztherapieverfahren sind:

- Ruhigstellung (kurzfristig),
- physikalische Therapie (z. B. Wärme oder Kälte),
- Ablenkung,
- Relaxationsverfahren (z. B. progressive Muskelentspannung nach Jacobson, Yoga, Hypnose und achtsamkeitsbasierte Stressreduktion),
- Biofeedback,
- Akupunktur,
- Neuraltherapie,
- manuelle Therapie,
- transkutane elektrische Nervenstimulation (TENS),
- Physiotherapie/Ergotherapie,
- Psychotherapie,
- Musiktherapie,
- interventionelle Techniken (z. B. Rückenmarkstimulation).

Grundsätze der nicht-medikamentösen Schmerztherapie

- Frühzeitige psychologische Diagnostik
- Begleitender Einsatz nichtpharmakologischer Therapien (multimodale Therapie)
- Altersgerechte Auswahl der geeigneten Verfahren (z. B. Ablenkung bei Kindern)
- Patientenpräferenzen beachten
- Kein voreiliger Ausschluss einzelner Verfahren

Literatur

Arbeitskreis Schmerz und Alter der Deutschen Schmerzgesellschaft e.V. (2013) Hinweise zur Verwendung von BESD. https://www.dgss.org/fileadmin/pdf/BESD_Kurzanleitung_130626.pdf (Letzter Zugriff: 09.05.2018)

Broadman LM, Rice LJ, Hannallah RS (1988) Testing the validity of an objective pain scale for infants and children. Anesthesiology 69: A770

Büttner W, Finke W, Hilleke M et al (1998) Development of an observational scale for assessment of postoperative pain in infants. Anasthesiol Intensivmed Notfallmed Schmerzther (AINS) 33: 353–361

Dansie EJ, Turk DC (2013) Assessment of patients with chronic pain. Br J Anaesth 111: 19–25

Hicks CL, von Baeyer CL, Spafford PA, van Korlaar I, Goodenough B (2001) The Faces Pain Scale – Revised: toward a common metric in pediatric pain measurement. Pain 93: 173–183

Murtagh JE (1994) The non-pharmacological treatment of back pain. Aust Prescr 17: 33–36

Tsze DS et al (2013) Validation of Self-Report Pain Scales in Children. Pediatrics 132: 971–979

Turk DC et a. (2010) Assessment and Treatment of Psychosocial Comorbidities in Patients with Neuropathic Pain. Mayo Clin Proc 85: 42–50

Medikamente zur Schmerztherapie

© Springer-Verlag GmbH Deutschland,
ein Teil von Springer Nature 2019
H. Taghizadeh, J. Benrath, *Pocket Guide Schmerztherapie*
https://doi.org/10.1007/978-3-662-55156-1_2

■ Hinweis

Bei der Angabe von Indikationen wurden schmerztherapeutische Indikationsgebiete vorrangig, gelegentlich auch als einzige, angegeben.

2.1   Nichtopioidanalgetika

2.1.1   Acetylsalicylsäure (z. B. Aspirin)

■ Darreichungsform
— (Brause-/Kau)tabletten à 500 mg,
— Granulat à 500 mg,
— Pulver zu Herstellung einer Infusionslösung à 500 mg.

■ Indikation
— Arthritis, Kopfschmerzen inklusive Migräne.

■ Dosierung
— 500–1000 mg p.o. oder i.v.
— Maximaldosierung 4–6 g.

- **Nebenwirkung**
- Übelkeit, Erbrechen, gastrointestinale Blutung, allergische Reaktionen u. a. Bronchospasmus.

- **Kontraindikation**
- Kinder unter 12 Jahren (Reye-Syndrom),
- schwere Nieren- und Leberinsuffizienz, schwere Herz- insuffizienz,
- Schwangerschaft (3. Trimenon),
- Magen-/Duodenalulzera, hämorrhagische Diathese.

- **Sonstiges**
- Einnahme nach den Mahlzeiten mit viel Flüssigkeit.
- Wirkt in niedriger Dosierung durch COX-1-Hemmung irreversibel thrombotyzenaggregationshemmend, in höheren Dosierungen durch COX-2-Hemmung auch anal- getisch, antipyretisch und antiphlogistisch.
- Wirkdauer 4–6 Stunden (COX-2-Hemmung).
- NNT 2,4 (1.200 mg).
- Gehört zu den meist genutzten Analgetika weltweit.
- Unter der Einnahme von Aspirin kann ein sog. „Samter- Syndrom" auftreten, das sich klinisch durch Asthma bronchiale und nasale Polypen manifestiert.
- Bei Allergikern/Asthmatikern sog. „aspirin induced asthma" möglich.
- Bei gleichzeitiger Einnahme von Ibuprofen sollte ASS 100 mg ca. 2 h vorher eingenommen werden (sonst Gefahr von Stentthrombose durch Aufhebung der Aspirin- wirkung).
- Intoxikation bei Einnahme von >6 g/d möglich. Symp- tomatik: Schwindel, Benommenheit, ab einer Menge von 10 g/d kommt es zu Exzitation.
- Metabolismus u. a. durch CYP2C9, deren genetische Varia- tionen (poor metabolizer) das Auftreten gastrointestinaler Blutungen begünstigen kann.

2.1.2 Celecoxib (z. B. Celebrex)

- **Darreichungsform**
- Kapseln à 100 mg und 200 mg.

- **Indikation**
- Schmerzbehandlung bei Reizzustände degenerativer Gelenkerkrankungen (reaktive Arthrose), rheumatoide Arthritis, Spondylitis ankylosans (M. Bechterew), Dysmenorrhoe.

- **Dosierung**
- 1×200 mg oder 2×100 mg p.o.
- Maximaldosierung 2×200 mg p.o.

- **Nebenwirkung**
- Hypertonie bzw. Verschlechterung einer bestehenden Hypertonie, Schwindel, Schlaflosigkeit, Infektionen der oberen Luftwege, Übelkeit, Bauchschmerzen.
- Gefahr von toxischer epidermaler Nekrolyse!

- **Kontraindikation**
- Herzinsuffizienz NYHA II–IV, KHK, zerebrovaskuläre Erkrankungen,
- Ulzera/Z. n. gastrointestinaler Blutung,
- entzündliche Darmerkrankungen, schwere Leberinsuffizienz (Child-Pugh >10), schwere Niereninsuffizienz (Kreatininclearance <30 ml/min), pAVK,
- Sulfonamidallergie.

- **Sonstiges**
- Einnahme unabhängig von Mahlzeiten.
- Coxibe sind bei Patienten mit gastrointestinalem Risiko eine Alternative zur NSAR in Kombination mit Protonenpumpenhemmern!

- NNT 3,5 (200 mg), 2,1 (400 mg).
- Kombination mit NSAR ist nicht sinnvoll (erhöhtes Risiko von GI-Blutungen).
- Vorsicht bei Patienten mit aspirinsensitivem Asthma (ca. 10 % der Asthmatiker). Gefahr von schwerwiegenden anaphylaktischen Reaktionen.
- Risiko von Flüssigkeitsretention und Ödembildung, Stevens-Johnson-Syndrom, toxische epidermale Nekrolyse, Nephrotoxizität und kardiovaskuläre Ereignisse

2.1.3 Dexketoprofen (z. B. Sympal)

- **Darreichungsform**
- Tabletten à 12,5 mg und 25 mg,
- Ampullen à 50 mg.

- **Indikation**
- Schmerzen des Bewegungsapparats.

- **Dosierung**
- 4- bis 6-mal 12,5 mg bis 3×25 mg.
- Maximaldosierung 75 mg/Tag p.o. bzw. 150 mg/Tag i.v.

- **Nebenwirkung**
- Übelkeit, Erbrechen, Bauchschmerzen, Gastritis, Schlaflosigkeit, Angst, Schwindel.

- **Kontraindikation**
- Ulzera/gastrointestinale Blutung,
- schwere Niereninsuffizienz (Kreatininclearance <50 ml/min.), schwere Herzinsuffizienz, schwere Leberfunktionsstörung, M. Crohn/colitis ulcerosa,
- 3. Trimenon der Schwangerschaft, Stillzeit.

- **Sonstiges**
- Einnahme vor den Mahlzeiten führt zu schnellerem Wirkeintritt, Einnahme mit den Mahlzeiten zu geringeren gastrointestinalen Nebenwirkungen.
- Einziges intravenös applizierbares NSAR!
- Kombination mit anderen NSAR kontraindiziert (erhöhte Gefahr gastrointestinaler Ulzera/Blutung).

2.1.4 Diclofenac (z. B. Voltaren)

- **Darreichungsform**
- Tabletten à 25 und 50 mg (z. B. Voltaren dispers),
- Retardkapseln/-tabletten à 75 mg und 100 mg (z. B. Voltaren retard),
- Suppositorium à 25, 50, 100 mg,
- Ampulle à 75 mg (z. B. Diclac).

- **Indikation**
- Chronische und akute Reizzustände bei Arthrosen, rheumatoider Arthritis, Gicht, entzündlich weichteilrheumatischen Erkrankungen,
- schmerzhafte Schwellung oder Entzündungen nach Verletzungen und/oder Operationen.

- **Dosierung**
- Einzeldosis 25–75(–100) mg p.o., 50 bzw. 100 mg Supp., 75 mg i.m.
- Tageshöchstdosierung 150 mg.

- **Nebenwirkung**
- Übelkeit, gastrointestinale Blutung, reversibler Transaminasenanstieg (in bis zu 4 % der Fälle), interstitielle Nephritis, NSAR-Asthma/Asthmaeexazerbationen.

- **Kontraindikation**
- Herzinsuffizienz NYHA II–IV, pAVK und zerebrovaskuläre Erkrankungen,
- schwere Nierenfunktionsstörung, schwere Leberfunktionsstörung, Ulzera/gastrointestinale Blutung,
- letztes Trimenon der Schwangerschaft, Stillzeit (Daueranwendung).

- **Sonstiges**
- Einnahme vor den Mahlzeiten, sonst verzögerter Beginn und reduzierte Resorptionsgeschwindigkeit.
- Affinität zur COX-2 dreifach höher als zur COX-1. Stärker entzündungshemmend als Ibuprofen, die Gefahr gastrointestinaler Blutungen im Vergleich jedoch höher.
- Hohe Proteinbindung (>99 %).
- NNT 1,8 (100 mg), 2,7 (50 mg).
- HWZ 1–2 Stunden, Dauer der antiphlogistischen Wirkung jedoch 8–12 Stunden (persistierend hoher Spiegel im entzündeten Gewebe bei abfallendem Plasmaspiegel).

2.1.5 **Etoricoxib (z. B. Arcoxia)**

- **Darreichungsform**
- Tabletten à 30, 60, 90 und 120 mg.

- **Indikation**
- Degenerative und entzündliche Gelenkserkrankungen.

- **Dosierung**
- 30–90(–120) mg,
- bei Leberinsuffizienz 60 mg/d, wenn Child-Pugh-Score 5–6 bzw. 30 mg/d, wenn Child-Pugh-Score 7–9.

- **Nebenwirkung**
- Bauchschmerzen, Schwindel, Kopfschmerzen, Gastritis, Ödeme.
- Gefahr von toxischer epidermaler Nekrolyse!

- **Kontraindikation**
- pAVK, Herzinsuffizienz NYHA II–IV,
- schwere Leberinsuffizienz, Kreatinin-Clearance <30 ml/min, Ulzera/gastrointestinale Blutung, entzündliche Darmerkrankungen,
- Schwangerschaft, Stillzeit.

- **Sonstiges**
- Einnahme unabhängig von den Mahlzeiten.
- Bessere Magenverträglichkeit als die NSAR.
- Bei gleichzeitiger Einnahme von Kontrazeptiva erhöhtes Thromboembolierisiko!
- NNT 1,6 (120 mg).
- Oftmals bessere Compliance, da nur eine Einnahme am Tag.

2.1.6 Ibuprofen

- **Darreichungsform**
- Tabletten à 200, 400, 500, 600, 800 mg,
- Suppositorium à 500 und 600 mg,
- Für Kinder (z. B. Nurofen):
  - Kautablette à 100 mg,
  - Schmelztablette à 200 mg,
  - Suppositorium à 60 und 125 mg,
  - Suspension à 40 mg/ml,
  - Saft 2 und 4 %.

- **Indikation**
- Leicht bis mäßig starke Kopfschmerzen, muskuloskelettale Schmerzen, Zahnschmerzen, Menstruationsschmerzen, Fieber.

- **Dosierung**
- Erwachsene:
  - 3-mal 200–800 mg/Tag,
  - Maximaldosierung 2.400 mg/d.
- Kinder: ▶ Kap. 8.6.1

- **Nebenwirkung**
- Magen-Darm-Beschwerden, interstitielle Nephritis, NSAR-Asthma/Asthmaexazerbationen, Kopfschmerzen, Schwindel, Sehstörungen.

- **Kontraindikation**
- Akutphase nach akutem Myokardinfarkt (AMI) – gilt für alle NSAR.
- Zurückhaltender Einsatz bei Z. n. AMI, da Erhöhung des Infarktrisikos, Herzinsuffizienz NYHA II–IV,
- Ulzera/gastrointestinale Blutung, M. Crohn/Colitis ulcerosa.

- **Sonstiges**
- Einnahme während oder nach Mahlzeiten.
- Die gleichzeitige Gabe von Ibuprofen und ASS führt zur Aufhebung dessen irreversiblen Thrombozytenaggregationshemmung. Daraus resultiert das erhöhte Risiko von Stentthrombosen! Bei gleichzeitiger Einnahme sollte Ibuprofen (>400 mg) 8 Stunden vor oder 2–4 Stunden nach ASS eingenommen und möglichst auf einer Einzeldosis pro Tag begrenzt werden.
- NNT 2,4 (600 mg), 1,6 (800 mg).

- Einzelfälle von idiopathischer intrakranieller Hypertension als Nebenwirkung nach kurz- bzw. langfristige Ibuprofen-Einnahme sind bekannt. Risikofaktoren sind: weibliches Geschlecht, junges Alter, Adipositas, Hormonstörungen, Eisenmangel, und COPD
- Eine weitere gefürchtete Nebenwirkung des Ibuprofens ist die aseptische Meningoenzephalitis.

2.1.7 Indometacin (z. B. Indomet)

- **Darreichungsform**
- Tabletten à 50 mg
- Kapsel à 25 und 50 mg,
- Retardkapsel à 75 mg,
- Suppositorium à 50, 100 mg,
- Saft à 5 mg/ml (z. B. Indo-Paed-Saft).

- **Indikation**
- Gicht, akute und chronische Arthritiden, M. Bechterew, Spondylarthrosen,
- Hemicrania continua.

- **Dosierung**
- Erwachsene und Jugendliche ab 14 Jahren 50–100(–150) mg p.o. in 2–3 ED,
- Tageshöchstdosis: 150–200 (3,5 mg/kgKG/Tag).

- **Nebenwirkung**
- Kopfschmerzen, gastrointestinale Beschwerden.

- **Kontraindikation**
- Magen-Darm-Ulzera, schwere Herzinsuffizienz.

- **Sonstiges**
- Einnahme zu oder nach den Mahlzeiten.
- Verzögerter Wirkeintritt, daher für Akuttherapie
  (z. B. Gicht) nicht geeignet.
- Intensive unerwünschte Wirkungen, u. a. gastrointestinale
  Nebenwirkungen nach nur 7 Tagen!
- Die abendliche Einnahme von Retardkapseln führt zu
  weniger gastrointestinalen Nebenwirkungen.
- Reversible Hemmung der Thrombozytenaggregation.

2.1.8 Meloxicam (z. B. Mobec)

- **Darreichungsform**
- Tabletten à 7,5 und 15 mg

- **Indikation**
- (Rheumatoide) Arthritis, Spondylitis ankylosans.

- **Dosierung**
- 7,5–15 mg als Einzeldosis/d p.o.,
- Maximaldosis 15 mg/d.

- **Nebenwirkung**
- Dyspepsie, Übelkeit, Erbrechen, Bauchschmerzen,
- Kopfschmerzen, Ödeme, anaphylaktische/anaphylaktoide
  Reaktionen.

- **Kontraindikation**
- Kinder und Jugendliche <15 Jahren,
- gastrointestinale Blutungen in der Anamnese, schwere
  Nieren- oder Leberinsuffizienz, schwere Herzinsuffizienz,
- Schwangerschaft (3. Trimenon).

- **Sonstiges**
- Einnahme während der Mahlzeiten.
- 1-malige Gabe/Tag bei langer Wirkdauer.

2.1.9 Metamizol (z. B. Novalgin)

- **Darreichungsform**
- Tabletten à 500 mg,
- Suppositorium à 300 und 1.000 mg,
- Injektionslösung à 1 und 2,5 g.

- **Allgemeines**
- Stärkstes Nichtopioidanalgetikum!

- **Indikation**
- Mittelstarke Schmerzen, v. a. kolikartige viszerale Schmerzen.

- **Dosierung**
- 15 mg/kgKG p.o./i.v., bei Erwachsenen 1 g.
- Loading dose bis 30 mg/kgKG i.v.,
- Maximaldosis 4–6 g/Tag p.o./i.v.

- **Nebenwirkung**
- Im Einzelfall starke Übelkeit (besonders bei Tropfen), Blutdruckabfall (v. a. bei schneller intravenöser Applikation), allergische Hautreaktionen, letal verlaufende Agranulozytosen, Thrombozytenaggregationshemmung (bei hochdosierter Gabe)

- **Kontraindikation**
- Patienten mit Störung der Knochenmarksfunktion/ Knochenmarksdepression, Glukose-6-Dehydrogenase-Mangel, akute hepatische Porphyrie,
- Schwangerschaft und Stillzeit

- **Sonstiges**
- Synergistische Effekte mit Tramadol.
- Höhere Einzeldosierungen steigern nicht die analgetische Potenz, sondern lediglich die Wirkdauer.
- NNT 2,4 (500 mg), 1,6 (1.000 mg).
- Risiko allergischer Reaktionen bei Patienten mit Asthma bronchiale erhöht.
- Wirkt thrombozytenaggregationshemmend, hemmt allerdings gleichzeitig auch die thrombozytenaggregationshemmende Wirkung von Acetylsalicylsäure.
- Harmlose Rotfärbung des Urins durch den Metaboliten Rubazonsäure möglich.

2.1.10 Methocarbamol (z. B. Ortoton)

- **Darreichungsform**
- Tablette à 750 mg,
- Injektionslösung à 1 g.

- **Allgemeines**
- Die routinemäßige Gabe bei Rückenschmerzen hat keine Evidenz!

- **Indikation**
- Symptomatische Behandlung von Muskelverspannungen insbesondere im Wirbelsäulenbereich und bei Lumbago.

- **Dosierung**
- 3×1.500 mg/Tag p.o.
- Maximaldosierung 7.500 mg p.o. pro Tag. Therapiedauer bei oraler Gabe maximal 30 Tage!
- In Ausnahmefällen intravenöse Gabe (1 Amp. als Kurzinfusion, maximal 3 Ampullen an 3 aufeinanderfolgenden Tagen).

- **Nebenwirkung**
- Kopfschmerzen, Schwindel, metallischer Geschmack, Benommenheit, Mattigkeit, Übelkeit, angioneurotisches Ödem.

- **Kontraindikation**
- Myasthenia gravis, Epilepsieneigung,
- Schwangerschaft und Stillzeit, Kinder <12 Jahren.
- Vorsicht bei Patienten mit Leber- und Niereninsuffizienz.

- **Sonstiges**
- Am häufigsten eingesetztes Muskelrelaxans.

2.1.11 Naproxen

- **Darreichungsform**
- Tablette à 250 und 500 mg.

- **Indikation**
- Leicht bis mäßig starke Kopfschmerzen, muskuloskelettale Schmerzen, Zahnschmerzen, Menstruationsschmerzen, Fieber.

- **Dosierung**
- 1×500 mg oder 2×250 mg p.o., Einzeldosis nicht höher als 1.000 mg,
- Maximaldosierung 1.250 mg/d verteilt auf 3 Einzelgaben.

- **Nebenwirkung**
- Gastrointestinale Beschwerden, interstitielle Nephritis, NSAR-Asthma/Asthmaexazerbationen.

- **Kontraindikation**
- Akutphase nach AMI (gilt für alle NSAR). Zurückhaltender Einsatz bei Z. n. AMI aufgrund einer Erhöhung des Infarktrisikos,
- Ulzera/gastrointestinale Blutung, M. Crohn/Colitis ulcerosa.

- **Sonstiges**
- Einnahme vor den Mahlzeiten mit viel Flüssigkeit.
- Gehört weltweit zu den am häufigsten verordneten NSAR.
- Längere HWZ, dadurch Einmalgabe am Tag möglich.
- NNT 2,7 (500 mg).
- Höchste Potenz der Thrombozytenaggregationshemmung (bei Dosierung von 2×500 mg) neben Acetylsalycylsäure.
- Kardio- und zerebrovaskuläres Risiko als einziges NSAR nicht erhöht, dafür aber schlechtere gastrointestinale Verträglichkeit im Vergleich zu Ibuprofen.

2.1.12 Paracetamol (z. B. Perfalgan, Ben-u-ron)

- **Darreichungsform**
- Infusionslösung à 1 g,
- Saft à 40 mg/ml,
- Tabletten à 500 mg,
- Suppositorium à 75, 125, 250, 500 und 1.000 mg.

- **Indikation**
- Leichte bis mäßig starke Schmerzen z. B. bei Arthritis, Arthrose, Kopfschmerzen, etc.

- **Dosierung**
- Einzeldosis 500–1.000 mg p.o., durchschnittlich 2–4 g p.o./Tag.
- Dosisintervall ≥6 Stunden.

- Maximale Tagesdosierung 4 g/Tag, bei Patienten
  >65 Jahren 3 g/Tag.
- Bei längerer Anwendung: Reduktion der Tagesdosis.

- **Nebenwirkung**
- Medikamenteninduzierter Kopfschmerz.

- **Kontraindikation**
- Leberinsuffizienz, Glukose-6-Dehydrogenase-Mangel,
  Gluthationmangel.
- Mangelernährung, Alkoholismus und Dehydratation
  stellen relative Kontraindikationen dar.

- **WW**
- Bei gleichzeitiger Einnahme von Phenprocuomon ggf.
  INR-Kontrolle.
- Alkoholkonsum kann auch bei therapeutischen Dosie-
  rungen von Paracetamol zu Intoxikationen führen.

- **Sonstiges**
- COX-3-Hemmer! Zentralnervöse Hemmung der Prosta-
  glandinsynthese.
- Hinweise für die Aktivierung von CB1-Rezeptoren.
- NNT 3,5 (500 mg).
- Die tödliche Dosis von Paracetamol bei Erwachsenen
  beträgt ca. 400 mg/kgKG, ab 150 mg/kgKG kann eine irre-
  versible Leberschädigung auftreten.
- Weltweit am häufigsten eingesetztes Analgetikum/Anti-
  pyretikum. Vor Verordnung muss immer eine evtl. zusätzliche Einnahme freiverkäuflicher paracetamolhaltiger
  Arzneimittel (insbesondere bei Kindern) erfragt werden!
- Kombination von Paracetamol in höheren Dosierungen
  mit NSAR nicht sinnvoll. Gleichzeitige Gabe mit Metamizol oder Opioide (z. B. Tramadol) scheint aber vorteilhaft
  zu sein.

— Bei chronischer Einnahme können medikamenteninduzierte Kopfschmerzen induziert werden.

— Bei längerer Einnahme von Dosierungen ≥2 g sollte die Leberfunktion regelmäßig kontrolliert werden. Weiterhin steht die chronische Anwendung in Verdacht, das Risiko von Harnwegstumoren deutlich zu erhöhen!

— Bei ältere Patienten und Langzeitanwendung sollte die Gabe von N-Acetylcystein zur Verhinderung/Therapie eines Glutathionmangels, der zu Erhöhung des Intoxikationsrisikos beiträgt, erwogen werden.

— Bei **Intoxikation** kann
  — innerhalb einer Stunde nach Einnahme eine Einmaldosis **Aktivkohle** (1–2 g/kgKG) als wässrige Aufschwemmung p.o. und
  — bis zu 24 Stunden nach Einnahme **N-Acetylcystein** (Fluimicil Antidot 20 %) verabreicht werden (initialer Bolus 150 mg/kgKG i.v. über 60 min, gefolgt von 50 mg/kgKG über 4 h, gefolgt von 100 mg/kgKG über 16 h. Gesamtdosis 300 mg/kgKG).

2.1.13 Parecoxib (z. B. Dynastat)

▪ **Darreichungsform**
— Ampulle à 40 mg zur Injektion.

▪ **Indikation**
— Kurzzeitbehandlung postoperativer Schmerzen.

▪ **Dosierung**
— 40 mg i.v./i.m., 2. Dosis 20–40 mg 6–12 Stunden später,
— Maximaldosierung 80 mg/d.

▪ **Nebenwirkung**
— Übelkeit, Pharyngitis, alveoläre Osteitis, Agitation, Schlaflosigkeit, Hypokaliämie.

- **Kontraindikation**
- Herzinsuffizienz NYHA II–IV, KHK, zerebrovaskuläre Erkrankungen, postoperative Schmerztherapie nach koronarer Bypassoperationen,
- Ulzera/Z. n. gastrointestinaler Blutung, entzündliche Darmerkrankungen, schwere Leberinsuffizienz (Child-Pugh = 10).

- **Sonstiges**
- Klinische Erfahrungen bei zahnchirurgischen und gynäkologischen (Hysterektomien) Operationen.
- NNT 2,2 (40 mg i.v.), 3,0 (20 mg i.v.).

2.1.14 Piroxicam

- **Darreichungsform**
- Tabletten à 10 und 20 mg,
- Ampullen à 20 mg/ml.

- **Indikation**
- Aktivierte Arthrose, rheumatoide Arthritis – wenn keine andere NSAR indiziert.

- **Dosierung**
- 10–20 mg/Tag p.o. verteilt auf 1–2 ED bzw. 20 mg als einmalige Injektion tief intraglutäal.
- Maximaldosierung 20 mg/Tag p.o.

- **Nebenwirkung**
- Gastrointestinale Beschwerden wie Übelkeit und Durchfall,
- Hautreaktionen, Müdigkeit, Schwindel, Anstieg der Leberenzyme.

- **Kontraindikation**
- Gastrointestinale Ulzera, Blutungen, Anwendung in Kombination mit Antikoagulanzien,
- Herzinsuffizienz NYHA II–IV, schwere Leber-/Nierenfunktionsstörung.
- Keine Anwendung bei Patienten >80 Jahren!

- **Sonstiges**
- Einnahme zu oder nach den Mahlzeiten,
- Wirkdauer ca. 24 Stunden.

2.1.15 Pridinol (z. B. Myopridin)

- **Darreichungsform**
- Ampullen à 1,5 mg/ml.

- **Indikation**
- Zentrale und periphere Muskelspasmen, Lumbalgie, Torticollis, allgemeine Muskelschmerzen, zur Vorbereitung und Unterstützung physikalisch-therapeutischer Maßnahmen.

- **Dosierung**
- 1- bis 3-mal täglich 1 Ampulle als i.m.-Injektion zur Erleichterung der physiotherapeutischen Maßnahmen ca. ½–1 Stunde vor der Behandlung.

- **Nebenwirkung**
- Verstärkung der anticholinergen Wirkung bei gleichzeitiger Anwendung von tri- und tetrazyklische Antidepressiva sowie Neuroleptika.

- **Kontraindikation**
- Therapiebedürftige Hypotonie, Glaukom, Prostatahypertrophie.

- **Sonstiges**
- Wirkung durch zentrale Hemmung der Acetylcholin-wirkung.
- Nutzen bei Therapie von Nacken- und Rückenschmerzen nicht hinreichend belegt.

2.1.16 Rizatriptan (z. B. Maxalt)

- **Darreichungsform**
- (Schmelz)tabletten à 5 und 10 mg.

- **Indikation**
- Migräne.

- **Dosierung**
- 10 mg p.o., Einnahme einer weiteren Dosis frühestens nach 2 Stunden.
- Maximaldosierung 20 mg/Tag.

- **Nebenwirkung**
- Müdigkeit, Benommenheit, Schwindel, vorübergehender Blutdruckanstieg, Palpitationen, Hitzewallungen, Dyspnoe, gastrointestinale Nebenwirkungen.

- **Kontraindikation**
- Schwere Leber- oder Nierenfunktionsstörungen,
- Z. n. Apoplex/TIA, manifeste KHK, schwere oder unbe-handelte arterielle Hypertonie.

- **WW**
- Bei simultaner Einnahme von Rizatriptan mit Propranolol sollten aufgrund einer Hemmung der Triptanelimination (gleicher enzymatischer Abbau) nur 5 mg Rizatriptan ein-genommen werden.

- **Sonstiges**
- Einnahme vor den Mahlzeiten, sonst verzögerte Resorption.
- Sehr schnell wirksam.
- Keine prophylaktische Anwendung.
- Einnahme einer 2. Dosierung nur sinnvoll, wenn erfolgreich behandelte Kopfschmerzen wieder auftreten.
- Maximale Dosierung bei Patienten, die mit Propanolol behandelt werden 5 mg/d. Mindestabstand zwischen Rizatriptan und Propranolol 2 Stunden!
- Anwendung bei Patienten mit Risikofaktoren für koronare Herzerkrankung ohne vorheriger kardiovaskuläre Untersuchung nicht empfohlen!

2.1.17 Sumatriptan (z. B. Imigran)

- **Darreichungsform**
- Tabletten à 50 und 100 mg,
- Nasenspray à 10 und 20 mg,
- Suppositorium à 25 mg,
- Fertigspritze à 6 mg.

- **Indikation**
- Akutbehandlung von Migräneanfällen, Cluster-Kopfschmerzen (Horton-Syndrom).

- **Dosierung**
- Initialdosierung 50–100 mg p.o., Wiederholung nach 2 Stunden, Maximaldosierung 300 mg/d.
- Bei nasaler Gabe Beginn mit 10(–20) mg nasal, Maximaldosierung 2×20 mg.
- Bei rektaler Anwendung 1 Suppositorium à 25 mg, Wiederholung nach 2 Stunden möglich. Maximaldosierung 50 mg/d.

- Bei subkutaner Applikation Erstdosis 6 mg s.c., Maximaldosierung 12 mg/24 Stunden.
- Die Einnahme/Applikation einer 2. Dosis ist bei Nichtansprechen auf die erste Dosis nicht indiziert. Bei Wiederauftreten der Symptome 2. Dosis frühestens nach 2 Stunden.

- **Nebenwirkung**
- Schwindel, Benommenheit, Sensibilitätsstörung,
- in einer Häufigkeit von 1:1 Mio. Angina pectoris bis Herzinfarkt (auch Patienten ohne Risikofaktoren), schwere Herzrhythmusstörungen, Vasospasmen.

- **Kontraindikation**
- KHK, Risikofaktoren für KHK (Hypertonie, Hyperlipidämie etc.).

- **Sonstiges**
- Wiederholungsgaben nur sinnvoll, wenn bereits abgeklungene Beschwerden wieder auftreten. Keine weiteren Gaben, wenn Initialdosis nicht wirksam!
- Keine prophylaktische Anwendung.
- Als Subkutangabe v. a. zur effektiven Therapie der begleitenden Übelkeit geeignet.
- Subkutane Erstanwendung nur unter ärztlicher Kontrolle!
- Nicht indiziert zur Behandlung von hemiplegischer, Basilaris- und ophtalmoplegischer Migräne.
- Effektivität bezüglich einer bedeutsamen Besserung nach 1 h: 85 % nach subkutaner, 60–65 % nach nasaler bzw. 30 % nach oraler Applikation; Wiederkehrkopfschmerzrate 32 %.

2.1.18 Tizanidin (z. B. Sirdalud)

- **Darreichungsform**
- Teilbare Tabletten à 2, 4 und 6 mg.

- **Indikation**
- Neurogene Muskelverspannung/Spastizität bei multipler Sklerose, Rückenmarkschädigung (traumatisch, entzündlich), schmerzhafte Muskelverspannungen infolge statischer und funktioneller Wirbelsäulenbeschwerden oder nach Bandscheiben/Hüftgelenkoperationen.

- **Dosierung**
- 3-mal 2–4 mg p.o. (einschleichend dosieren),
- Maximaldosierung 36 mg/d.

- **Nebenwirkung**
- Schläfrigkeit, Schwindel, Übelkeit, Hypotonie, Long-QT-Syndrom, Schlafstörungen, Halluzinationen.

- **Kontraindikation**
- Schwere Leberinsuffizienz, Vorsicht bei Niereninsuffizienz (Kreatininclearance <25 ml/min).

- **Sonstiges**
- QT-Zeit-Verlängerung in Kombination mit Antiarrhythmika (z. B. Amiodaron, Propafenon, Sotalol), SSRI (z. B. Sertralin, Paroxetin, Fluoxetin), TCA (z. B. Amitriptylin), Neuroleptika (z. B. Haloperidol) und Antibiotika (z. B. Makrolide und Fluorchinolone).

2.1.19 Tolperison (z. B. Mydocalm)

- **Darreichungsform**
- Tabletten à 50 und 150 mg.

- **Indikation**
- Symptomatische Behandlung von Spastizität nach Schlaganfall.

- **Dosierung**
- 150–450 mg/d verteilt auf 3 ED.

- **Nebenwirkung**
- Schwindel, Schläfrigkeit, Mattigkeit,
- abdominelle Beschwerden, Übelkeit, Erbrechen,
- schwere Haut- und anaphylaktischen Reaktionen.

- **Kontraindikation**
- Myasthenia gravis.

- **Sonstiges**
- Einnahme nach den Mahlzeiten.
- Natrium- und Kalziumkanalblockade (nozizeptive Afferenzen, Rückenmark und Hirnstamm), membranstabilisierende Wirkung („lidocain-like activity").

2.1.20 Zolmitriptan (z. B. AscoTop)

- **Darreichungsform**
- (Schmelz)tabletten à 2,5 und 5 mg,
- Nasenspray à 5 mg.

- **Allgemeines**
- Selektiver Serotonin-5HT1-Agonist.

- **Indikation**
- Akutbehandlung von Migräne-Kopfschmerzen, Cluster-Kopfschmerzen.

- **Dosierung**
- Therapiebeginn mit 2,5 mg Tablette frühestmöglich nach Anfall, ggf. 2. Dosis, frühestens nach 2 Stunden, bei Wiederauftreten der Symptome innerhalb von 24 Stunden.

— Erhöhung der Einzeldosis auf 5 mg möglich; bei Cluster-Kopfschmerzen Initialdosierung 5 mg.

— Maximaldosierung 10 mg/24 Stunden.

■ **Nebenwirkung**

— Schwindel, Schläfrigkeit, Kopfschmerzen, Palpitationen,

— abdominelle Schmerzen, Übelkeit, Erbrechen,

— Muskelschwäche, Myalgien, Engegefühl in Rachen, Hals oder Brust.

■ **Kontraindikation**

— Schwere, nicht eingestellte arterielle Hypertonie, KHK/Myokardinfarkt, Z. n. Apoplex/TIA,

— Schwere Nierenfunktionsstörung (Kreatininclearance <15 ml/min).

■ **Sonstiges**

— Nicht zur Migräneprophylaxe geeignet!

— Nicht indiziert bei hemiplegischer Migräne, Basilaris-migräne oder ophtalmologischer Migräne.

— Schnell wirksam, daher bei begleitender Übelkeit/Erbrechen günstig.

— Die nasale Applikation besitzt einen schnelleren Wirkeintritt als die orale Gabe!

2.2   Opioidanalgetika

■ **Allgemeines**

— Fast 70 % der tödlichen Medikamentenüberdosierungen betreffen die Einnahme von Opioide. Zudem ist das Abhängigkeitsrisiko bei Opioiden verhältnismäßig sehr groß, sodass vor Beginn jeder Opioidtherapie die korrekte Indikationsstellung, notwendige Therapiedauer und nicht zuletzt der sinnvolle Dosierungsbereich definiert bzw. kontrolliert werden muss.

- Die unkritische (Weiter)gabe von Opioiden, bei fraglichen Indikationen und ohne Beurteilung der evtl. vorhandenen psychologischen Komorbiditäten, löst in vielen Fällen das eigentliche Grundproblem der Patienten nicht, sondern verkompliziert dieses durch Fehlgebrauch und Abhängigkeit.

- Eine hochdosierte (>120 mg Morphinäquivalent/Tag), Langzeitopioidtherapie (>6 Monate) bewirkt nicht immer eine Schmerzreduktion bzw. Verbesserung der Funktionalität/Lebensqualität. Bei einigen chronischen nichttumorbedingten Schmerzen (CNTS; z. B. Polyneuropathien, Postzosterneuralgie, Phantomschmerzen, Schmerzen nach Rückenmarkverletzungen, Radikulopathien, Arthroseschmerzen, rheumatoide Arthritis und Rückenschmerzen) ist eine kurzzeitige (bis zu 12 Wochen) Opioidtherapie als mögliche Option anzusehen. Eine Langzeittherapie allerdings ist nur dann indiziert, wenn Patienten eine klinisch relevante Schmerzreduktion, Verbesserung der Lebensqualität und geringe Nebenwirkungen angeben (► S3-Leitlinie LONTS)

- Chronische Opioidtherapie verursacht/begünstigt Osteoporose evtl. durch Inaktivität oder durch hormonelle Einflüsse, erhöht das Sturzrisiko bei älteren Patienten, verursacht Obstipation und Appetitlosigkeit.

- Eine alleinige Opioidtherapie ist bei Tumorschmerzen selten, bei nichttumorbedingte Schmerzen nie indiziert.

- Opioide haben eine Reihe unterschätzte bzw. nicht allgemein bekannte Nebenwirkungen, zu denen Depression und endokrine Störungen, wie z. B. Libidoverlust, erektile Dysfunktionen und Menstruationsstörungen gehören. Bei Langzeitopioidtherapie ≥100 mg Morphinäquivalenz/Tag sollte Serumkonzentrationen der Testosteron, Östradiol, LH und FSH kontrolliert werden.

- Opioide werden ja nach Geschwindigkeit des Wirkungseintritts bzw. Wirkdauer in:

- Schnell wirksam (rapid onset opioids, ROO): Wirkbeginn 5–15 min, Wirkdauer 45 min bis 3 Stunden,
- kurz wirksam (short acting opioids, SAO): Wirkbeginn 15–20 min, Wirkdauer 4–6 Stunden,
- lang wirksam (long acting opioids, LAO): Wirkbeginn 45–60 min, Wirkdauer 8–24 Stunden, bei Pflastern >24 Stunden.
- Der bevorzugte Applikationsweg von Opioiden ist oral, vornehmlich als Retardpräparate. Es stehen allerdings auch die intravenöse, subkutane, rektale, transdermale, intranasale, sublinguale, epidurale, und intrathekale Applikationsrouten zur Verfügung. Die inhalative Opioidapplikation von Morphin, Hydromorphon und Fentanyl, z. B. zur Behandlung von Dyspnoe, hat sich bisher nicht durchgesetzt.
- Die subkutane Opioidapplikation ist weniger obstipierend und vermutlich auch weniger emetogen.

2.2.1 Buprenorphin

- **Darreichungsform**
- Ampullen à 0,2 mg 0,3 mg und 0,4 mg,
- Sublingualtabletten à 2, 4 und 8 mg,
- Pflaster à 5, 10, 20, 30 und 40 µg/h, Wechsel alle 7 Tage (z. B. Norspan), à 35, 52,5 und 70 µg/h, Wirkdauer bis zu 96 Stunden (z. B. Transtec).

- **Allgemeines**
- BtMVV-pflichtig!
- Buprenorphin hat seinen Platz in der Akutschmerztherapie längst verloren und wird, hauptsächlich, als transdermales Pflaster (z. B. Norspan) zur Behandlung chronischer Schmerzen bzw. als Sublingualtablette (z. B. Subutex, Suboxone) zur Substitutions- bzw. Entzugsbehandlung verwendet.

- Das Abhängigkeitspotential des Buprenorphins ist sehr gering, das Risiko von opioidbedingte Hyperalgesie wird als vernachlässigbar, die Gefahr der Atemdepression als gering eingeschätzt.

▪ Indikation
- Tumorschmerztherapie sowie chronische Nichttumor- schmerzen, wenn anderweitig nicht ausreichend kontrol- lierbar.

▪ Dosierung
- Einzeldosis 0,2–0,4 mg p.o. bzw. 0,3 mg s.c./i.v., bei älteren Patienten bzw. Erwachsenen Patienten mit einem Körper- gewicht <50 kg 0,15 mg s.c. oder i.v., Wiederholung alle 6–8 Stunden.
- Maximale Tagesdosis 1,2 mg p.o./i.v./s.c.
- Bei Patienten die mit Äquivalenzdosierungen von Morphin bis zu 90 mg p.o. vorbehandelt sind, gibt es keine Entzugs- erscheinungen nach Umstellung auf Buprenorphin.
- Bei opioidnaiven Patienten Therapiebeginn mit 5–10 µg Pflaster/7 Tage

▪ Nebenwirkung
- Erytheme und Juckreiz (an der Applikationsstelle), Übelkeit/Erbrechen, Schweißausbruch, Ödeme, Müdigkeit, Schwindel, Kopfschmerzen, Obstipation (vermeintlich geringere obstipierende Wirkung).

▪ Kontraindikation
- Leberinsuffizienz, MAO-Hemmer-Therapie in den letzten 14 Tagen.

▪ Sonstiges
- Ceiling-Effekt der Atemdepression, nicht jedoch bei der analgetischen Wirkung.

▬ Im seltenen Fall einer Atemdepression, muss diese durch
hochdosierte Naloxongabe über mehreren Stunden
therapiert werden (Initial 2–10 mg i.v., anschließend kont.
4 mg/h i.v.).
▬ Nicht dialysierbar
▬ Geringeres Wechselwirkungsrisiko im Vergleich zu
Methadon.
▬ Geringere obstipierende Wirkung.

2.2.2 Fentanyl

■ **Darreichungsform**
▬ Lutschtablette/Stick à 200, 400, 600, 800, 1.200 und
1.600 µg (z. B. Actiq)
▬ Sublingualtablette à 100, 200, 300, 400, 600 und 800 µg
(z. B. Abstral),
▬ Buccaltablette à 100, 200, 400, 600 und 800 µg (z. B. Effen-
tora),
▬ Buccalfilm à 200, 400, 600, 800 und 1.200 µg (z. B. Breakyl),
▬ Nasenspray à 100 und 400 µg (z. B. PecFent) oder à 50, 100
und 200 µg (z. B. Instanyl),
▬ Pflaster à 12, 25, 37, 52, 75, 100 µg/h (z. B. Durogesic),
▬ Matrix-Pflaster à 12, 25, 37,5, 50, 75, 100 und 150 µg/h
48–72 Stunden.

■ **Allgemeines**
▬ BtMVV-pflichtig!
▬ Fentanyl ist zur Basisanalgesie bei opioidnaiven Patienten
nicht geeignet. Ausnahme bilden Tumorpatienten bzw.
solche, bei denen orale, retardierte Opioide nicht zum Einsatz kommen können (z. B. bei Patienten mit Kurzdarmsyndrom). Die Gabe von schnellwirksamen Fentanylprä-
parate zur Behandlung von Durchbruchschmerzen bzw.
zur kurzfristigen Analgesie ist jedoch etabliert.

- **Indikation**
- Tumorschmerztherapie sowie chronische Nichttumor-
  schmerzen, wenn anderweitig nicht ausreichend kon-
  trollierbar, wobei hier anderen Präparaten den Vorzug
  gegeben werden sollte.

- **Dosierung**
- Die Dosisfindung erfolgt mittels orale oder intravenöse
  Applikationsrouten, die spätere Umstellung auf Fentanyl-
  Pflaster muss anhand von Äquivalenztabellen berechnet
  werden.

- **Nebenwirkung**
- Atemdepression, selten allergische Reaktionen.
- Serotonin-Syndrom bei gleichzeitiger Gabe von anderen
  serotonergen Medikamenten, z. B. Antidepressiva.

- **Kontraindikation**
- Schweres Asthma bronchiale.

- **Sonstiges**
- Geringes Risiko von Histaminfreisetzung.
- Bei V. a. Serotonin-Syndrom (hohes Fieber, Konfusion,
  Tachykardie, Myoklonien) müssen alle serotonergen
  Substanzen inklusive Fentanyl abgesetzt werden.
- Fentanyl-Pflaster ist, im Vergleich zur oralen Formulie-
  rungen, weniger obstipierend und weniger emetogen.
- Matrix-Pflaster haften deutlich besser und sind teilbar
  (allerdings dann Off-Label-Use!). Bei der Applikation des
  Pflasters können aber deutliche inter- und intraindividuelle
  Schwankungen des Fentanyl-Plasmaspiegels auftreten.

Einzelne Präparate

▪ ▪ Fentanyl-Pflaster

Vorteile

- Von der gastrointestinalen Motilität unabhängige, kontinuierliche Abgabe,
- geringere Obstipations- und Emesisneigung,
- Matrix-Pflaster mit besserer Haftung, Hautverträglichkeit, geringere allergische Reaktionen und Möglichkeit der Teilung (allerdings dann nur Off-Label-Use!).

Nachteile

- Kann bei Umstellung von Morphin Dysphorie verursachen,
- hohe inter- und intraindividuelle pharmakokinetische Unterschiede (unterschiedliche Plasmaspiegeln während der Therapie).

▪ ▪ Actiq

- Fentanyl-Stick,
- Resorption 25 % transmukosal (Reibung an Wangenschleimhaut, nicht kauen, nicht lutschen), 75 % enteral (wovon 50 % durch First-Pass-Effekt abgebaut werden),
- Wirkbeginn nach 15 min, Wirkdauer ca. 2–3 Stunden.

▪ ▪ Abstral

- Fentanyl-Sublingualtablette,
- löst sich unter der Zunge innerhalb von 10–15 s auf.
- Erhöhung des über Mundschleimhaut aufgenommenen Fentanyls durch Bindung an mukoadhäsiven Trägerpartikeln (FAST-Technologie, fast acting sublingual therapy),
- geringer Anteil des verschluckten, enteral resobierten Fentanyls,
- Wirkeintritt nach 10 min, Wirkdauer 1–2 Stunden.

■■ **Effentora**

— Fentanyl-Buccaltablette,

— löst sich in der Wangentasche nach 10–15 min nicht vollständig auf. Tablettenrest soll verschluckt werden.

— Erhöhung der mukosalen Aufnahme durch „Oravescent"-Technologie (lokale Absenkung und Wiederanstiegs des pH-Werts mittels Kohlensäure),

— Wirkeintritt nach 10 min, Wirkdauer 1–2 Stunden.

■■ **Breakyl**

— Fentanyl-Buccalfilm,

— rosafarbene, wirkstoffhaltige Seite des Films an die zuvor befeuchtete Wangenschleimhaut anlegen und 5 min fest andrücken. Buccalfilm löst sich nach ca. 20 min auf, Rest muss geschluckt werden.

— Wirkeintritt nach 15 min. Wirkdauer 1–2 Stunden.

■■ **Instanyl**

— Fentanyl-Nasenspray (Fentanyl in wässriger Lösung),

— Applikation in aufrechter Position,

— Resorption zu 90 % über die nasale Schleimhaut,

— starke Beeinflussung der Resorption durch Rhinorrhö bzw. verstopfte Nase,

— Wirkeintritt nach 5–10 min, Wirkdauer 30 min.

■■ **PecFent**

— Fentanyl-Nasenspray (Fentanyl in pektinbasierte Lösung),

— längere, gleichmäßige Fentanylabgabe durch Entstehung eine haftbare Gelmatrix,

— Wirkeintritt nach 5–10 min, Wirkdauer ca. 1 Stunde.

2.2.3 Hydromorphon (z. B. Palladon)

- ■ **Darreichungsform**
- ▬ 12-Stunden-Retardtabletten à 2, 4, 8, 16, und 24 mg
  (z. B. Palladon),
- ▬ 24-Stunden-Retardtabletten à 8, 16 24 und 32 mg
  (z. B. Jurnista),
- ▬ Ampullen à 1 ml = 10 mg, 1 ml = 20 mg, 1 ml = 50 mg
  und 10 ml = 100 mg.

- ■ **Allgemeines**
- ▬ BtMVV-pflichtig!

- ■ **Indikation**
- ▬ Therapie starker und stärkster Schmerzen, Tumorschmerztherapie.

- ■ **Dosierung**
- ▬ Anfangsdosis 2×4 mg p.o. Retardtabletten, individuelle
  Dosistitration.
- ▬ Kein Ceiling-Effekt, Tageshöchstdosierung allerdings
  durch Nebenwirkungen limitiert.

- ■ **Nebenwirkung**
- ▬ Schwindel, Somnolenz, Obstipation, Übelkeit, Appetit-
  losigkeit, Verwirrtheit, Schlaflosigkeit, Kopfschmerzen,
  Juckreiz.

- ■ **Kontraindikation**
- ▬ Akutes Abdomen, paralytischer Ileus, akute Asthma
  bronchiale, schwere Leberinsuffizienz.

- ■ **Sonstiges**
- ▬ Hydromorphon kann zur Tumorschmerztherapie mittels
  patientenkontrollierte Analgesie über einen subkutanen
  Zugangsweg eingesetzt werden.

- Geringere Interaktionsrate.
- Bevorzugt bei Niereninsuffizienz (weniger aktive Metabolite), Dosisanpassung ggf. trotzdem notwendig.
- Beim Nierenversagen Kumulation der potenziell neurotoxischen Metaboliten (Hydromorphon-3-Glukorunid).
- End-of-Dose-Phänomen bei Retardpräparaten mit 12 Stundenwirkung möglich. Ggf. Dosierung auf 3-mal täglich erhöhen.

2.2.4 Morphin

- **Darreichungsform**
- Retardtabletten à 10, 30, 60, 100 und 200 mg,
- Tropfen à 0,5 % (1 ml = 5 mg = 16 Tropfen), 2 % (1 ml = 20 mg = 16 Tropfen),
- Trinkampulle à 2, 6, 20 mg/ml (10 mg/5 ml, 30 mg/5 ml, 100 mg/5 ml),
- Tabletten à 10 und 20 mg,
- Suppositorium à 10, 20 und 30 mg,
- Ampullen à 10 und 20 mg/ml.

- **Allgemeines**
- BtMVV-pflichtig!

- **Indikation**
- Starke und stärkste Schmerzen, Tumorschmerztherapie.

- **Dosierung**
- i.v.-Einzeldosis bei Erwachsenen 5–10 mg verdünnt langsam i.v. (>1 min), oder Titration 2 mg i.v. alle 2 Minuten) bis zum gewünschten Effekt.
- Bei oraler Gabe 5–10(–20) mg p.o. (0,2–0,3 mg/kgKG p.o.) nichtretardiertes Morphin alle 4 Stunden, ggf. Erhöhung der Einzeldosierungen in 5- bis 10-mg-Schritten. Umstel-

lung auf retardierte Präparate, wenn Schmerzkontrolle erreicht wurde.

- **Nebenwirkung**
- Hypoglykämie, Histaminfreisetzung mit Juckreiz und Urtikaria, Bronchospasmus bei Asthmatikern.

- **Kontraindikation**
- Niereninsuffizienz (Kumulationsgefahr).

- **Sonstiges**
- Orale Bioverfügbarkeit ca. 30 %, d. h. im Vergleich zu parenteralen Applikation ist bei der oralen Gabe die dreifache Dosis erforderlich.
- Metabolisierung in der Leber durch Glukuronidierung. Das aktive Metabolit, Morphin-6-Glucuronid, ist ca. 10-mal potenter als Morphin selbst (Morphin-3-Glucuronid ist analgetisch unwirksam).
- Kumulation bei Niereninsuffizienz. Da bei ca. 14 % aller internistischen Patienten eine Niereninsuffizienz angenommen werden muss, sollte Morphin bei älteren Patienten besonders vorsichtig dosiert bzw. eine andere Medikation vorgezogen werden.
- Histaminfreisetzung.

2.2.5 Oxycodon, Oxycodon/Naloxon

- **Darreichungsform**
- Retardtabletten à 5, 10, 20, 40, 80 mg mit 12-Stunden-Wirkung oder à 10, 20, 40, 80 mg mit 24-Stunden-Wirkung,
- Ampullen à 10 mg/ml.

- **Allgemeines**
- BtMVV-pflichtig!

- **Indikation**
- Kurzzeitige Behandlung postoperativer Schmerzen, Tumorschmerztherapie, Restless-Leg-Syndrom.

- **Dosierung**
- Bei 12-Stunden-Retardtabletten 2-mal täglich, je nach Schmerzverlauf ggf. auch unterschiedliche Dosierungen. Insbesondere bei opioidnaiven Patienten Beginn mit niedriger Tagesdosierung von ca. 10–20 mg/d und anschließende individuelle Dosistitration.
- Maximaldosierung 400 mg/d p.o. Oxycodon bzw. 160 mg Oxycodon p.o. in Kombination mit Naloxon (80 mg).

- **Nebenwirkung**
- Atemdepression.

- **Kontraindikation**
- Schwere COPD, akute Asthma, Cor pulmonale, schwere Leberinsuffizienz (Oxycodon/Naloxon).

- **Sonstiges**
- Einnahme unabhängig von der Nahrung.
- Orale Bioverfügbarkeit beträgt ca. 65 %.
- Die monophasischen Präparate mit 1-mal täglicher Gabe sind deutlich vorteilhafter, da die schnelle Anflutung fehlt.
- Bei den retardierten Formen mit 12-Stunden-Wirkung ist ein End-of-Dose-Phänomen nicht selten zu beobachten. Die effektive analgetische Wirkung beträgt in der Regel ca. 9,4 Stunden. Ggf. Dosierung auf 3x täglich erhöhen.
- Kein Ceiling-Effekt.
- Wirkungsmaximum bei retardierten Formen nach ca. 1 Stunde.
- Vermeintlich geringere Obstipationsrate bei Kombination Oxycodon/Naloxon im Vergleich zu Morphin, vermutlich weniger Übelkeit/Erbrechen.

— Missbräuchliche i.v.-Anwendung von Oxycodon-Tabletten
kann aufgrund der Bestandteile (z. B. Talkum) letal ver-
laufen. Missbrauchsgefahr bei Kombination Oxycodon/
Naloxon geringer.

2.2.6 Pethidin (z. B. Dolantin)

- **Darreichungsform**
— Tropfen à 10 Tropfen = 25 mg,
— Ampullen à 50 und 100 mg.

- **Allgemeines**
— BtMVV-pflichtig!

- **Indikation**
— Starke Schmerzen, auch in der Geburtshilfe, postoperatives
Kältezittern/Schüttelfrost (Shivering).

- **Dosierung**
— Einzeldosis bei Erwachsenen 25–50 mg i.v. (entspricht
10–20 Tropfen p.o.), im Einzelfall höhere Dosierungen
bis zu 100 mg i.v. (40 Tropfen p.o.) möglich.
— Bei subkutaner Gabe 25–100(–150) mg als Einzeldosis.
Maximale Tagesdosierung beträgt 500 mg.
— Bei Kindern beträgt die Einzeldosis 1–2 Tropfen (2,5–5 mg)
pro 4 kg Körpergewicht.

- **Nebenwirkung**
— Hypoglykämie, Kreislaufdepression v. a. bei Hypovolämie.

- **Kontraindikation**
— Epilepsie.

- Sonstiges
- Zur Langzeittherapie ungeeignet. Akkumulation des Metabolits Normeperidin bei Niereninsuffizienz (neurotoxisch, verursacht Epilepsien),
- Histaminfreisetzung.

2.2.7 Piritramid (z. B. Dipidolor)

- Darreichungsform
- Ampullen à 1 ml (= 7,5 mg) oder 2 ml (= 15 mg).

- Allgemeines
- BtMVV-pflichtig!

- Indikation
- Postoperative Schmerztherapie, auch im Rahmen patientenkontrollierter Analgesie (PCA).

- Dosierung
- 7,5–15(–22,5) mg als Einzeldosis langsam i.v. (10 mg/min.) bzw. 15–30 mg s.c.
- Kinder 0,05–0,1 mg/kgKG i.v./s.c., Wiederholung alle 6 Stunden.

- Nebenwirkung
- Hypoglykämie.

- Kontraindikation
- Vorsichtige Anwendung bei Krampfanfällen, Kopfverletzungen und Zustände mit erhöhtem Hirndruck.

- Sonstiges
- In Deutschland am weitesten verbreitetes Opioidanalgetikum zur postoperativen Akutschmerztherapie.

- Stärkere Sedierung als Morphin, geringer emetisch, geringere kreislaufdepressive Wirkung, geringere euphorisierende Wirkung und Suchtpotenzial.
- Zur Anwendung in patientenkontrollierter Analgesiesystemen geeignet. Von einer kontinuierlichen Gabe wird aufgrund der langen kontextsensitiven Halbwertszeit dringend abgeraten.

2.2.8 Tapentadol (z. B. Palexia)

- **Darreichungsform**
- Retardtabletten à 25, 50, 100, 150, 200 und 250 mg,
- Tabletten à 50 mg,
- Saft à 4 oder 20 mg/ml Lösung.

- **Allgemeines**
- BtMVV-pflichtig!

- **Dosierung**
- Bei opioidtnaiven Patienten mit 2×50 mg p.o./d beginnen,
- Maximaldosierung 500 mg/d.
- Dauer der analgetischen Wirkung bei nichtretardierten Formen 6–8 Stunden

- **Nebenwirkung**
- Schwindel, Somnolenz, Kopfschmerzen, Angst, depressive Verstimmung, Schlafstörung, Nervosität, Mundtrockenheit, Übelkeit, Obstipation, Hautausschlag.

- **Kontraindikation**
- Epilepsie, schwere Leberinsuffizienz.

- **Sonstiges**
- Einnahme unabhängig von den Mahlzeiten.
- μ-Rezeptor-Agonist und Noradrenalinwiederaufnahmehemmer.
- Dosisanpassung im Alter.
- Es wird eine geringeres Abhängigkeitspotenzial für Tapentadol vermutet (geringere Rezeptoraffinität).
- End-of-Dose-Phänomen bei Retardpräparaten mit 12-Stundenwirkung möglich. Ggf. Dosierung auf 3-mal täglich erhöhen.

2.2.9 Tilidin/Naloxon (z. B. Valoron)

- **Darreichungsform**
- (Retard)tabletten à 50/4, 100/8, 150/12, 200/16 mg Tilidin/Naloxon,
- Tropfen à 50/4 mg/0,72 ml (20 Tropfen).

- **Allgemeines**
- In Tablettenform nur rezeptpflichtig, in Tropfenform BTMVV-pflichtig.

- **Indikation**
- Starke, akute und chronische Schmerzen.

- **Dosierung**
- Beginn mit 50 bzw. 100 mg Retardtabletten 2-mal täglich, bzw. 20–40 Tropfen 4- bis 6-mal täglich. Steigerung der Dosierung je nach Klinik in Abstand von 3 Tagen um 50 mg je Einzeldosis.
- Maximaldosierung 500 mg/Tag

- **Nebenwirkung**
- Schwindel, Somnolenz, Übelkeit, Angst, depressive Verstimmung, Schlafstörung, Nervosität, Ruhelosigkeit, Tremor, Appetitminderung, Ödeme.

- **Kontraindikation**
- Schwere Leberinsuffizienz.

- **Sonstiges**
- Einnahme unabhängig von den Mahlzeiten.
- Ceiling-Effekt bei 600 mg,
- Dauertherapie nur mit retardierten Formen,
- Bei Patienten mit Niereninsuffizienz geeignet.
- Atemdepression bei Monotherapie unwahrscheinlich.
- Aufgrund erhöhter Missbrauchsgefahr ist Tilidin in Tropfenform BTMVV-pflichtig!

❗ **Cave**
Wechselwirkung mit Phenprocuomon kann im Einzelfall zum Quick-Abfall führen! Kontrolle nach Therapiebeginn empfohlen.

2.2.10 **Tramadol (z. B. Tramal)**

- **Darreichungsform**
- Ampullen à 2 ml/100 mg,
- Tabletten/Kapseln à 50, 100 mg,
- Retardkapseln 100, 150, 200 mg,
- Tropfen à 1 ml/100 mg (= 40 Tropfen),
- Dosierpumpe à 1 ml/100 mg (8 Hübe = 1 ml = 100 mg),
- Suppositorium à 100 mg.

- **Allgemeines**
- Nicht BtMVV-pflichtig!

- **Indikation**
- Behandlung von starken und sehr starken Schmerzen, Behandlung neuropathischer Schmerzen, inklusive diabetischer Neuropathie, Arthritis/Arthrose, chronische Rückenschmerzen und Postzosterneuralgie.
- Ein kurzzeitiger Einsatz zur Schmerzlinderung bei Fibromyalgie (4–6 Wochen) kann indiziert sein.

- **Dosierung**
- Therapiebeginn mit 50–100 mg alle 4–6 Stunden.
- Maximale sinnvolle Dosierung 400 mg/d (kann bei Bedarf überschritten werden!).
- Bevorzugte Weiterbehandlung mit Retardpräparaten (12-Stunden-Wirkung, Dosisintervall von 8 Stunden darf nicht unterschritten werden).
- In einer Dosierung von 100–400 mg/d zur Behandlung neuropathischer Schmerzen geeignet (Cochrane review).
- Dosisanpassung bei Nieren- und Leberinsuffizienz sowie im Alter.

- **Nebenwirkung**
- Am häufigsten sind: Übelkeit, Schwindel, Kopfschmerzen, Benommenheit, Mundtrockenheit, Obstipation.
- Risiko von Serotonin-Syndrom.
- Hyponatriämie, Hypoglykämie

- **Kontraindikation**
- Patienten unter MAO-Hemmer-Therapie (auch in den letzten 14 Tagen), Epilepsie (relative Kontraindikation), schwere Leberinsuffizienz.

- **WW**
- Wirkungsabschwächung durch Carbamazepin, Ondansetron,
- Steigerung des Nebenwirkungsrisikos durch gleichzeitige Einnahme von Antidepressiva oder Antipsychotika, Gefahr eines Serotonin-Syndroms.
- Wirkungsverstärkung der Cumarine.

- **Sonstiges**
- Einnahme unabhängig von den Mahlzeiten.
- μ-Rezeptor-Agonist und Serotonin-Noradrenalin-Wiederaufnahmehemmer.
- Analgesie nicht nur über Opioidrezeptoren, daher auch keine vollständige Antagonisierung über Naloxon.
- Ceiling-Effekt bei 600 mg p.o./Tag.
- Aufgrund verlängerter HWZ Dosierungen >300 mg/Tag bei Patienten >75 Jahren nicht empfohlen!
- Geringeres Abhängigkeitspotenzial (Retardpräparate) sowie Risiko von Obstipation, Sedierung und Atemdepression bei Kurzzeitanwendung. Auch antitusiv wirksam.
- Bei **Langzeittherapie**: Toleranzentwicklung, psychische und physische Abhängigkeit. Die Wirkdauer der nicht-retardierten Formulierungen ist mitunter sehr kurz (2–3 Stunden) und bewirkt eine wiederholte Einnahme höhere Dosierungen, was sowohl das Nebenwirkungsprofil als auch das Abhängigkeitspotenzial (bei längerer Anwendung) deutlich erhöht.
- Die intravenöse Bolusgabe ist unbedingt zu vermeiden (zu 100 % starke Übelkeit/Erbrechen).
- NNT 2,9 (150 mg).
- Tramadol liegt als Prodrug vor und wird erst durch die Metabolisierung über CYP2D6 zum aktiven Metaboliten (O-desmethyltramadol mit 200-fach stärkerer Affinität zum μ-Rezeptor und 6-fach höherer analgetischer Potenz). Daher können sämtlich **CYP2D6-Inhibitoren**, z. B. Amio-

daron, Chlorpheniramin, Cimetidin, Clomipramin, Doxepin, Duloxetin, Fluoxetin, Haloperidol, Methadon und Paroxetin, eine Akkumulation des Prodrugs und damit eine Wirkungsminderung bzw. -verlust hervorrufen.

2.3 Substitutionsmittel

2.3.1 Methadon

- Darreichungsform
- Tabletten à 5, 10, 20 und 40 mg,
- Lösung à 1 ml = 10 mg (1 %ig).

- Allgemeines
- BtMVV-pflichtig!
- μ-Rezeptor-Agonist, vermutlich auch NMDA-Rezeptor-Antagonistische Wirkung.
- Weltweit am häufigsten eingesetztes Substitutionsmittel.
- Analgetische Halbwertzeit 4 Stunden, Dauer der analgetischen Wirkung ca. 8 Stunden, Plasmahalbwertzeit (Unterdrückung der Entzugssymptome) 24–48 Stunden. Wirkmaximum erst nach 2–3 Stunden erreicht.

- Indikation
- Substitutionstherapie bei Drogenabhängigkeit, Therapie chronischer Schmerzen.

- Dosierung
- Mittlere Dosisbereich 60–100 mg p.o., sollte mindestens innerhalb 3–4 Wochen erreicht werden.
- Initialdosierung 10–40 mg/Tag (bei Unsicherheit über Dosistoleranz eher 10–20 mg/Tag), Dosissteigerung alle 3–5 Tag um 5–10 mg (nicht mehr als 20 mg/Tag). Abstand zwischen zwei Einzeldosierungen mehr als 3 Stunden.
- In der Schmerztherapie Beginn mit 2,5–5 mg alle 8 Stunden.

- **Nebenwirkung**
- Risiko tödlicher Überdosierungen insbesondere bei Therapiebeginn, ventrikuläre Arrhythmien/Torsade de pointes aufgrund QT-Zeit-Verlängerung (häufig bei Dosierungen >100 mg/Tag und begleitender Einnahme von Antipsychotika). Schwitzen, Sedierung/Müdigkeit
- Kumulationsgefahr, kritische Zeitfenster 3–5 Tagen nach Therapiebeginn!

- **WW**
- Gleichzeitige Einnahme von Ritonavir, Indinavir oder Ketoconazol führt zur Steigerung des Intoxikationsrisikos, gleichzeitige Einnahme von Rifampicin zur Konzentrationsabfall und Entzugssymptomen.

- **Kontraindikation**
- Schwere Niereninsuffizienz (GFR<10 ml/min), Long-QT-Syndrom, Prostatahypertrophie mit Restharnbildung.

- **Sonstiges**
- Empfehlungen zum Dosierverhältnis nicht verlässlich, beträgt üblicherweise 1:6 bis 1:8 (Methadon:Morphinsulfat), ist aber bei opioidvorbehandelten Patienten abhängig von der Ausgangsdosierung. ◘ Tab. 2.1 gibt eine Übersicht der dosisabhängigen Äquivalenzdosierungen von Methadon.
- Durch die lange HWZ ist eine Atemdepression auch viele Stunden nach Einnahme noch möglich!
- Die Annahme einer antikanzerogenen Wirkung durch die Potenzierung der Wirkung von Chemotherapeutika ist derzeit nicht bewiesen und rechtfertigt nicht den Einsatz des Methadons als First-line-Analgetikum in der Tumorschmerztherapie, selbst bei ausgeprägtem Patientenwunsch.

◻ Tab. 2.1 Dosisabhängige Morphinäquivalenzdosierung von Methadon	
Morphinäquivalenzdosierung (mg)	Methadon-Morphin-Dosierverhältnis
>1.000	1:20
600–999	1:12
400–599	1:10
200–399	1:8
100–199	1:6
<100	1:4
<30	1:2

❶ Cave
QT-Zeit-Verlängerung: EKG vor Beginn der Therapie, nach 2 Wochen und in 6-monatigen Abständen zwingend erforderlich. Keine Komedikation mit nichtselektiver Monoaminwiederaufnahmehemmer (NSMRI) und Serotoninwiederaufnahmehemmer (SSRI)!

- Sonstiges
- Anwendung in der Therapie chronischer Schmerzen erfolgt off label und bedarf einer ausreichenden Erfahrung!
- NMDA-Rezeptor-Antagonismus soll im Einzelfällen bei neuropathischen Schmerzen mit reduzierter Wirksamkeit des Morphins, zu einer effektiven Therapie führen (nicht evidenzbasiert!).
- Steady state wird nach 3–5 Tagen erreicht.
- Geringe therapeutische Breite, starke Toleranzentwicklung.

2.3.2 L-Methadon (z. B. Polamidon)

- **Darreichungsform**
- Tabletten à 5 und 20 mg,
- Lösung à 1 ml = 5 mg (0,5 %),
- Tropfen à 5 mg/ml (20 Tropfen),
- Injektionslösung à 2,5 bzw. 5 mg/ml.

- **Allgemeines**
- BtMVV-pflichtig!
- Nicht weitverbreitetes Substitutionsmittel (Deutschland, Österreich).
- Geringeres Risiko von QT-Verlängerung.

- **Indikation**
- Substitutionstherapie, Einsatz als Analgetikum bei chronischen Schmerzen off label.

- **Dosierung**
- Bei opioidnaiven Patienten vorsichtig dosieren, initial 3–4 ED à 10-12 Tropfen (20 Tropfen = 5 mg), bei unzureichender Analgesie Dosissteigerung um ca. 30 %. Tagesdosis zu Beginn 0,05–0,1 mg/kgKG p.o., verteilt auf 3–4 ED!
- Intravenöse Einzeldosis maximal 2,5 mg, subkutane Einzeldosis maximal 7,5 mg!
- Letale Dosis bei opioidnaiven Erwachsenen 40–50 mg p.o., beim Kleinkind <10 mg p.o.
- Erreichen einer stabilen Dosierung beansprucht in der Regel bis zu 4 Wochen (start low, go slow)!

- **Nebenwirkung**
- Toleranzentwicklung, Schlafstörung.

- **Kontraindikation**
- Long-QT-Syndrom.

- **Sonstiges**
- Geringes Wechselwirkungsrisiko im Vergleich zu Methadon.
- Opioidblockadewirkung ab 60 mg p.o. (Beikonsum anderer Opioide hat keinen euphorisierenden Effekt).
- Der Entzug von Polamidon ist leichter als von Methadon.

2.3.3 Buprenorphin (z. B. Subutex)

- **Darreichungsform**
- Tabletten à 0,4, 2 und 8 mg.

- **Allgemeines**
- BtMVV-pflichtig!
- μ-Rezeptor-Agonist und κ-Rezeptor-Antagonist.

- **Dosierung**
- Therapiebeginn mit 4 mg p.o, ggf. Gabe eines 2. Dosis nach ca. 2 Stunden. Dosissteigerung in 4-mg-Schritten auf 16 bzw. 24 mg, falls nicht ausreichende Symptomkontrolle. Höhere Dosierungen (bis 32 mg) sind möglich, aber selten erforderlich.

- **Indikation**
- Substitutionstherapie bei Drogenabhängigkeit.

- **Nebenwirkung**
- Schwindel, Angstgefühl, Nervosität, Schlaflosigkeit, Halluzinationen,
- Übelkeit, Erbrechen, QT-Zeit-Verlängerung.

- **Kontraindikation**
- Schwere Leberinsuffizienz.

- **Sonstiges**
- Geringeres Risiko tödlicher Überdosierung/Atemdepression (Ceiling-Effekt), geringere Wechselwirkungsrate, geringeres Missbrauchspotenzial.
- Therapiebeginn erst nach Einsetzen milder Entzugssymptomatik, Erreichen eines stabilen Dosisbereiches innerhalb von 3–7 Tagen möglich (start high, go fast).
- Subkutane Langzeitimplantate mittlerweile in den USA zugelassen!

2.3.4 **Buprenorphin/Naloxon (z. B. Suboxone)**

- **Darreichungsform**
- Tabletten à 2/0,5 mg, 4/1 mg, 8/2 mg und 16/4 mg.

- **Allgemeines**
- BtMVV-pflichtig!
- Buprenorphin ist ein μ-Rezeptor-Agonist und κ-Rezeptor-Antagonist, Naloxon ein kompetitiver Antagonist aller Opioidrezeptoren.

- **Indikation**
- Substitutionstherapie drogen- und opioidabhängiger Patienten.

- **Dosierung**
- Die durchschnittliche Tagesdosierung beträgt 4–24 mg p.o. Eine Dosierung ab ca. 16 mg täglich verhindert weitestgehend den Opioidbeikonsum durch den sog. „Opioidblockadeeffekt" (Verhinderung der euphorisierenden Wirkung durch κ-Rezeptor-Antagonismus).
- Nach der erfolgreichen Induktionsphase und bei stabilen Dosierungen, kann ein zweitägliches bzw. dreiwöchentliches Dosierungsintervall gewählt werden.

- **Nebenwirkung**
- Schlaflosigkeit, Kopfschmerzen, Obstipation, Übelkeit, Hyperhydrosis, Pharyngitis, Rhinitis, Angstgefühl, Depression, Schwindel, Migräne.

- **Kontraindikation**
- Schwere Leberfunktionsstörung, akuter Alkoholismus oder Delirium tremens.
- Gleichzeitige Gabe von Opioidantagonisten (Naltrexon, Nalmefen) zur Behandlung von Alkohol- oder Opioid-abhängigkeit

- **Sonstiges**
- Geringeres Missbrauchsrisiko im Vergleich zu Buprenorphin (i.v.-Anwendung durch den Naloxonzusatz nicht möglich).
- Reduzierung des Cravings wird vermutet.

2.3.5 Morphinsulfat (z. B. Substitol)

- **Darreichungsform**
- Retardkapseln à 30, 60, 100 und 200 mg.

- **Allgemeines**
- BtMVV-pflichtig!

- **Indikation**
- Substitutionsbehandlung (Heroin).

- **Dosierung**
- Bei Patienten ohne Substitutionsvorbehandlung 100–200 mg/Tag, ggf. eine weitere Dosis in Höhe von bis zu 200 mg bei Auftreten von Entzugssymptome.

— Bei Patienten mit Methadonvorbehandlung Umstellung
  mit einem Dosisverhältnis von 1:6 bis 1:8 (Dosisverhältnis
  1:8 nicht überschreiten!).

- **Nebenwirkung**
— Euphorie, Dysphorie, Miosis, Obstipation, Appetitlosig-
  keit, Kopfschmerzen, Schwindel, Erbrechen, Schwitzen,
  Urtikaria, Pruritus.

- **Kontraindikation**
— Ileus, Niereninsuffizienz.

2.4   Opioidantagonisten

2.4.1   Methylnaltrexon (z. B. Relistor)

- **Darreichungsform**
— Ampulle à 0,6 ml = 12 mg.

- **Indikation**
— Opioidinduzierte, chronische Obstipation bei erwachsenen
  Patienten.

- **Dosierung**
— 8 mg (0,4 ml) s.c. bei Patienten mit einem Körpergewicht von
  38–61 kg bzw. 12 mg (0,6 ml) s.c. bei Patienten mit einem
  Körpergewicht von 62–114 kg jeden 2. Tag oder je nach klinischer Notwendigkeit auch in längeren Intervallen. Bei Körpergewicht <38 bzw. >114 kg 0,15 mg/kgKG s.c., Mindestabstand von 2 Einzeldosierungen beträgt 24 Stunden.
— Bei **chronischen Schmerzpatienten** 12 mg (0,6 ml) s.c.
  4-mal wöchentlich bis zu 1-mal täglich je nach Bedarf.
  Mit Beginn der Methylnaltrexon-Gabe Laxanzientherapie
  absetzen.

- Bei **Palliativpatienten** 12 mg (0,6 ml) s.c. bei einem Körpergewicht von 62–114 kg, 0,8 mg (0,4 ml) s.c. bei einem Körpergewicht von 38–61 kg und 0,15 mg/kg s.c. bei einem Körpergewicht <36 kg jeden 2. Tag. Bei Nichtansprechen auf 1. Dosis evtl. 2. Dosis nach 24 Stunden! Laxanzientherapie muss weitergeführt werden.

- **Nebenwirkung**
- Abdominelle Schmerzen, Übelkeit, Durchfall, Flatulenz, Schwindel. Ggf. Symptome eines Opioidentzugs wie Tremor, Rhinorrhö, Piloerektion, Hitzewallungen, Palpitationen, Hyperhydrose, Erbrechen, Bauchschmerzen.

- **Kontraindikation**
- Mechanischer Ileus, schwere Leberfunktionsstörung, dialysepflichtige terminale Niereninsuffizienz.

2.4.2 Nalmefen (z. B. Selincro)

- **Darreichungsform**
- Tablette à 18 mg.

- **Indikation**
- Behandlung der Alkoholabhängigkeit bei Patienten mit einem hohen Alkoholkonsum (>60 g/Tag bei Männern bzw. >40 g/Tag bei Frauen, entspricht 1,5 bzw. 1 Liter Bier/Tag) ohne Entzugssymptome.

- **Dosierung**
- 18 mg p.o. täglich 1–2 Stunden bevor sich der Patient gefährdet fühlt. Regelmäßige (monatliche) Kontrolle des Therapieansprechens. Maximale Therapiedauer i.d.R. 6 Monate.

- **Nebenwirkung**
- Übelkeit, Schwindel, Schlaflosigkeit, Kopfschmerzen, Erbrechen, Mundtrockenheit.

- **Kontraindikation**
- Opioidabhängigkeit, schwere Leber- und Niereninsuffizienz.

- **Sonstiges**
- Therapiebeginn nur, wenn abstinenzorientierte Therapie zeitnah nicht zur Verfügung steht.
- Begleitende psychosoziale Unterstützung zum Erreichen der Therapieadhärenz und Reduzierung des Alkoholkonsums erforderlich.

2.4.3 Naloxegol (z. B. Moventig)

- **Darreichungsform**
- Tabletten à 12,5 und 25 mg.

- **Indikation**
- Opioidinduzierte Obstipation bei Patienten, die auf Laxanzientherapie nicht ausreichend reagieren.

- **Dosierung**
- 1-mal täglich 25 mg p.o.
- Dosisreduktion bei Niereninsuffizienz.

- **Nebenwirkung**
- Abdominelle Schmerzen, Diarrhö, Übelkeit, Erbrechen, Flatulenz, Nasopharyngitis, Opioidentzugssyndrom.

- **Kontraindikation**
- Bekannter oder vermuteter Verschluss des Gastrointestinaltrakts, Malignome des Gastrointestinaltrakts oder Peritoneums, fortgeschrittenes Ovarialkarzinom.

2.4.4 **Naloxon**

- **Darreichungsform**
- Ampullen à 0,4 mg.

- **Allgemeines**
- BtMVV-pflichtig!

- **Indikation**
- Antagonisierung einer Opioidüberdosierung/-intoxikation.

- **Dosierung**
- 0,1–0,2 mg (1,5–3 µg/kgKG) i.v./i.m., weitere Einzelgaben von 0,1 mg in Abständen von 2 min bis die Atemfunktion und Vigilanz wieder normalisiert werden. Ggf. Wiederholung nach 1–2 Stunden.

- **Nebenwirkung**
- Übelkeit, Schwindel, Tachykardie, Hypertonie, Hypotonie, Erbrechen, ggf. Auftreten akuter Schmerzen.

- **Kontraindikation**
- Keine absoluten Kontraindikationen bei vitaler Bedrohung. Ventrikuläre Tachykardien, Kammerflimmern und Lungenödem insbesondere bei Patienten mit kardiovaskulären Erkrankungen und gleichzeitige Einnahme von Kokain, Methamphetamin, tri- und tetrazyklische Antidepressiva, Kalziumantagonisten, Betablocker und Digoxin.

- **Sonstiges**
- Auch eine intranasale Gabe von Naloxon ist möglich.
- Autoinjektoren (à 2 mg; in Dtl. noch nicht erhältlich) zur subkutanen Behandlung von Opioidintoxikation.

2.4.5   **Naltrexon (z. B. Nalorex)**

- **Darreichungsform**
- Tabletten à 50 mg.

- **Indikation**
- Opioidentwöhnung, Unterstützung der Abstinenz bei alkoholabhängigen Patienten.

- **Dosierung**
- Initial 25 mg p.o., danach 50 mg p.o. pro Tag.

- **Nebenwirkung**
- Schlafstörungen, Angstzustände, Kopf- und Bauchschmerzen, Übelkeit, Erbrechen, Gelenk- und Muskelschmerzen.

- **Kontraindikation**
- Schwere Leber- und Nierenfunktionsstörungen, akute Hepatitis.

- **Sonstiges**
- Der Einsatz von Naltrexon setzt ausreichende Erfahrungen in Behandlung von opioid- und alkoholabhängigen Patienten voraus!
- Die Gabe von Naltrexon bei Patienten, bei denen ein aktueller oder bis zu 10 Tagen zurückliegender Gebrauch von Opioiden vermutet wird, ist nicht indiziert. Bei Unsicherheit diesbezüglich muss ein Naloxon-Provokationstest durchgeführt werden.

2.5 Koanalgetika

2.5.1 Antidepressiva

- **Allgemeines**
- Antidepressiva sind ein wichtiger Bestandteil der medikamentösen Therapie chronischer Schmerzen, deren Bedeutung aber häufig unterschätzt wird und die daher zu selten verordnet werden.
- Bedeutende Gruppen antidepressiver Pharmaka sind: Trizyklische Antidepressiva (TCA, z. B. Amitriptylin, Nortriptylin, Doxepin, Imipramin, Trimipramin, Opipramol), selektive Serotoninwiederaufnahmehemmer (SSRI, z. B. Fluoxetin, Paroxetin, Citalopram, Sertralin), selektive Serotonin- und Noradrenalinwiederaufnahmehemmer (SNRI, z. B. Venlafaxin, Bupropion), noradrenergen und spezifisch serotonergen Antidepressiva (NaSSA, z. B. Mirtazapin).
- Häufigste schmerztherapeutische Indikationen sind: Rückenschmerzen (TCAs), Kopfschmerzen (TCAs), zentrale neuropathische Schmerzen (TCAs), Fibromyalgie (TCAs und SSRIs), Schlafstörung (TCAs) und Angststörung (SSRIs).
- Abgesehen von der positiven Effekte einer Stimmungsaufhellung und Beseitigung einer Schlafstörung, entfalten einige Antidepressiva durch die Stimulation deszendierende inhibitorische Bahnen auch eine analgetische Wirkung.
- Vor Einsatz der Antidepressiva muss der Patient darüber aufgeklärt werden, dass diese zur Behandlung von Schmerzen und nicht einer Depression eingesetzt werden, und die volle Wirksamkeit sich über einige Wochen entfalten wird. Dies erhöht die Therapieakzeptanz und Compliance erheblich.
- Zur Schmerztherapie werden vordergründig die trizyklische Antidepressiva, darunter am häufigsten Amitriptylin, Nortriptylin und Doxepin eingesetzt. TCAs können sowohl zur präemptiven Analgesie (z. B. bei Amputationen), bei

neuropathischen Schmerzen, als auch zur Potenzierung der Opioidwirkung beitragen.

- Die NNT (number needed to treat) der TCA's variiert zwischen 1,7 (beim zentralen neuropathischen Schmerzen) und 2,4 (bei diabetischer Neuropathie).
- Unter der TCAs haben Amitriptylin, Doxepin und Trimipramin stärkere sedierende Eigenschaften.
- SSRI werden deutlich besser toleriert als die trizyklischen Antidepressiva, besitzen aber keine analgetische Wirkung. Allerdings kann ein schmerztherapeutisches Benefit durch Verbesserung der Schlaf und Stimmung erzielt werden. SSNRI (z. B. Duloxetin und Venlafaxin) haben einen nachgewiesenen analgetischen Effekt.
- Risiko von Überdosierungen, ggf. auch mit letalem Ausgang und Auslösung einer manischen Episode, muss vor Therapiebeginn evaluiert werden.
- Antidepressiva besitzen kein Abhängigkeitspotenzial. Dennoch kommt es beim abrupten Absetzen der SSRIs zum sog. SSRI-Discontinuation-Syndrom, welches sich in der Regel nach 24 Stunden mit Kreislaufbeschwerden, Zittern, Zuckungen und Tics, Schlafstörungen, Stimmungsschwankungen und Unruhe manifestieren kann.
- Ein erhöhtes Suizidrisiko unter antidepressiver Medikation, v. a. bei der niedrigdosierten Gabe im Rahmen der Schmerztherapie, ist nicht zu befürchten.
- TCAs werden durch hauptsächlich CYP2D6 metabolisiert. Patienten werden in Langsam-, Intermediär-, Normal- und Ultraschnell-Metabolisierer eingeteilt. Die Langsam-Metabolisierer (ca. 7 % der kaukasischen Bevölkerung) klagen bei geringen Dosierungen über Nebenwirkungen, die zum Therapieabbruch führen können, wohingegen sich bei Ultraschnell-Metabolisierer erst bei höheren Dosierungen einen therapeutischen Effekt einstellt.

Amitriptylin (z. B. Saroten)

- **Darreichungsform**
- Tabletten à 10, 25, 50, 75 und 100 mg,
- Lösung zum Einnehmen à 1 ml = 20 Tropfen = 40 mg.

- **Indikation**
- Depression, Schlafstörung, Behandlung neuropathischer Schmerzen, z. B. bei postherpetischer Neuralgie und diabetischer Neuropathie, Fibromyalgiesyndrom (FMS), Migräneprophylaxe, Koanalgetikum bei Therapie chronischer Schmerzen.

- **Dosierung**
- 12,5–75 mg p.o. zur Nacht, einschleichend dosieren.
- Eine niedrigdosierte Therapie als Tropfen, beginnend mit 6 mg (3 Tropfen) zur Schlafinduktion wird insbesondere von älteren Patienten häufig gut toleriert. Im Verlauf kann diese Dosierung schrittweise auf 10, 16 bzw. 25 mg erhöht werden.
- Bei FMS zeitlich befristet mit 10–50 mg/d p.o.

- **Nebenwirkung**
- Müdigkeit, Benommenheit, Mundtrockenheit, Verwirrtheit, Gewichtszunahme, Schwindel.

- **Kontraindikation**
- Prostatahypertrophie mit Restharnbildung, unbehandeltes Engwinkelglaukom, Hypokaliämie, Bradykardie.

- **Sonstiges**
- Nichtselektive Monoaminwiederaufnahmehemmer (trizyklische Antidepressiva).
- Das am häufigsten zur Therapie von chronischen Schmerzen eingesetztes Antidepressivum.
- CYP2C19- und CYP2D6-Substrat, möglicherweise auch NMDA-antagonistische Wirkung!

- Sedierende Wirkung setzt sofort ein, stimmungsaufhellende Wirkung nach 1–3 Wochen.
- Vorsichtige Dosierung bei älteren Patienten, zur Schlafregulierung wird Mirtazapin bevorzugt.
- QT-Zeit-Verlängerung. Regelmäßige Blutdruck-, EKG- und Blutbildkontrollen empfohlen.
- Geringe Suizidgefahr
- Absetzreaktionen (Unruhe, Schweißausbrüche, Übelkeit, Erbrechen und Schlafstörung).

Citalopram (z. B. Cipramil)

- **Darreichungsform**
- Tabletten à 10, 20, 30 und 40 mg.

- **Indikation**
- Somatoforme Schmerzstörung, diabetische Polyneuropathie, Fibromyalgiesyndrom.

- **Dosierung**
- 20–40 mg/d p.o., Beginn mit 20 mg/d, Steigerung auf 40 mg/d p.o. nach einer Woche.
- Bei älteren Patienten (>60 Jahre), Leberinsuffizienz und CYP2C19-poor-metabolizer möglichst auf 20 mg/d begrenzen.
- Dosisbereich bei höhergradiger Niereninsuffizienz und Dialyse sind nicht definiert.

- **Nebenwirkung**
- Verminderter Appetit, Gewichtsabnahme, Agitiertheit, Nervosität, Konzentrationsstörung, Schläfrigkeit, Kopfschmerzen, Sehstörungen, Tinnitus, Bradykardie, Herzrhythmusstörungen, Hypotonie.

- **Kontraindikation**
- Gleichzeitige Einnahme von MAO-Hemmern.

- **Sonstiges**
- Selektive Serotoninwiederaufnahmehemmer.
- Geringere Nebenwirkungsrate als TCA's.
- Schmerztherapeutische Bedeutung wird unterschiedlich bewertet.
- QT-Zeit-Verlängerung.

Doxepin (z. B. Aponal)

- **Darreichungsform**
- Tabletten à 5, 10, 25, 50, 75 und 100 mg,
- Lösung zum Einnehmen (Tropfen) à 1 ml = 20 Tropfen = 10 mg bzw. 1 ml = 20 Tropfen = 40 mg.

- **Indikation**
- Antidepressivum, häufige Verwendung in der Suchttherapie bei opioidabhängigen Patienten und zur Entzugsbehandlung, Hypnotikum, Koanalgetikum bei der Therapie chronischer Schmerzen.

- **Dosierung**
- Initial 25–50 mg/d p.o., langsam auftitrieren (wöchentlich um 25 mg) auf maximal 150 mg/d p.o. (unter stationäre Bedingungen höhere Dosierungen möglich).
- Bei Entzugsbehandlung 150 mg/d verteilt auf 3 Einzelgaben in den ersten 3 Tagen, danach Dosisreduktion und Beendigung der Therapie.

- **Nebenwirkung**
- Miktionsstörungen, Libidoverlust, Müdigkeit, Schwindel, extrapyramidale Störungen.

- **Kontraindikation**
- Prostatahyperplasie mit Restharnbildung.

- **Sonstiges**
- Nichtselektive Monoaminwiederaufnahmehemmer.

Duloxetin (z. B. Cymbalta)

- **Darreichungsform**
- Tabletten à 30 und 60 mg.

- **Indikation**
- Major-Depression, Angststörung, diabetische Polyneuropathie, Postzosterneuralgie und Fibromyalgiesyndrom.
- Zusätzlich bei chronische, muskuloskelettale Rückenschmerzen und chronische Knieschmerzen (Osteoarthritis) einsetzbar (off label).

- **Dosierung**
- Initial 30 mg p.o. morgens, Steigerung auf 60 mg/d, max. 120 mg/d (2×60 mg).

- **Nebenwirkung**
- Mundtrockenheit, Sedierung, Obstipation, Harnverhalt, Tachykardie, Appetitlosigkeit, Libidoverlust.

- **Kontraindikation**
- Schwere Leber- und Nierenfunktionsstörung (Kreatininclearance <30 ml/min).

- **Sonstiges**
- Einziger SNRI, der zur Behandlung von diabetischen Polyneuropathien zugelassen ist. Beste Datenlage zur analgetischen Wirksamkeit unter der SSNRI.
- Bei Rauchern ist die Plasmakonzentration von Duloxetin um bis zu 50 % reduziert.
- Zeitlich begrenzter Einsatz bei Patienten mit FMS mit komorbider Major Depression und/oder generalisierter Angststörung (60 mg/Tag p.o.)

Escitalopram (z. B. Cipralex)

- **Darreichungsform**
- Tabletten à 5, 10, 15 und 20 mg,
- Tropfen à 1 ml = 20 Tropfen = 10 mg und 1 ml = 20 Tropfen = 20 mg.

- **Indikation**
- Behandlung von Episoden einer Major-Depression, Panikstörung mit oder ohne Agoraphobie, sozialer Phobie, generalisierter Angststörung, Zwangsstörung.

- **Dosierung**
- Initial 5–10 mg/d p.o., Dosissteigerung bis maximal 20 mg/d p.o.

- **Nebenwirkung**
- Ängstlichkeit, Unruhe, Schlafstörung, Schwindel, Tremor, Diarrhö, Schwitzen, Gewichtszunahme, Myalgien, Arthralgien.

- **Kontraindikation**
- Kombination mit MAO-Hemmern.

- **Sonstiges**
- Selektiver Serotoninwiederaufnahmehemmer.
- Beeinflussung der Blutzuckereinstellung wie bei allen SSRI.
- Verlängerung des QT-Intervalls, ventrikuläre Arrhythmien.
- Vorsicht bei Absetzreaktionen.

Nortriptylin (z. B. Nortrilen)

- **Darreichungsform**
- Tabletten à 10 und 25 mg

- **Indikation**
- Depression, Schlafstörung, Behandlung neuropathischer Schmerzen, Koanalgetikum bei Therapie chronischer Schmerzen.

- **Dosierung**
- 20–60(–150) mg verteilt auf 2–3 Einzeldosierungen.

- **Nebenwirkung**
- Im Vergleich zu Amitriptylin weniger anticholinerge und sedierende Nebenwirkungen. EKG-, Blutbild- und Transaminasekontrolle empfohlen.

- **Kontraindikation**
- Prostatahypertrophie mit Restharnbildung, gleichzeitige Behandlung mit MAO-Hemmern.

- **Sonstiges**
- Nichtselektiver Monoaminwiederaufnahmehemmer (trizyklisches Antidepressivum)
- Dosisreduktion bei älteren Patienten.
- Einsatz in Schmerztherapie off label.

Paroxetin
- **Darreichungsform**
- Tabletten à 10, 20, 30 und 40 mg,
- Tropfen à 1 Tropfen = 1 mg.

- **Indikation**
- Depression, Zwangsstörung, Panikstörung mit oder ohne Agoraphobie, soziale Phobie, posttraumatische Belastungsstörung.

- **Dosierung**
- Initial 10–20 mg p.o. je nach Indikation, Dosissteigerung in 10-mg-Schritten,
- Maximaldosierung 50 mg/d (40–60 mg je nach Indikation).

- **Nebenwirkung**
- Schlafstörung, Agitiertheit, Verwirrtheitszustände, Halluzination, Schwindel, Verschwommensehen, Sinustachy-

kardie, Obstipation/Diarrhö, Schwitzen, verminderter Appetit.

- **Kontraindikation**
- Gleichzeitige Therapie mit MAO-Hemmern.

- **Sonstiges**
- Selektiver Serotoninwiederaufnahmehemmer.
- Engmaschige Überwachung bei Patienten mit hohem Suizidrisiko, v. a. zum Therapiebeginn!
- Gefahr eines Serotonin-Syndroms v. a. bei gleichzeitiger Anwendung anderer serotonerger Substanzen.
- Wie bei allen anderen SSRI ggf. Dosisanpassung von Insulin und/oder oralen Antidiabetika erforderlich.
- Vorsicht bei Absetzreaktionen.

Sertralin (z. B. Zoloft)
- **Darreichungsform**
- Tabletten à 50, 100 mg,
- Tropfen à 1 ml = 20 mg.

- **Indikation**
- Depression (Episode einer Major-Depression), Panik-störung, Zwangsstörung, soziale Phobie, posttraumatische Belastungsstörung.

- **Dosierung**
- Initial 25–50 mg/Tag p.o., je nach Indikation, maximale Tagesdosierung 200 mg.

- **Nebenwirkung**
- Schlaflosigkeit, Übelkeit, Diarrhö, Appetitminderung.

- **Kontraindikation**
- Gleichzeitige Therapie mit MAO-Hemmern, relative Kontraindikation bei Epileptiker.

- **Sonstiges**
- ▬ Selektiver Serotoninwiederaufnahmehemmer.
- ▬ Vorsicht bei Absetzreaktionen.
- ▬ Gefahr eines Serotonin-Syndroms v. a. bei gleichzeitiger Anwendung anderer serotonerger Substanzen.

Trimipramin (z. B. Stangyl)

- **Darreichungsform**
- ▬ Tabletten à 25, 50, 75 und 100 mg,
- ▬ Tropfen à 1 ml = 40 Tropfen = 40 mg.

- **Indikation**
- ▬ Therapie von depressiven Erkrankungen mit Leitsymptomen Schlafstörung, Angst und innere Unruhe,
- ▬ Therapie chronischer Schmerzen (off label).

- **Dosierung**
- ▬ Initial 25 mg/d, schrittweise Dosissteigerung.

- **Nebenwirkung**
- ▬ Mundtrockenheit, Obstipation, Harnverhalt, Herzrhythmusstörung, Akkomodationsstörungen.

- **Kontraindikation**
- ▬ Gleichzeitige Einnahme von MAO-Hemmern, kürzlich aufgetretener Myokardinfarkt.

- **Sonstiges**
- ▬ Selektiver Monoaminwiederaufnahmehemmer.
- ▬ Unter der Therapie mit Trimipramin sollten, wie bei anderen trizyklischen Antidepressiva, regelmäßig Blutbildkontrollen und Leberenzymbestimmungen, bei Langzeitbehandlung auch kardiologische Kontrollen erfolgen.

Venlafaxin (z. B. Trevilor)

- **Darreichungsform**
- Tabletten à 37,5, 75, 150 und 225 mg.

- **Indikation**
- Angststörung, soziale Phobie, Panikstörung, diabetische Polyneuropathie, Migräneprophylaxe.

- **Dosierung**
- Initial 37,5 mg p.o., Steigerung im wöchentlichem Rhythmus auf 75–450 mg/d p.o.

- **Nebenwirkung**
- Mundtrockenheit, Übelkeit, Schwitzen, Palpitationen, Kopfschmerzen, Libidoabnahme, Schlaflosigkeit, Halluzinationen, Gewichtszunahme.

- **Kontraindikation**
- Epilepsie, Therapie mit MAO-Hemmern.

- **Sonstiges**
- Vorsicht bei Patienten mit Herzrhythmusstörungen, Gefahr tödlicher Arrhythmien!
- Erhöhtes Risiko von suizidalen Verhalten.
- Erhöhtes Risiko von Serotonin-Syndrom.
- Risiko für Hyponatriämien.
- Absetzreaktionen.

2.5.2 Antikonvulsiva

- **Hinweis**

Für alle Antikonvulsiva gilt, dass, v. a. in der Einstellungsphase, mit einer Beeinträchtigung der Fähigkeit zur aktiven Teilnahme am Straßenverkehr, bzw. Bedienen von Maschinen gerechnet werden muss.

Carbamazepin (z. B. Tegretal, Timonil)

- **Darreichungsform**
  - Tabletten à 200, 400 mg,
  - Retardtabletten à 150, 200, 300, 400 und 600 mg,
  - Suspension à 20 mg/ml.

- **Allgemeines**
  - Medikament der ersten Wahl bei Trigeminusneuralgie. Effektivität um 80 %.

- **Indikation**
  - Trigeminusneuralgie, Glossopharyngeusneuralgie, diabetische Polyneuropathie.

- **Dosierung**
  - Initial 2×100 mg/Tag, Dosissteigerung täglich oder jeden 2. Tag um 100 mg bis die gewünschte Wirkung erzielt oder Nebenwirkungen zu stark werden (dann Reduktion auf die letzte, gut vertragene Dosierung).
  - Bei älteren Patienten vorsichtig dosieren.

- **Nebenwirkung**
  - Schwindel, Schläfrigkeit, Ataxie, Sehstörung (Doppelbilder), Appetitlosigkeit, Übelkeit, Hyponatriämie, Leukopenie, Thrombozytopenie, selten auch aplastische Anämie.
  - Aktivierung einer latenten Psychose ist möglich.

- **Kontraindikation**
  - Knochenmarkdepression/-schädigung, AV-Block, Porphyrie, gleichzeitige Behandlung mit MAO-Hemmern.

- **Sonstiges**
  - Einnahme während oder nach dem Essen mit ausreichend Flüssigkeit.

- Vor Beginn einer Carbamazepin-Therapie muss das Blutbild, Elektrolyte, Nieren- und Leberparameter kontrolliert
  werden. In den ersten 2 Monaten ist die Kontrolle des
  (Differenzial)blutbildes wöchentlich, später alle 3 Monaten
  und ab dem 2. Jahr alle 6–12 Monate erforderlich. Bei
  Abfall der Leukozytenzahl <3.000/µl bzw. Neutrophilen
  <1.500/µl muss die Therapie beendet werden.
- NNT bei Trigeminusneuralgie <2.

Gabapentin (z. B. Neurontin)

- **Darreichungsform**
- Kapseln à 100, 300 und 600 mg,
- Saft à 50 mg/ml.

- **Allgemeines**
- Bestverträgliches Antikonvulsivum.

- **Indikation**
- Diabetische Polyneuropathie, Behandlung neuropathischer
  Schmerzen.

- **Dosierung**
- Initial 3-mal 100 mg p.o., Steigerung um 100–300 mg alle
  5–7 Tage auf eine Tagesdosis von 900–1.200 mg. Weitere
  Dosissteigerung bis zu 3.600 mg sind möglich aber selten
  notwendig.
- Alternativ mit 1×300 mg täglich beginnen und die Dosis
  jeden 2.-3. Tag um weitere 300 mg (bis zu 900 mg/Tag)
  zu erhöhen.
- Alternativ kann bei älteren Patienten auch mit 100 mg
  täglich begonnen und die Dosierung täglich um 100 mg
  erhöht werden.
- Bei Patienten mit Niereninsuffizienz wird die Dosierung abhängig von der Kreatininclearance festgelegt
  (◘ Tab. 2.2).

◼ **Tab. 2.2**   Dosierung von Gabapentin bei Patients mit Nieren-insuffizienz

Kreatininclearance (ml/min)	Tagesdosierung (verteilt auf 3 Einzel-dosierungen)	Alternative
80	900–3600 mg	
50–79	600–1800 mg	300 mg/12 Stunden
30–49	300–900 mg	300 mg/24 Stunden
15–29	150–600 mg	300 mg/48 Stunden
7,5–15	150–300 mg	200 mg/48 Stunden
<7,5	–	100 mg/48 Stunden

— Dialysepatienten ohne Restausscheidung: Aufsättigung 300 mg p.o., anschließend 200–300 mg p.o nach jeder Dialyse. Keine Behandlung an dialysefreien Tagen.

▪ **Nebenwirkung**
— Schwindel, Müdigkeit, Ataxie, periphere Ödeme, Virus-infektionen.

▪ **Kontraindikation**
— Akute Pankreatitis, Kinder <12 Jahre.

▪ **Sonstiges**
— Bevorzugt bei Diabetes mellitus. Dosisreduktion bei Niereninsuffizienz.
— NNT 3,8.

Lamotrigin (z. B. Lamictal)
▪ **Darreichungsform**
— Tabletten à 5, 25, 50, 100, 200 mg.

- **Indikation**
- Neuropathische Schmerzen wie z. B. Trigeminusneuralgie (v. a. als Kombinationspartner zusammen mit Carbamazepin, Oxcarbazepin),
- in einzelnen Studien: Migräne mit Aura; Epilepsie, bipolar-affektive Störung mit führender depressiver Symptomatik.

- **Dosierung**
- 150–400 mg/Tag, Beginn mit 25 mg/Tag über 2 Wochen, Steigerung auf 50 mg/Tag über weitere 2 Wochen und 100 bzw. anschließend 200 mg über eine Woche bei Bedarf.

- **Nebenwirkung**
- Hautausschlag, Stevens-Johnson-Syndrom.

- **Kontraindikation**
- Akuttherapie manischer oder depressiver Episoden.

- **Sonstiges**
- Keine ausreichende Evidenz für Effektivität der Therapie neuropathischer Schmerzen (Cochrane Review).
- Einsatz off label und nur dann gerechtfertigt, wenn bessere Alternativen nicht ausreichend wirksam sind.

Levetiracetam (z. B. Keppra)

- **Darreichungsform**
- Tabletten à 250, 500, 750 und 1.000 mg,
- Lösung à 1 ml = 100 mg.

- **Indikation**
- Trigeminusneuralgie (2. Wahl).

- **Dosierung**
- Tagesdosierungen von 3–4 g verteilt auf 2 Einzelgaben.

- **Nebenwirkung**
- Nasopharingitis, Thrombozytopenie, Anorexie, Gewichtsverlust, Hyponatriämie, Agitation, Amnesie, Ataxie, Diplopie, Schwindel, Abdominalschmerzen, Exanthem, Myalgie.

- **Kontraindikation**
- Schwangerschaft und Stillzeit (relativ, keine ausreichende
  Erfahrung).

- **Sonstiges**
- Keine wesentlichen Interaktionen.
- Dosisanpassung bei Niereninsuffizienz.

Oxcarbazepin (z. B. Trileptal)
- **Darreichungsform**
- Tabletten à 150, 300 und 600 mg,
- Suspension à 1 ml = 60 mg.

- **Indikation**
- Medikament der 1. Wahl bei Trigeminusneuralgie.

- **Dosierung**
- Initial 300 mg/d, Dosissteigerung in 3-Tages-Rhythmus
  auf 900–1.800 mg/d.

- **Nebenwirkung**
- Knochenmarkdepression mit Agranulozytose, Thrombo-
  zytopenie, Hyponatriämie, Unruhe, Verwirrtheitszustände,
  Sehstörungen, Übelkeit, Erbrechen, Diarrhö, Obstipation,
  Schläfrigkeit, Hautausschlag.

- **Kontraindikation**
- Stillzeit.

- **Sonstiges**
- Einnahme unabhängig von Mahlzeiten.
- Im Vergleich zu Carbamazepin weniger kognitive Störungen.
- Keine Autoinduktion, dadurch weniger Wechselwirkungen.

Pregabalin (z. B. Lyrica)

- **Darreichungsform**
- Kapseln à 25, 50, 75, 100, 150, 200, 225, 300 mg,
- Saft à 20 mg/ml.

- **Indikation**
- Periphere und zentrale neuropathische Schmerzen, generalisierte Angststörung.

- **Dosierung**
- 150–600 mg verteilt auf 2–3 ED.
- Initial 2-mal 75 mg/Tag p.o., Steigerung auf 300 mg/Tag innerhalb einer Woche, maximal 600 mg/Tag in 2–3 ED.
- Dosisreduktion bei Niereninsuffizienz: ❏ Tab. 2.3.

- **Hinweis**
- Es besteht ein, nicht zu unterschätzendes Abhängigkeitspotenzial bei der Langzeitanwendung von Pregabalin. Daher ist eine psychologische Evaluation der Patienten vor Beginn einer absehbar längeren Therapie bzw. bei Patienten mit chronischen Schmerzen notwendig.
- Die empfohlene Initialdosierung von 150 mg/d führt bei einem Großteil der Patienten zu starken Nebenwirkungen und Abbruch der Therapie. Daher hat sich, insbesondere bei älteren Patienten, einen Therapiebeginn mit 1- bis 2-mal 25 mg und Steigerung der Tagesdosierung innerhalb von 1–2 Wochen auf 150–300 mg bewährt. Eine Dosierung >300 mg/Tag ist häufig weder notwendig noch sinnvoll.

■ **Tab. 2.3** Pregabalindosierung bei Niereninsuffizienz

Kreatinin-Clearance [ml/min]	Gesamttagesdosis		Dosisaufteilung
	Anfangsdosis [mg/Tag]	Höchstdosis [mg/Tag]	
≥60	150	600	2- oder 3-mal täglich
≥30 bis <60	75	300	2- oder 3-mal täglich
≥15 bis <30	25–50	150	Als Einzeldosis oder 2-mal täglich
<15	25	75	Als Einzeldosis
Zusatzdosis nach Hämodialyse	25	100	Als Einzeldosis[a]

[a] Die Zusatzdosis ist eine einzelne, ergänzende Dosis zur Basisdosierung

- **Nebenwirkung**
- Somnolenz, Schwindel, Ataxie, Verschwommensehen, periphere Ödeme, Nasopharyngitis, Angioödem.

- **Kontraindikation**
- Schwangerschaft, Stillzeit, Kinder und Jugendliche <18 Jahre, hereditäre Galaktoseintoleranz, Laktasemangel/-intoleranz oder Glukose-Galaktose-Malabsorption (je nach Präparat).

- **Sonstiges**
- Einnahme unabhängig von Mahlzeiten.
- Dosissteigerung rascher möglich als bei Gabapentin und Carbamazepin!

- Beim Auftreten von Überempfindlichkeitsreaktionen (z. B. Angioödem) sofort absetzen.
- Verstärkung der obstipierenden Wirkung der Opioide.
- Suizidales Verhalten möglich, Vorsicht bei gefährdeten Patientenkollektiv!

2.5.3 **Cannabinoide**

- **Allgemeines**
- Die bisherige Evidenz über eine schmerztherapeutische Relevanz von Cannabis (THC) reicht nicht aus, um diese Substanz als Teil der etablierten Therapiemethoden bei chronischen Schmerzen zu betrachten.
- Für die Behandlung mit Cannabisblüten, die eine unbekannte Wirkstoffmenge enthalten und hauptsächlich psychomimetische Effekte erzeugen, gibt es keine medizinische Indikation.
- Die schmerztherapeutisch relevanten Wirkstoffe der Hanfpflanze (Cannabis sativa) sind THC (Tetrahydrocannabinol) und CBD (Cannabidiol)
- Die analgetische Wirksamkeit der Cannabinoide basiert u. a. auf Interaktion mit den Rezeptoren des Endocannabinoidsystems (CB1 und CB2), den Opioidrezeptoren sowie der Potenzierung der Wirkung starker Opioide. Eine Kombinationstherapie mit Opioiden kann daher durchaus sinnvoll sein.
- Cannabidiol (CBD) ist als Schmerztherapeutikum vielversprechend und zeigt keine psychomimetischen Nebenwirkungen.
- Das Risiko der Entwicklung psychotischer Symptome und Schizophrenie bei Langzeitanwendung von Cannabis ist dosisabhängig und kann bis zu 2- bis 3-mal häufiger sein als bei den Nichtanwendern.
- Cannabinoide haben eine appetitsteigernde Wirkung.

Nabilon (z. B. Canemes)

- ▪ **Darreichungsform**
- ▬ Kapseln à 1 mg.

- ▪ **Allgemeines**
- ▬ BtMVV-pflichtig!
- ▬ Vollsynthetisches THC, 10-mal potenter als THC.

- ▪ **Indikation**
- ▬ Die einzige zugelassene Indikation ist die chemotherapie-induzierte Übelkeit und Erbrechen (als 2nd line Therapie).
- ▬ Für die Indikation Spastizität bei multiple Sklerose bzw. Appetitsteigerung bei Tumorkachexie, HIV/AIDS werden z. B. Sativex bzw. Dronabinol bevorzugt.
- ▬ Weitere, nicht evidenzbasierte Indikationen sind: zentrale neuropathische Schmerzen, z. B. nach Apoplex (CPSP, Central post-stroke pain) und Querschnittsymptomatik sowie Fibromyalgiesyndrom.

- ▪ **Dosierung**
- ▬ 1- bis 2-mg 2-mal täglich p.o., Maximaldosierung 6 mg p.o./Tag verteilt auf 3 ED.

- ▪ **Nebenwirkung**
- ▬ Schwindel, Müdigkeit, Somnolenz, Euphorie, Konfusion, Halluzination, Konzentrationsstörungen, Schlafstörungen, Vertigo, Übelkeit, Erbrechen, Mundtrockenheit, Ataxie, Gleichgewichtsstörung

- ▪ **Kontraindikation**
- ▬ Schwere Leberfunktionsstörung, psychische Begleiterkrankungen, Patienten mit Suchterkrankungen, inklusive Medikamenten und Alkoholmissbrauch/-abhängigkeit.
- ▬ Für Kinder und Jugendliche <18 Jahren nicht zugelassen.

- **Sonstiges**
- Vollsynthetisches Derivat des Δ^9-Tetrahydrocannabinols

Tetrahydrocannabinol (z. B. Dronabinol)

- **Darreichungsform**
- Tropfen à 2,5 % 10 ml = 250 mg,
- Kapseln à 2,5, 5 und 10 mg.

- **Allgemeines**
- BtMVV-pflichtig!

- **Indikation**
- Chemotherapieinduzierte Übelkeit und Erbrechen, Appetitsteigerung bei Kachexie (HIV/AIDS), Spastizität, Therapie chronische (neuropathische) Schmerzen (off label).

- **Dosierung**
- Appetitsteigerung: 3–5(–8) Tropfen p.o. jeweils ca. 60 min vor dem Essen.
- Spastik: 1,7–2,5 mg 1- bis 2-mal/Tag, Wirkdosis 5–20 (–30) mg/Tag; Kinder 0,1–0,2(–0,4) mg/kgKG/Tag p.o. in 2–3 ED.
- Chronische Schmerzen (nicht evidenzbasiert!): 3×1 bis 3×10 Tropfen p.o., mittlere Dosis 5–20 mg/Tag p.o.
- Chemotherapieinduzierte Emesis/Nausea: 3-mal 3–8 Tropfen (ca. 6,3–16,8 mg) p.o., maximal 30 mg/Tag.

- **Nebenwirkung**
- Mundtrockenheit, Schwindel, Müdigkeit, Benommenheit, Euphorie/Dysphorie, Tachykardie, Hypotonie, Apnoe.

- **Kontraindikation**
- Kardiale Ischämien, Psychosen, Schwangerschaft.

- **Sonstiges**
- Schmales therapeutisches Fenster.

THC + CBD (z. B. Sativex)

- **Darreichungsform**
- Mundspray à 1 Sprühstoß =100 µl = 2,7 mg Tetrahydro-cannabinol (THC) + 2,5 mg Cannabidiol (CBD) und 50 Vol.% Alkohol.

- **Allgemeines**
- BtMVV-pflichtig!
- Oromukosales Spray als Kombination aus THC und CBD (einem antieuphorisierenden Rezeptorblocker).

- **Indikation**
- Schwere Spastik bei multipler Sklerose.

- **Dosierung**
- Um eine individuell wirksame und möglichst nebenwirkungsarme Dosis zu erreichen wird empfohlen bei Therapiebeginn die Dosis einzutitrieren. Beginnend mit einer abendlichen Dosis von 1 Sprühstoß wird die Dosierung täglich um einen Sprühstoß am Tag bis zu maximal 12 Sprühstoße am Tag erhöht (▶ Fachinformation). Mittlere Dosis bei MS-Patienten 8 Sprühstöße/Tag.

- **Kontraindikation**
- Schizophrenie oder eine andere psychotische Krankheit, Persönlichkeitsstörung, erhebliche psychiatrische Störungen mit Ausnahme von Depression.

- **Sonstiges**
- Ausschließlich zur Anwendung in der Mundhöhle.

2.5.4 Kortikosteroide

- **Allgemeines**
- Langzeitanwendung in der Schmerztherapie nicht evidenz-basiert.
- Anwendung zur schmerztherapeutischen Behandlung von Knochenmetastasen, sowie bei Hirnmetastasen ist etabliert.
- Epidurale oder systemische Gabe von Kortikosteroiden sind bei folgender Indikation weitestgehend akzeptiert: zeitlich begrenzte systemische Gabe bei CRPS, neuropathischen Schmerzen, fortgeschrittene Tumorstadien mit Knochen-metastasierung und/oder Infiltration nervaler Strukturen bzw. epidurale Injektionen bei Spinalkanalstenose/Rückenmarkkompression, Failed-back-surgery, Radikulo-pathien/Monoradikuläre lumbale Wurzelreizung durch Bandscheibengewebe und postherpetische Neuralgien so-wie lokale Anwendung bei reaktiver Arthritiden oder knö-cherner Verengung (Engpass-Syndrom).
- Der Nutzen der intrathekalen Kortikosteroidinjektionen ist umstritten und die Anwendung erfolgt off label. In der Tumorschmerztherapie kann die intraspinale Gabe von Dexamethason bei der Behandlung therapierefraktärer, durch Wirbelsäulenmetastasen verursachter Schmerzen hilfreich sein. Der mögliche Vorteil einer intrathekalen Gabe bei lumbalen Radikulopathien muss der Gefahr einer Arachnoiditis gegenüber abgewogen werden (Datenlage kontrovers, Gefahr von Komplikationen hauptsächlich bei wiederholten Injektionen bzw. Langzeittherapie).
- Kortikosteroide haben eine appetitsteigernde Wirkung.
- Folgende Kortikosteroide sind zur **epiduralen Injektion** geeignet, wenngleich die Anwendung off label erfolgt:
    - Triamcinolon,
    - Dexamethason,
    - Methylprednisolon.

Dexamethason (z. B. Fortecortin)

- **Darreichungsform**
- Tabletten à 0,5, 2, 4 und 8 mg,
- Ampullen à 4, 8, 40 und 100 mg.

- **Indikation**
- Übelkeit im Rahmen von Chemotherapie, Appetitlosigkeit, Schmerztherapie bei Knochenmetastasen, Hirnödem.

- **Dosierung**
- Zur Behandlung chemotherapieinduzierter Übelkeit 4–8 mg p.o. einmal täglich, bei hochemetogenen Chemotherapien ggf. 4–8 mg 2- bis 3-mal täglich über 1–3(–6) Tage.
- Zur Palliativtherapie maligner Tumoren initial 8–16 mg/Tag, bei längerer Therapiedauer 4–12 mg/Tag p.o.

- **Nebenwirkung**
- Maskierung, Manifestation, Exazerbation oder Reaktivierung von Virus-, Pilz oder bakterielle Infektionen, Ödembildung, Depression, Gereiztheit, Euphorie, Magen-Darm-Ulzera, Schlafstörungen.
- Bei Langzeittherapie Gefahr von Cushing-Syndrom.

- **Kontraindikation**
- Akute oder chronische virale, bakterielle oder Pilzinfektionen.

- **Sonstiges**
- Strenge Indikationsstellung bei Osteoporose, Magen-Darm-Ulzera, schwerer Herzinsuffizienz,
- Weniger Ödembildung im Vergleich zu anderen Glukokortikoiden (geringerer mineralokortikoider Potenz).

Prednisolon (z. B. Solu-Decortin H)

- **Darreichungsform**
- Tabletten à 2, 5, 10, 20, 50 mg,
- Ampullen à 10, 25, 50, 100, 250, 500 und 1.000 mg.

- **Indikation**
- CRPS, Radikulopathien

- **Dosierung**
- Je nach Indikation.
- Bei CRPS initial 100 mg p.o. mit Dosisreduzierung um 25 mg in 4-tägigem Abstand (Prednisolon 1,5 mg/kgKG/Tag initial, über ca. 2,5 Wochen ausschleichen).
- Bei Radikulopathien kann eine 5-tägige Gabe von 50–100 mg Prednisolon/Tag p.o. versucht werden (Funktionsverbesserung).

- **Nebenwirkung**
- Myopathie.

- **Kontraindikation**
- Systemische Infektionen, Ulcus ventriculi et duodeni.

- **Sonstiges**
- Vorhandene Evidenz reicht für eine generelle Therapieempfehlung nicht aus.
- Effektivität der Therapie ist in der Frühphase der CRPS höher.
- Myopathien seltener als bei Dexamethason.

Triamcinolon (z. B. Volon A)

- **Darreichungsform**
- Ampullen à 10, 40 und 80 mg.

- **Allgemeines**
- Glukokortikoid in Form von Kristallsuspension mit Depotwirkung.

- **Indikation**
- Intraartikuläre Injektion bei Arthritis oder aktivierte Arthrosen, Tendinitis, Tendovaginitis, Bursitis, Epicondylitis.

- **Dosierung**
- Bei kleinen Gelenken 5–10 mg, mittelgroßen Gelenken 10–20 mg und großen Gelenken 20–30 mg einmalig intraartikulär,
- bei Epikondylitis/Tendinitis/Bursitis 10 mg intrafokal.

- **Nebenwirkung**
- Überempfindlichkeitsreaktionen, z. B. Exanthem.

- **Kontraindikation**
- Magen-Darm-Ulzera, schwere Osteoporose, psychiatrische Anamnese, akute Infektionen.

- **Sonstiges**
- Keine intravenöse Injektion!
- Therapie großer Gelenke mit Kristallsuspensionen, bei kleinen Gelenken bevorzugt mit wässrigen Lösungen oder mikrokristallinen Suspensionen (Gefahr der Gewebsreizung).
- Gefahr von Sehnenruptur bei Infiltration mit Kortikoiden.
- Epidurale Injektion off label! Zur Behandlung von Radikulopathien sollte auf kristalline Kortikosteroide (Triamcinolon) zugunsten der nichtkristallinen Präparate verzichtet und die interlaminäre Injektion dem transforaminalen Zugangsweg vorgezogen werden.

2.5.5 Medikamente zur Schlafregulation

Mirtazapin (z. B. Remergil)

- **Darreichungsform**
- (Schmelz)tabletten à 15, 30 und 45 mg.

- **Indikation**
- Depression (Episode einer Major-Depression), Schlafstörung.

- **Dosierung**
- 7,5–30(–45) mg p.o.

- **Nebenwirkung**
- Appetitsteigerung, Kopfschmerzen, Schläfrigkeit, Schwindel, periphere Ödeme.

- **Kontraindikation**
- Gleichzeitige Gabe mit MAO-Hemmern.

- **Sonstiges**
- Vorsicht bei Epilepsie, Prostatahyperplasie, Glaukom.
- Anwendung zur Erleichterung des Opioidentzugs durch Erhöhung des Dopaminausschüttung (reduziert das Craving).

Zolpidem

- **Darreichungsform**
- Tabletten à 5, 10 mg.

- **Dosierung**
- 5–10 mg p.o. zur Nacht.

- **Indikation**
- Schlafstörung bei Erwachsenen.

- **Dosierung**
- 10 mg p.o., bei älteren Patients 5 mg p.o.

- **Kontraindikation**
- Myasthenia gravis, Schlaf-Apnoe-Syndrom, schwere Leber-insuffizienz.

- **Nebenwirkung**
- Atemwegsinfektionen, Halluzinationen, Agitiertheit, Schläfrigkeit, Kopfschmerzen, Schwindel.

- **Sonstiges**
- Einnahme nicht mit oder unmittelbar nach dem Essen.
- Kurzzeittherapie über maximal 4 Wochen.
- Gefahr der psychischen und physischen Abhängigkeit.

Zopiclon (z. B. Ximovan)

- **Darreichungsform**
- Tabletten à 3,75 und 7,5 mg.

- **Indikation**
- Schlafstörung bei Erwachsenen.

- **Dosierung**
- 3,75–7,5 mg p.o. zur Nacht.

- **Nebenwirkung**
- Geschmackstörung, Mundtrockenheit, Albträume, Schwindel, Agitiertheit, Kopfschmerzen, Benommenheit am Folgetag.

- **Kontraindikation**
- Myasthenia gravis, schwere Leberinsuffizienz, Kinder und Jugendliche <18 Jahren, schweres Schlaf-Apnoe-Syndrom.

- **Sonstiges**
- Kurzzeittherapie über maximal 4 Wochen.
- Gefahr der psychischen und physischen Abhängigkeit.
- Potenzierung atemdepressiver Wirkung von Opioiden.
- Paradoxe Reaktionen mit Unruhe, Agitiertheit, Verwirrtheit, Aggressivität, Halluzinationen, Psychosen, insbesondere bei älteren Patienten.
- Längere Therapie ausschleichend beenden.

2.5.6 Appetitsteigernde Medikamente

Tetrahydrocannabinol (z. B. Dronabinol)

- **Darreichungsform**
- Ölige Tropfen à 2,5 % (10 ml = 250 mg Dronabinol).

- **Allgemeines**
- BTMVV-pflichtig!

- **Dosierung**
- 2- bis 3-mal 3 Tropfen p.o., entspricht ca. 4,2–6,3 mg/d.

- **Nebenwirkung**
- Schwäche, Palpitation, Herzrasen, Flush, Bauchschmerzen, Halluzinationen, Mundtrockenheit, Schwindel, Müdigkeit.

- **Kontraindikation**
- Kardiale Ischämien, Psychosen, Schwangerschaft.

- **Sonstiges**
- Off-Label-Use!
- Appetitsteigernde Wirkung bereits mit niedrigen Dosierungen.

Kortikosteroide (Dexamethason u. a.)

- **Darreichungsform**
- Tabletten à 0,5, 2, 4 und 8 mg,
- Ampullen à 4, 8, 40 und 100 mg.

- **Dosierung**
- 4–12 mg/d p.o. morgens, schrittweise Reduktion.

- **Nebenwirkung**
- Übelkeit, BZ-Entgleisung.

- **Kontraindikation**
- Akute bakterielle und Virusinfektion.

- **Sonstiges**
- Off-Label-Use!

Megestrol acetat (z. B. Megestat)

- **Darreichungsform**
- Tabletten à 160 mg.

- **Dosierung**
- 160–320 mg/d p.o.

- **Nebenwirkung**
- Blutdruckanstieg, Obstipation, Dyspnoe, milde Ödeme.

- **Kontraindikation**
- Schwere Leberfunktionsstörungen, Thrombophlebitis, thromboembolische Krankheiten.

- **Sonstiges**
- Off-Label-Use!

2.6 Sonstige schmerztherapeutisch relevante Medikamente

2.6.1 Baclofen (z. B. Lioresal)

- **Darreichungsform**
- Tabletten à 10 und 25 mg,
- Ampullen à 5 ml=10 mg, 20 ml=10 mg und 20 ml = 40 mg.

- **Indikation**
- Therapie der Spastik bei multipler Sklerose und Rückenmarksläsionen.
- Therapie der 2. Wahl bei Trigeminusneuralgie, wenn Antikonvulsiva, v.a. Carbamazepin, nicht wirksam oder kontraindiziert sind.

- **Dosierung**
- Initial 3×5 mg p.o., langsame Dosissteigerung schrittweise um 5 mg bis 50–60 mg/Tag p.o.
- Maximaldosierung 80 mg/Tag p.o.
- Bei intrathekaler Gabe Testdosis in Höhe von 25–50 µg und Anpassung der Dosierung je nach Ansprechbarkeit in 24-stündigen Abständen auf maximal 100 µg/Tag.

- **Nebenwirkung**
- Schläfrigkeit, Übelkeit, Erbrechen, Hypotension.

- **Kontraindikation**
- Therapieresistente Epilepsie.

- **Sonstiges**
- Wirkbeginn ist extrem variabel und kann Stunden bis zu Wochen betragen!
- Senkung der Krampfschwelle, kann bei Epileptikern Anfälle auslösen.

━ Abruptes Absetzen kann Halluzinationen, psychiatrische Störungen und epileptische Anfälle verursachen.

2.6.2 **Bisphosphonate**

▪ **Allgemeines**

Die Gabe von Bisphosphonaten in Verbindung mit systemischer Schmerztherapie und Bestrahlung kann das Risiko pathologischer Frakturen, insbesondere Rückenmarkskompressionen infolge von Wirbelkörpersinterungen, reduzieren und daher zur Schmerzlinderung beitragen. Insbesondere der neueren Generation der Bisphosphonate (Zolendronsäure und Denosumab) wird ein günstigeres Wirkungs-Nebenwirkungs-Profil zugeschrieben.

Vor Beginn einer Bisphosphonattherapie müssen folgende Laborparameter kontrolliert werden: Kreatinin, Elektrolyte inkl. Kalzium, Magnesium und Phosphat. Des Weiteren muss ein zahnärztliches Konsil vorliegen, um das Risiko einer Kieferosteonekrose so gering wie möglich zu halten.

Bei der Bewertung des Risikos von Knochenekrosen spielen folgende Faktoren eine Rolle:

━ Wirksamkeit des Präparats, Art und Dauer der Anwendung (höheres Risiko bei hochwirksamen Substanzen, bei parenteraler Anwendung und Langzeittherapie)

━ Begleiterkrankungen: Karzinome, Anämien, Koagulopathien, Infektionen, Nikotinabusus

━ Begleittherapien: Kortikosteroide, Chemotherapie, Strahlentherapie am Kopf und Hals

━ Mangelnde Mundhygiene, Parodontale Erkrankungen, schlechtsitzende Zahnprothesen

Über das Auftreten von atypischen subtrochantären und diaphysären Femurfrakturen wurde, v.a. unter Bisphosphonat-Langzeittherapie berichtet.

Alendronsäure (z. B. Fosamax)

- **Darreichungsform**
- Tabletten à 10 und 70 mg,
- Lösung à 70 mg = 100 ml.

- **Indikation**
- Osteoporose (glukokortikoidinduziert, postmenopausal). Zusätzlich als Koanalgetikum bei ossären Metastasen.

- **Dosierung**
- 10 mg/Tag p.o., als Lösung 70 mg/1-mal pro Woche p.o.

- **Kontraindikation**
- Hypokalzämie, Ösophagusstrikturen, Achalasie, Unfähigkeit mindestens 30 min lang aufrecht zu sitzen oder zu stehen.

- **Nebenwirkung**
- Hypokalzämie, Dyspepsie, Übelkeit, Bauchschmerzen, muskuloskelettale Schmerzen, Kopfschmerzen, Schwindel, Gelenkschwellung.

Ibandronsäure (z. B. Bonviva)

- **Darreichungsform**
- Tabletten à 50 und 150 mg,
- Ampullen à 3 mg/3 ml zur i.v.-Injektion.

- **Indikation**
- Osteoporose.

- **Dosierung**
- 1-mal täglich 50 mg p.o., 1-mal monatlich 150 mg p.o., alle 3 Monate 1 Ampulle à 3 mg i.v.

- **Nebenwirkung**
- Hypokalzämie, Dyspepsie, Übelkeit, Bauchschmerzen, muskuloskelettale Schmerzen, Kopfschmerzen, Schwindel, Gelenkschwellung.

- **Kontraindikation**
- Hypokalzämie, Ösophagusstrikturen, Achalasie, Unfähigkeit mindestens 30 min lang aufrecht zu sitzen oder zu stehen.

Pamidronsäure (z. B. Aredia)

- **Darreichungsform**
- Ampullen à 15, 30, 60 und 90 mg

- **Indikation**
- Osteoporose.

- **Dosierung**
- 90 mg i.v. als Infusion über 2 Stunden, einmal alle 3–4 Wochen.

- **Nebenwirkung**
- Hypokalzämie, Hypophosphatämie, Dyspepsie, Übelkeit, Bauchschmerzen, muskuloskelettale Schmerzen, Kopfschmerzen, Schwindel, Gelenkschwellung.

- **Kontraindikation**
- Keine klinischen Daten bei Patienten mit schwerer Leberinsuffizienz.

Zolendronsäure (z. B. Zometa, Aclasta)

- **Darreichungsform**
- Infusionslösungskonzentrat à 4 mg/5 ml,
- Infusionslösung à 4 mg/100 ml bzw. à 5 mg/100 ml.

- ■ **Indikation**
- ▬ Osteoporose, zusätzlich als Koanalgetikum bei ossären Metastasen

- ■ **Dosierung**
- ▬ Zolendronsäure 4 mg i.v. 1-mal/alle 3–4 Wochen, bzw. 1-mal jährlich (Aclasta).

- ■ **Nebenwirkung**
- ▬ Hypokalzämie, Hypophosphatämie, Anämie, Kopfschmerzen, Übelkeit, Erbrechen, verminderter Appetit, Knochenschmerzen, Arthralgie, Myalgie.

- ■ **Kontraindikation**
- ▬ Schwere Nierenfunktionsstörung.

- ■ **Sonstiges**
- ▬ Gefahr von Osteonekrose (insbesondere im Kieferbereich)! Zahnärztliche Untersuchung vor Therapiebeginn und eine individuelle Nutzen-Risiko-Bewertung empfohlen.

2.6.3 **Calcitonin**

- ■ **Darreichungsform**
- ▬ Ampullen à 1 ml = 50 IE bzw. 1 ml = 100 IE,

- ■ **Indikation**
- ▬ Tumorschmerztherapie (metastasenbedingte Knochenschmerzen), Phantomschmerzen, CRPS.

- ■ **Dosierung**
- ▬ 100 IE/Tag als i.v.-Infusion über 2 Stunden für 3–5 Tage.

- **Nebenwirkung**
- Übelkeit, Erbrechen, Kopfschmerzen, Bauchschmerzen, Arthralgien, Müdigkeit.

- **Kontraindikation**
- Hypokalzämie.

- **Sonstiges**
- Therapeutische Effektivität nicht ausreichend evidenzbasiert.
- Kontrolle des Serumkalziumspiegels zum Behandlungsbeginn.
- Calcitonin-Nasenspray wurde wegen erhöhtem Malignitätsrisiko bei Langzeitanwendung vom Markt genommen.

2.6.4 Capsaicin-Pflaster 8 % (z. B. Qutenza)

- **Darreichungsform**
- Pflaster à 8 % (14×20 cm) entspricht 179 mg Capsaicin.

- **Indikation**
- Periphere neuropathische Schmerzen bei Erwachsenen, z. B. Postzosterneuralgie, Postmastektomie-Syndrom, diabetische Polyneuropathie.

- **Dosierung**
- 1 bis zu max. 4 Pflaster (je nach Größe des schmerzhaften Hautareals). Wirkdauer 90 Tage.

❶ Cave
- **Applikation von Pflaster mit Mundschutz, Handschuhen und Kittel. Betroffenes Hautareal zuvor markieren, enthaaren, gut waschen. Pflaster vorsichtig auf die entsprechende Größe schneiden, Schutzfolie schrittweise**

> abmachen, während das Pflaster auf der Haut geklebt wird. Ggf. Pflasterrand gut andrücken bzw. mit Pflasterverband ankleben. Entfernung des Capsaicin-Pflasters nach 60 min (Fuß 30 min) ebenfalls mit Schutzmaßnahmen. Applikationsstelle mit beigelegtem Hautcreme bestreichen, ca. 2 min wirken lassen und anschließend mit Papierhandtuch entfernen. Abschließende Reinigung der Haut mit feuchtem Handtuch.

— Die Behandlung mit Capsaicin-Pflaster kann nach 3 Monaten wiederholt werden.

▪ **Nebenwirkung**
— Schmerzen, Pruritus, Brennen und Erythembildung an der Anwendungsstelle.

▪ **Kontraindikation**
— Keine Anwendung im Gesicht, in der Nähe von Schleimhäute, Haaransatz im Kopf oder auf verletzter/versehrter Haut.

▪ **Sonstiges**
— Zur Reduktion von begleitenden Schmerzen während der Pflasterapplikation, kann das Hautareal vorab mit Lokalanästhetika-Cremes (z. B. Emla-Creme) vorbehandelt werden.

2.6.5 Clonidin (z. B. Catapressan)

▪ **Darreichungsform**
— Tabletten à 75, 150 und 300 µg,
— Ampullen à 150 µg/1 ml und 750 µg/5 ml.

▪ **Indikation**
— Entzugsbehandlung, Spastizität, Koanalgetikum bei opioidinduzierter Hyperalgesie (OIH), Schmerztherapie bei Opioidtoleranz, neuropathische Schmerzen.

- **Dosierung**
- Je nach Indikation!
- Bei Opioidentzugsbehandlung: Beginn mit 3×75 µg/Tag
  p.o., Steigerung auf 3-mal 150–300 µg/Tag p.o.; Zur Therapie des akuten Alkoholentzugs unter intensivmedizinischer
  Überwachung initial 0,15–0,3(–0,6) mg i.v. innerhalb von
  10–15 min., anschließend 12–150 µg/h kontinuierlich i.v.
- Zusatz zum Lokalanästhetikum perineural (75-150 µg),
  peridural bzw. intrathekal 30–75(–150) µg (mindestens
  jedoch 0,5 µg/kgKG).

- **Nebenwirkung**
- Sedierung, Bradykardie, Hypotonie.

- **Kontraindikation**
- AV-Block II. und III. Grads, Bradykardie (HF <50/min),
  endogene Depression.

- **Sonstiges**
- α_2-Rezeptor-Agonist.
- Zur intrathekalen Applikation zugelassen, peridurale
  Applikation jedoch off label!
- Opioidsparende Wirkung.
- Bei gleichzeitiger epiduraler/intrathekaler/perineuraler
  Gabe: Verlängerung der Wirkdauer des Opioids bzw.
  Lokalanästhetikum.
- Möglichkeit der oralen, transdermalen, intervenösen,
  epiduralen, intrathekalen und perineuralen Applikation.

2.6.6 **Dexmetedomidin (z. B. Dexdor)**

- **Darreichungsform**
- Ampullen à 0,2 mg/2 ml, 0,4 mg/4 ml und 1 mg/10 ml.

- **Indikation**
- Entzugsbehandlung.

- **Dosierung**
- 0,2–1,0 µg/kgKG/h i.v.

- **Nebenwirkung**
- Bradykardie, Hypotonie.

- **Kontraindikation**
- AV-Block II. und III. Grads, unkontrollierte Hypotonie, akute zerebrovaskuläre Ereignisse.

- **Sonstiges**
- α_2-agonistische Wirkung 7-mal stärker als Clonidin.
- Analgetische, hypnotische, amnestische und teilweise anti-inflammatorische Wirkung.

2.6.7 **Ketamin/Esketamin (z. B. Ketanest S)**

- **Darreichungsform**
- Ampullen à 5, 10 bzw. 50 mg/ml Ketamin (2, 5-, und 10-ml Ampullen),
- Ampullen à 5 bzw. 25 mg/ml Esketamin (2-, 5-, 10 und 50-ml-Ampullen).

- **Indikation**
- Opioidinduzierte Hyperalgesie, Ketamin/Esketamin oral bzw. i.v. bei opioidresistenten chronischen Schmerzen.

- **Dosierung**
- S-Ketamin i.v. in einer Dosierung von 0,1 mg/kgKG/h als Zusatz zu den Opioidanalgetika.

- **Nebenwirkung**
- Albträume, Schwindel, motorische Unruhe, Verschwommensehen, Blutdruckanstieg, Tachykardie, Übelkeit, Erbrechen, erhöhte Salivation.

- **Kontraindikation**
- Schlecht eingestellte arterielle Hypertonie, Eklampsie/Präeklampsie, nicht bzw. ungenügend behandelte Hyperthyreose.

2.6.8 Lidocain

- **Darreichungsform**
- Pflaster à 5 % (10×14 cm, enthält 700 mg Lidocain, teilbar),
- Ampullen à 0,5 %, 1 % und 2 % mit 2 ml, 5 ml, 50 ml und 100 ml Lösung.

- **Allgemeines**
- Es gibt Hinweise, dass die Anwendung von intravenöser Lidocain-Infusion bei abdominellen Operationen eine effiziente postoperative Schmerztherapie darstellt. Diese Alternative sollte insbesondere bei Patienten, bei denen die Anlage eines Periduralkatheters nicht möglich oder kontraindiziert ist, in Betracht gezogen werden.
- Des Weiteren gibt es Berichte zur Wirksamkeit von Lidocain zur Therapie von akuten, nicht opioidsensiblen Schmerzen bei Karzinompatienten, zur Prophylaxe von chronischen postoperativen Schmerzen, Verbrennungsschmerzen, CRPS und zentralen neuropathischen Schmerzen. Bei dieser und einiger der anderen, unten aufgezählter Indikation handelt es sich um Off-Label-Use, bei dem das Nutzen-Risiko-Verhältnis sorgfältig überprüft werden muss.

Lidocain-Ampullen 2 %

- ■ Indikation
- ▬ Postoperative Schmerztherapie bei abdominalchirurgischen Operationen, Thorakotomien, Wirbelsäuleneingriffe, Ischämieschmerzen, Polyneuropathien, opioidinduzierte Hyperalgesie.

- ■ Dosierung
- ▬ 1,5 mg/kgKG über 2 min als Bolus vor Operationsbeginn, kontinuierliche Gabe über Perfusor mit 2 mg/kgKG/h.

- ■ Nebenwirkung
- ▬ Blutdruckabfall, proarrhythmische Wirkung, Müdigkeit.

- ■ Kontraindikation
- ▬ Allergie gegen Lidocain oder andere Amidlokalanästhetika, höhergradige AV-Blockierungen, Sick-Sinus-Syndrom, gleichzeitige Gabe mit Verapamail, Diltiazem, Propranolol, dekompensierte Herzinsuffizienz.

Lidocain-Pflaster (z. B. Versatis 5 %)

- ■ Indikation
- ▬ Postzosterneuralgie (First-line-Therapie), Stumpfschmerzen, diabetische Neuropathie, Karpaltunnelsyndrom.
- ▬ Gelegentlich auch bei Arthritis und Sportverletzungen einsetzbar.

- ■ Dosierung
- ▬ Einmal täglich bis zu 3 Pflaster auf die Schmerzzone der intakten Haut. Applikation über 12 Stunden, danach 12 Stunden pflasterfrei.

- ■ Nebenwirkung
- ▬ Hautreaktionen an der Applikationsstelle.

- **Kontraindikation**
- Allergie gegen Lidocain oder andere Amidlokalanästhetika, entzündete bzw. verletzte Hautflächen (z. B. Herpes-Zoster-Läsionen).

- **Sonstiges**
- Pflaster kann auf Große der Schmerzzone zugeschnitten werden.
- Wirkeintritt nach ca. 30 min.

2.7 Medikamentenwechselwirkungen in der Schmerztherapie

- **Allgemeines**
- Von extremer Bedeutung für die Arzneimittelinteraktionen sind die:
  - CYP3A-Familie (ca. 50 % aller Arzneimittelabbaus),
  - CYP2C-Familie (ca. 20 % des Arzneimittelabbaus) und
  - CYP2D-Familie (ca. 25 % des Arzneimittelabbaus).
- Ungefähr 9 % der Bevölkerung sind langsamer Metabolisierer im CYP2D6.
- Es wird allgemein empfohlen, eine MAO-Hemmer-Therapie ca. 2 Wochen vor Beginn einer Opioidtherapie zu beenden, um die Gefahr eines Serotonin-Syndroms zu minimieren.
- Die Anzahl der Medikamenteninteraktion steigt nach folgender Formel:

$$\text{Anzahl der Interkationen (1)} = \frac{n^2 - n}{2} (n : \text{Anzahl der Medikamente})$$

- Nach dieser Formel sind bei 5 Medikamenten 10, bei 10 Medikamenten bereits 45 mögliche Interaktionen zu erwarten!

In Tab. 2.4 sind Beispiele von Wechselwirkungen schmerztherapeutisch relevanter Medikamente aufgeführt.

◻ **Tab. 2.4** Beispiele relevanter Medikamentenwechselwirkungen in der Schmerztherapie

Substanz	kombiniert mit	Wechselwirkung	Kommentare
Acetylsalicylsäure (ASS)	NSAR	Erhöhtes kardiales Risiko, Stentthrombose (bei Ibuprofen), erhöhtes Risiko gastrointestinaler Blutungen	Hemmung der irreversiblen Thromboxan-A2-Synthese (Aufhebung des kardioprotektiven Effekts von ASS!), Blutungsrisiko durch additiven Effekt
	Glukokortikoide	Erhöhtes Risiko gastrointestinaler Blutungen	Prostaglandinsynthesehemmung
Buprenorphin	Cimetidin, Erythromycin, Ketoconazol	Wirkungsverstärkung des Buprenorphins	Hepatische Buprenorphinabbau wird gehemmt (CYP3A4)
	Carbamazepin	Wirkungsabschwächung des Buprenorphins	Enzyminduktion (CYP3A4), beschleunigter, hepatischer Abbau von Buprenorphin. Herabsetzung des Krampfschwelle
	Proteaseinhibitoren (Ritonavir, Indikationinavir)	Wirkungsverstärkung des Buprenorphins	Hemmung der enzymatischen Abbau (CYP3A4)

▫ Tab. 2.4 (Fortsetzung)

Substanz	kombiniert mit	Wechselwirkung	Kommentare
Buprenorphin	Grapefruitsaft	Risiko der Überdosierung erhöht	Hemmung der enzymatischen Abbau (CYP3A4)
	Trizyklische Antidepressiva	Atemdepression, psychomotorische Unruhe, Hypotension, Serotonin-Syndrom, Krampfanfälle, Obstipation/Ileus	Verstärkung der anticholinergen Wirkungen durch additive Wirkung
	SSRI	Serotonin-Syndrom, QT-Zeit-Verlängerung, Arrhythmien	Additiver Wirkung
	Benzodiazepine	Atemdepression	Additiver Wirkung
Calcitonin	Bisphosphonate	Verstärkte Hypokalziämie	Additiver Wirkung
	Lithium	Verringerung des Lithiumspiegels	
Carbamazepin	Phenprocuomon, Haloperidol, orale Kontrazeptiva	Abfall des Carbamazepinserumspiegel	Carbamazepinmetabolismus wird gesteigert

Carbamazepin	Erythromycin	Erhöhung des Carbamazepin-serumspiegels	Carbamazepinmetabolismus wird Inhibiert
	Tramadol	Abfall des Tramadolserumspiegels, erhöhtes Risiko von Krampfanfällen	Erhöhung des Metabolismus, Abnahme der therapeutische Effekte des Carbamazepins
	SSRI	Risiko von Serotonin-Syndroms	Erhöhte Gefahr von Hypo-natriämie
	Grapefruit-Saft	Anstieg des Carbamazepin-Plas-makonzentration	CYP3A4-Hemmung
Coxibe	Antiarrhythmika	Höhere Nebenwirkungsrate von Celebrex	Steigerung des Celecoxib-Serum-spiegels durch Hemmung der hepatischen Metabolisierung
	β-Blocker	Reduktion des antihypertensiven Therapieeffekts	Wasser- und Natriumretention
	Warfarin	Quick-Abfall, erhöhtes Blutungs-risiko	Erhöhung des Warfarin-Spiegels durch CYP2C9-Hemmung
	Tramadol	Atemdepression, psychomoto-rische Unruhe, Krampfanfälle, Serotonin-Syndrom, QT-Zeit-Verlängerung	Steigerung des Tramadol-Serum-spiegels durch Hemmung der hepatischen Metabolisierung

□ Tab. 2.4   (Fortsetzung)

Substanz	kombiniert mit	Wechselwirkung	Kommentare
Coxibe	Methadon	Atemdepression, psychomotorische Unruhe, Krampfanfälle, Serotonin-Syndrom, Arrhythmien, QT-Zeit-Verlängerung	Steigerung des Methadon-Serumspiegels durch Hemmung der hepatischen Metabolisierung
	Lithium		Anstieg des Lithium-Plasmaspiegels
Fentanyl	SSRI (z. B. Citalopram, Duloxetin)	Serotonin-Syndrom	Additive Wirkung
	TZA (z. B. Amitriptylin)	Serotonin-Syndrom	Additive Wirkung
	Neuroleptika (z. B. Haloperidol)	Sedierung, Atemdepression	Additive Wirkung
	Naproxen	Wirkverstärkung	Hemmung des P-Glykoproteins
	Carbamazepin	Reduktion des Fentanyl-Serumspiegels	Enzyminduktion (CYP3A4), Hemmung des P-Glykoproteins

Fentanyl	Benzodiazepine	Atemdepression, Koma	Additive Wirkung
	Triptane	Serotonin-Syndrom	Additive Wirkung
	Amiodaron	Fentanyl-Überdosierung	Steigerung des Fentanyl-Serumspiegels
	Erythromycin, Clarithromycin	Fentanyl-Überdosierung	Makrolide (Erythromycin, Clarithromycin) stellen irreversible Enzyminhibitoren (CYP3A4) dar. Mit einer Normalisierung der Enzymaktivität ist erst nach Tagen infolge Neubildung zu rechnen. Hemmung des P-Glykoproteins
	Fluconazol, Itroconazol, Ketoconazol, Voriconazol	Fentanyl-Überdosierung	Hemmung der hepatischen Metabolisierung, Hemmung des P-Glykoproteins
	Diltiazem, Verapamil	Erhöhung des Fentanyl-Serumspiegels, Bradykardie, Hypotonie	Hemmung der hepatischen Metabolisierung, Hemmung des P-Glykoproteins
	Grapefruitsaft	Fentanyl-Überdosierung	Hemmung der enzymatischen Abbau (CYP3A4)
	Cimetidin	s.o.	

Tab. 2.4 (Fortsetzung)

Substanz	kombiniert mit	Wechselwirkung	Kommentare
Fentanyl	Ritonavir, Indikationinavir	s.o.	Die gleichzeitige Gabe von Ritonavir kann bis zu einem 2,7-fachen Konzentrationsanstieg bewirken!
	Johanniskraut	Wirkabschwächung	Indikationuktion des P-Glykoproteins
	Dexamethason	s.o.	s.o.
Gabapentin	Opioide	Sedierung, Atemdepression	Steigerung der Gabapentin-Serumkonzentration, additive Effekte. Insgesamt wenig Wechselwirkungen, da keine Metabolisierung
	Cimetidin	Wirkverlängerung des Gabapentins	
Hydromorphon	Benzodiazepine	Sedierung, Atemdepression, Koma	Additive Wirkung
	Droperidol	Sedierung, QT-Zeit-Verlängerung	Additive Wirkung

Metamizol	Clozapin	Erhöhung des Agranulozytoserisikos	Kontraindikation
	Chlorpromazin	Schwere Hypothermie	
	Tramadol	Wirkverstärkung	Synergistische Effekte
	Carbamazepin	Erhöhtes Agranulozytoserisiko	
	Acetylsalicylsäure	Aufhebung der gerinnungshemmenden Wirkung der ASS	Verdrängung der Acetylgruppe aus der COX-1 der Thrombozyten. Bei gleichzeitiger Einnahme sollte Metamizol frühestens 2 Stunden nach ASS eingenommen werden
Methadon	Carbamazepin	Reduzierte analgetische Wirkung, Entzugssymptomatik	Enzyminduktion (CYP3A4), verstärkter Metabolismus des Methadons
	Glukokortikoide	s.o.	s.o.
	Johanniskraut	s.o.	s.o.
	Makrolid-Antibiotika (Clarithromycin, Erythromycin)	Verstärkte analgetische Wirkung, Überdosierung	Hemmung der enzymatischen Abbau (CYP3A4)
	Grapefruitsaft	s.o.	s.o.

□ Tab. 2.4 (Fortsetzung)

Substanz	kombiniert mit	Wechselwirkung	Kommentare
Morphin	Carmabazepin	Wirkverlust/-abschwächung	Indikation des P-Glykoproteins
	Dexamethason	s.o.	s.o.
	Johanniskraut	s.o.	s.o.
	Diltiazem, Verapamil	Wirkungsverstärkung/Überdosierung	Hemmung des P-Glykoproteins
	Erythromycin	s.o.	s.o.
	Ketoconazol	s.o.	s.o.
	Ritonavir	s.o.	s.o.
	TZA (z. B. Doxepin)	s.o., Sedierung	s.o.
NSAR	Phenprocoumon	Erhöhtes Blutungsrisiko	Verstärkung der gerinnungshemmende Wirkung
	NOAK's	Erhöhtes Blutungsrisiko	Verstärkung der gerinnungshemmende Wirkung

NSAR	Glukokortikoide	Erhöhtes Risiko gastrointestinaler Komplikationen	Hemmung der Prostaglandin-synthese
	ACE-Hemmer	Hemmung der Blutdrucksenkende Wirkung der ACE-Hemmer	Natrium- und Wasserretention
	SSRI	Steigerung des gastrointestinalen Blutungsrisikos	Thrombozythenaggregations-hemmung, Erhöhung der Magen-säureproduktion
Oxycodon	Amiodaron	Wirkungsverstärkung/Über-dosierung	Verminderter Abbau durch Inhibi-tion des CYP3A4
	Celecoxib	Wirkverlust/-abschwächung	Hemmung der enzymatische Bioaktivierung (CYP2D6)
	Duloxetin, Fluoxetin	s.o.	s.o.
	Methadon	s.o.	s.o.
	Cimetidin	Wirkverstärung des Oxycodons	Verminderter Abbau durch CYP3A4-Inhibition
	Kalziumantago-nisten (z. B. Diltia-zem, Verapamil)	Erhöhung des Oxycodon-Serum-spiegels, Bradykardie, Hypotonie	Hemmung der hepatischen Meta-bolisierung, additive Wirkung
	Ketoconazol, Voriconazol	Erhöhung des Oxycodon-Serum-spiegels	Hemmung der hepatischen Meta-bolisierung (CYP2D6 und 3A4)

■ **Tab. 2.4** (Fortsetzung)

Substanz	kombiniert mit	Wechselwirkung	Kommentare
Oxycodon	Ritonavir	s.o.	s.o.
	Carbamazepin, Phenytoin	Wirkungsabschwächung	Abfall der Plasmakonzentration durch Indikation des Metabolismus
	Dexamethason	Wirkverstärkung	Enzyminduktion (CYP2D6)
Paracetamol	Vitamin-K-Antagonisten	Wirkungsverstärkung	Nur bei Dauereinnahme von Paracetamol
	Serotonin-5HT$_3$-Antagonisten	Aufhebung der analgetischen Wirkung des Paracetamols	Datenlage unsicher!
Pethidin	Naproxen	Gefahr epileptischer Anfälle	Kumulation des neurotoxischen Metabolits Normeperidin durch Abbauhemmung
	MAO-Hemmern	Serotonin-Syndrom	Kontraindiziert! Anstieg des Plasmaserotoninspiegels

Pregabalin			
SSRI (z. B. Duloxetin)	Tapentadol, Tramadol	Serotonin-Syndrom	Allgemein erhöhtes Risiko von Serotonin-Syndrom bei Kombination mit Opioiden
	Trizyklische Antidepressiva	Serotonin-Syndrom	Anstieg des Plasmaserotoninspiegels
	Triptane (z.B. Sumatriptan, Rizatriptan, Zolmitriptan)	s.o.	s.o.
Rizatriptan	Propanolol	Steigerung des Rizatriptan-Spiegels um 70 %	Dosisreduktion auf maximal 5 mg p.o.
Tapentadol	SSRI	Serotonin-Syndrom	Anstieg des Serotoninplasmaspiegels
	Naproxen	Wirkverstärkung	Abbauhemmung
Tilidin	Phenprocoumon	Quickabfall	CYP3A4-Hemmung (?)
Tizanidin	Ciprofloxacin	Erhöhung des Tizanidin-Plasmaspiegels um bis zu 10-fache!	Kontraindiziert! Hemmung des CYP1A2

□ Tab. 2.4 (Fortsetzung)

Substanz	kombiniert mit	Wechselwirkung	Kommentare
Tramadol	SSRI	Erhöhung des Krampfanfallrisikos, Serotonin-Syndrom	Herabsetzung der Krampfschwelle durch Erhöhung des Tramadol-Serumspiegels
	Trizyklische Antidepressiva (z. B. Amitriptylin)	Erhöhung des Krampfanfallrisikos	Herabsetzung der Krampfschwelle
	Vitamin-K-Antagonisten	Wirkungsverstärkung	Quickabfall
	Methadon	Wirkungsindikationer/ -verlust	Inhibition der Metabolisierung zum aktiven Metaboliten
	Haloperidol	Sedierung, Atemdepression, Koma	Additive Wirkung
	Amiodaron	Reduzierte analgetische Wirkung	CYP2D6-Hemmung
	Ondansetron	Reduzierte analgetische Wirkung	Blockierung der spinalen 5HT3-Rezeptoren

Triptane	Triptane	Additive vasospastische Effekte	Kombination von mehreren Triptanen kontraindiziert!
	Tramadol	Serotonin-Syndrom, Erhöhung des Krampfanfallrisikos	
TCA (z. B. Amitriptylin)	Linezolid	Serotonin-Syndrom	Einnahme 14 Tage vor bis 24 Stunden nach Linezolidgabe kontraindiziert! Synergistischer Effekt, Linezold führt zur reversiblen MAO-Hemmung
Zolpidem	Grapefruitsaft	Verstärkung der Zolpidem-Wirkung	Hemmung der CYP3A4

NOAK Neue orale Antikoagulanzien, *SSRI* Serotoninwiederaufnahmehemmer, *TCA* trizyklische Antidepressiva

Literatur

Argoff CE (2006) Topical agents fort he treatment of of chronic pain. Curr Headache Pain Rep 10: 11–19

AWMF (2015) S3-Leitlinie „Langzeitanwendung von Opioiden bei nicht tumorbedingten Schmerzen – LONTS". http://www.awmf.org/uploads/tx_szleitlinien/145-003l_S3_LONTS_2015-01.pdf. (Letzter Zugriff: 22.05.2018)

Choueiri TK et al. (2014) Analgesic use and the risk of kidney cancer: a meta-analysis of epidemiologic studies. Int J Cancer 134: 384–396

Derby LE, Jick H (1996) Acetaminophen an renal and bladder cancer. Epidemiology 7: 538–562

Duhmke R et al. (2017) Tramadol for neuropathic pain in adults. Cochrane Database Sys Rev CD003726. doi: 10.1002/14651858.CD003726.pub4

Farag E et al (2013) Effect of perioperative intravenous lidocain. Anaesthesiology 119: 932–940

Freye E (1991) [Postoperative pain treatment] Anaesthesiol Reanim 16: 379–392

Freye E et al. (2007) Opioid rotation from high-dose morphine to transdermal buprenorphine (Transtec) in chronic pain patients. Pain Pract 7: 123–129

Kalita J et al. (2006) Comparison of prednisolone with piroxicam in complex regional pain syndrome following stroke: a randomised controlled trial. QJM 99: 89

Kim D, Brown J (2011) Efficacy and safety of lumbar epidural dexamethasone versus methylprednisolone in the treatment of lumbar radiculopathy: a comparison of soluble versus particulate steroids. Clin J Pain 27: 518–522

Laubenthal H, Neugebauer E (2009) S3-Leitlinie „Behandlung akuter perioperativer und posttraumatischer Schmerzen". http://www.dgni.de/images/stories/Leitlinien/behandlung_akuter_perioperativer_und_posttraumatischer_schmerzen.pdf. (Letzter Zugriff: 22.05.2018)

McDonnell C et al. (2012) PCA-derived factors that may be predictive of postoperative pain in pediatric patients: a possible role for the PCA ratio. J Opioid Manag 8: 39–44

Mercadante et al. (2001) Switching from morphine to methadone to improve analgesia and tolerability in cancer patients: a prospective study. J Clin Oncol 19: 2898–2904

Meier T et al. (2003) Efficacy of lidocaine patch 5 % in the treatment of focal peripheral neuropathic pain syndromes: a randomized, double-bllndikation, placebo-controlled study. Pain 106: 151–158

Moulin DE et al. (2014) Pharmacological management of chronic neuropathic pain: Revised consensus statement from the Canadian Pain Society. Pain Res Manag 19: 328–335

Nielsen S et al. (2017) Opioid-Sparing Effect of Cannabinoids: A Systematic Review and Meta-Analysis. Neuropsychopharmacology 42: 1752–1765

Oldenmenger WH et al. (2012) Efficacy of opioid rotation to continuous parenteral hydromorphone in advanced cancer patients failing on other opioids. Support Care Cancer 20: 1639–1647

Parsons HA et al. (2010) Methadone initiation and rotation in the outpatient setting for patients with cancer pain. Cancer 116: 520–528

Peterson K et al. (2010) Drug Class Review: Nonsteroidal antiinflammatory drugs (NSAIDs). Oregon Health & Science University. https://www.ncbi.nlm.nih.gov/pubmedhealth/PMH0009765/pdf/PubMedHealth_PMH0009765.pdf. (Letzter Zugriff: 22.05.2018)

Picardi S (2015) Adjuvanzien in der modernen Anästhesie-Lidocain. AINS 50: 322–327

Russel IJ et al. (2000) Efficacy of tramadol in treatment of pain in fibromyalgia. J Clin Rheumatol 6: 250–257

Schmitz A et al. (2017) Dipyrone (metamizole) markedly interferes with platelet inhibition by aspirin in patients with acute and chronic pain: A case-control study. Eur J Anaesthesiol 34: 288–296

Smith HS, Peppin JF (2014) Toward a systematic approach to opioid rotation. J Pain Res 7: 589–608

Whiting PF et al. (2015) Cannabinoids for medical use: a systemativ review and meta-analysis. JAMA 313: 2456–2473

Wirz S et al. (2006) Managing Cancer Pain and Symptoms of Outpatients by Rotation to Sustained-release Hydromorphone: a prospective clinical trial. Clin J Pain 22: 770–775

Nebenwirkungen und Komplikationen der medikamentösen Schmerztherapie

© Springer-Verlag GmbH Deutschland,
ein Teil von Springer Nature 2019
H. Taghizadeh, J. Benrath, *Pocket Guide Schmerztherapie*
https://doi.org/10.1007/978-3-662-55156-1_3

- **Allgemeines**

Zu den häufigsten Nebenwirkungen und Komplikationen der medikamentösen Schmerztherapie kommt es aufgrund von:

- falscher, häufig zu hoher Dosierung,
- mangelnder Kenntnis über mögliche Wechselwirkungen und
- Nichtbeachtung der Kontraindikationen.

◘ Tab. 3.1 gibt eine Übersicht über die häufigsten und meistgefürchteten Komplikationen einiger, in der Schmerztherapie eingesetzten Medikamente.

Opioidüberdosierungen verursachen zwar die meisten tödlichen Komplikationen, daneben wird allerdings das Risiko gastrointestinaler Blutungen bei NSAR, v.a. bei Langzeittherapie und in Kombination mit Steroiden, häufig unterschätzt. Das generelle ulzerogenen Risiko ist unter NSAR 4 bis 5-fach, in Kombination mit Kortikosteroiden sogar 15-fach erhöht.

◻ Tab. 3.1 Übersicht einiger, häufig vorkommender Nebenwirkungen der gebräuchlichsten Analgetika und Koanalgetika

	Häufigsten Nebenwirkungen	Meistgefürchtete NW/Komplikation
Acetylsalicylsäure	Gastrointestinale Ulzera/Blutung	Reye-Syndrom
Antikonvulsiva	Schwindel, Müdigkeit, Kopfschmerzen, Verwirrtheit, Ödeme, Hautausschlag	**Carbamazepin:** Akute Hepatitis mit Leberversagen, Agranulozytose, Exfoliative Dermatitis
		Gabapentin: Pneumonie, Leukopenie, Bewusstseinsverlust
		Pregabalin: Synkope, Rhabdomyolyse
Bisphosphonate	Kopfschmerzen, Schwindel, Bauchschmerzen, Diarrhoe	Kieferknochennekrose, oropharyngeale und ösophageale Ulzera
Cannabinoide	Desorientiertheit, Schläfrigkeit, Gleichgewichtsstörung, Übelkeit, Amnesie, Depression	Halluzinationen, Suizidgedanken, akute Psychose
COX-2-Hemmer	Alveoläre Osteitis, Sinusitis, Ödeme, Schwindel	Vorhofflimmern, Myokardinfarkt, toxische epidermale Nekrolyse!
Methadon	Mundtrockenheit, Übelkeit, Schwindel, Verwirrtheit	Torsade de pointes

◘ **Tab. 3.1** (Fortsetzung)

	Häufigsten Neben-wirkungen	Meistgefürchtete NW/Komplikation
Neuroleptika	Sedierung, Mund-trockenheit	Malignes neuro-leptisches Syndrom
Novaminsulfon	Übelkeit, Blutdruck-abfall	Agranulozytose, Lyell-Syndrom
NSAR	Gastrointestinale Ulzera/Blutung	Thromboembolische Komplikationen, exfoliative Dermatitis, Meningoenzephalitis (Ibuprofen), Nieren-versagen
Opioide	Obstipation, Übelkeit, Erbrechen, Juckreiz, Toleranz, Harnverhalt, Myoklonien, Sedierung	Atemdepression, Halluzinationen, Delir
Paracetamol	Übelkeit, Hautaus-schlag	Leberversagen, malignen Tumoren der ableitenden Harnwege
SSRI	Übelkeit, Appetitlosig-keit, Libidoverlust	Serotonin-Syndrom
Steroide	Übelkeit, Erbrechen, Schwellung der Hände und Füße	Osteoporose, patho-logische Fraktur
Trizyklische Antidepressiva	Visusstörung, Verwirrt-heit, Mundtrockenheit, Harnverhalt, Hypo-tension	Synkope, Arrhythmie

3.1   Nebenwirkungen und Komplikationen der Opioidtherapie

Die wichtigsten Nebenwirkungen und Komplikationen der Opioidtherapie sind:

- Atemdepression,
- Sedierung, Müdigkeit,
- Übelkeit und Erbrechen,
- Appetitlosigkeit,
- Obstipation,
- Harnverhalt,
- Dysphorie, Desorientiertheit, Halluzination, Delir,
- Myoklonien,
- Pruritus (z. B. bei Morphin),
- Immunsuppression (z. B. bei Morphin, Methadon und Fentanyl),
- Libidoverlust,
- Hyperalgesie.

Strategien zur Behandlung der Opioidnebenwirkungen sind u. a.:

- Dosisreduktion,
- Präparatwechsel (Opioidrotation),
- Wechsel der Applikationsform,
- symptomatische Therapie.

> **Praxistipp**
>
> Zur Verhinderung von tödlichen Opioidüberdosierungen wird in einigen Ländern die Herausgabe von Autoinjektoren zur subkutanen Applikation von Naloxon bei den besonders gefährdeten Patientengruppen propagiert.

Auch eine intranasale Naloxongabe ist möglich, allerdings ist die Resorptionsrate nicht gleichbleibend.

3.1.1 Übelkeit und Erbrechen

- **Allgemeines**
- Übelkeit und Erbrechen sind als Nebenwirkungen der Schmerztherapie, insbesondere bei Opioidtherapie, aber auch bei Strahlen- und Chemotherapie extrem häufig und belasten die Patienten.
- Die Inzidenz der Übelkeit bei Opioidtherapie beträgt ca. 30 %. Sie unterliegt einer Toleranzentwicklung (innerhalb von 5–10 Tagen).
- Trotz der Häufigkeit der opioidinduzierten Übelkeit und Erbrechen sollten Differenzialdiagnosen wie z. B. Hyperkalziämie, Urämie, gastrointestinale Irritationen und Hirnmetastasen nicht außer Acht gelassen werden. Insbesondere eine neuaufgetretene Übelkeit/Erbrechen unter seit einigen Wochen laufender Opioidtherapie, ist selten auf eine Opioidnebenwirkung zurückzuführen.
- Der Hauptmechanismus der opioidinduzierten Übelkeit und Erbrechen ist die Stimulation der Chemorezeptortriggerzone am Boden des IV. Ventrikels (µ-, δ-rezeptorvermittelt, agonistische Wirkung der Opioide auf Dopaminrezeptoren). Daneben spielen die µ-rezeptorvermittelte Verzögerung der gastrointestinalen Motilität sowie histamin- und acetylcholinvermittelte Erhöhung der Sensibilität des Vestibularisapparats ebenfalls eine wichtige Rolle. Die Pathogenese der kortikalen Einflüsse als verstärkender Faktor ist noch nicht vollständig geklärt. Die Hauptmechanismen der opioidinduzierten, µ- und δ-Rezeptor-vermittelten Übelkeit und Erbrechen sind in ◘ Abb. 3.1 dargestellt.
- Im Vergleich zu schnellwirkenden Präparate scheinen Retardformulierungen generell weniger Übelkeit zu verursachen.
- Alle Opioide wirken emetogen. Die geringere Rate an Übelkeit bei Substanzen wie z. B. Tapentadol kann durch die niedrigere intrinsische Aktivität an µ-Rezeptoren erklärt

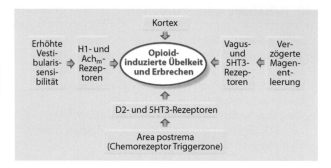

▣ **Abb. 3.1**   Mechanismen der opioidinduzierten Übelkeit und Erbrechen. (Mod. nach Herndon CM 2002). *H1* Histaminrezeptoren,
D2 Dopaminrezeptoren, *Achm* muskarinische Acetylcholinrezeptoren,
5HT3 Serotoninrezeptoren

werden. Die multifaktorielle Genese der opioidinduzierten
Übelkeit und Erbrechen erlaubt jedoch keine genaue
Voraussage der emetogenen Potenz anhand der Rezeptor-
bindungsaffinität bzw. intrinsische Aktivität alleine.

— Langsame Dosissteigerung reduziert das Risiko länger
anhaltender Übelkeit während der Opioidtherapie.

— Opioidrotation ist eine einfache und effektive Möglichkeit
opioidinduzierte Übelkeit/Erbrechen zu behandeln.

— Auch die Wechsel der Applikationsroute, z. B. von oral
auf subkutan, kann hilfreich sein.

— Die zeitlich begrenzte Gabe von Antiemetika kann begleitend zu einer Opioidtherapie notwendig sein.

— Weitere Indikationen für die Einleitung einer antiemetischen Therapie bei fortgeschrittener Tumorerkrankung
können erhöhter Hirndruck, inoperabler Darmverschluss,
Reflux oder verzögerte Magenentleerung sein.

— Bei Anwendung von Antiemetika sind die erforderlichen
Dosierungen zur Prophylaxe naturgemäß niedriger als bei
Therapie.

— Die trizyklische Antidepressiva (z. B. Amitriptylin und Nortriptylin) wirken ebenfalls antiemetisch. Insbesondere das atypische Neuroleptikum Olanzapin (z. B. Zyprexa) kann im Rahmen der Chemotherapie zur Behandlung der Übelkeit/Erbrechen und zur Appetitsteigerung eingesetzt werden, ohne die typischen Neuroleptika-Nebenwirkungen befürchten zu müssen. Risperidon in einer Dosierung von 1 mg p.o./Tag wurde auch zur Behandlung von anhaltenden, therapierefraktären Übelkeit bei Karzinompatienten unter Opioidmedikation eingesetzt.

Antiemetika zur Behandlung therapie-induzierter Übelkeit und Erbrechen

— Medikamente der **1. Wahl**: Dopaminantagonisten (z. B. Metoclopramid), $5HT_3$-Antagonisten (z. B. Ondasetron, Granisetron), Neurokinin-1-Rezeptor-Antagonist bei Chemotherapie (z. B. Aprepitant).
— Medikamente der **2. Wahl**: Dexamethason, Haloperidol, Dimenhydrinat.
— Weiterhin: Trizyklische Antidepressiva (z. B. Amitriptylin), Risperidon, Olanzapin, Cannabinoide, Benzodiazepine (z. B. Lorazepam), Scopolamin.
— In ◘ Tab. 3.2 sind die Eigenschaften einiger, in der Prophylaxe und Therapie von Übelkeit und Erbrechen eingesetzten, Medikamente aufgezählt.

Aprepitant (z. B. Emend)

- **Darreichungsform**
— Kapseln à 80 und 125 mg.
— Pulver zur Herstellung einer Suspension 125 mg.

- **Dosierung**
— 125 mg/Tag p.o. über 3 Tage als Teil eines Therapieschemas (ggf. 80 mg p.o. am 2. und 3. Tag, zusammen mit Kortikosteroide und $5HT_3$-Antagonisten).

- **Kontraindikation**
- Gleichzeitige Anwendung mit Pimozid und Terfenadin (z. B. Teldane)

- **Nebenwirkung**
- Unwohlsein, Appetitlosigkeit, Müdigkeit, Kopfschmerzen, Erhöhung von Alaninaminotransferase, Aspartataminotransferase und alkalischer Phosphatase.

- **Sonstiges**
- NK (Neurokinin)1-Rezeptor-Antagonist.
- Als Fosaprepitant auch intravenös einsetzbar (einmalig 150 mg i.v. am 1. Tag).
- Kombination mit $5HT_3$-Antagonisten (z. B. Ondasetron 32 mg p.o. am Tag 1) und Glukokortikoiden (z. B. Dexamethason 12 mg am Tag 1 und 8 mg p.o. Tag 2–4) bei hochemetogener Chemotherapie sinnvoll.
- Hoher Preis!

Cannabinoide (z. B. Dronabinol)

- **Darreichungsform**
- Tropfen (2,5 % ölige Lösung) à 1 Tropfen ca. 0,7 mg,
- Kapseln à 5 mg.

- **Dosierung**
- 2- bis 3-mal 3–8 Tropfen (2,1–5,6 mg) p.o.

- **Kontraindikation**
- Kardiale Ischämien, Psychosen, Schwangerschaft.

- **Nebenwirkung**
- Mundtrockenheit, Schwindel, Müdigkeit, Benommenheit, Euphorie/Dysphorie, Tachykardie, Hypotonie, Apnoe.

- **Sonstiges**
- Geringer Evidenzgrad.
- Kombination mit 5HT$_3$-Antagonisten und Glukokortikoiden sinnvoll.

Dehydrobenzperidol, DHB (z. B. Xomolix)
- **Darreichungsform**
- Ampullen à 2,5 mg.

- **Dosierung**
- 20–50 μg/kgKG (0,625–1,25 mg) i.v.

- **Kontraindikation**
- QT-Zeit-Verlängerung, Hypokaliämie, Hypomagnesiämie, Bradykardie, Phäochromozytom, M. Parkinson, schwere Depressionen.

- **Nebenwirkung**
- Anaphylaktische Reaktionen, angioneurotisches Ödem, malignes neuroleptisches Syndrom.

- **Sonstiges**
- Prophylaxe postoperativer Übelkeit und Erbrechen.
- Prophylaxe morphininduzierter Übelkeit und Erbrechen bei patientenkontrollierter Analgesie mit 15–50 μg DHB pro 1 mg Morphin, Maximaldosierung 5 mg Droperidol/Tag.

Dexamethason (z. B. Fortecortin)
- **Darreichungsform**
- Tabletten à 0,5, 2, 4 und 8 mg,
- Ampullen zur Injektion à 4, 8, 40 und 100 mg.

- **Dosierung**
- 150 µg/kgKG (4–8 mg) oral oder i.v. zur Behandlung chemotherapieinduzierter Übelkeit einmal täglich,
- bei hochemetogener Chemotherapien ggf. 4–8 mg 2- bis 3-mal täglich über 1–3(–6) Tage.

- **Kontraindikation**
- Relative KI bei akuten bakteriellen und viralen Infektionen, chronisch-aktiver Hepatitis, bis zu 2 Wochen nach Schutzimpfungen mit Lebendimpfstoffen, systemischen Mykosen, Parasitosen, Poliomyelitis, Z. n. Tuberkulose.

- **Nebenwirkung**
- Unruhe, Schlafstörung, Blutzuckerentgleisung, Ödembildung, Depression, Gereiztheit, Euphorie, Magen-Darm-Ulzera, Hypokaliämie,
- Maskierung, Manifestation, Exazerbation oder Reaktivierung von Virus-, Pilz oder bakterielle Infektionen

- **Sonstiges**
- Kombination mit $5HT_3$-Antagonisten sinnvoll.
- Strenge Indikationsstellung bei Osteoporose, Magen-Darm-Ulzera, schwerer Herzinsuffizienz.
- Gefahr von postoperativen Nachblutungen (z. B. nach Tonsillektomien).
- Als Dauertherapie nicht geeignet.

Dimenhydrinat (z. B. Vomex)
- **Darreichungsform**
- Retardkapseln à 150 mg,
- Dragees à 50 mg,
- Sirup à 10 ml = 33 mg,
- Suppositorien à 40, 70 und 150 mg,
- Ampullen à 62 mg.

- **Dosierung**
- Erwachsenen Patienten:
  - 3–5 mg/kgKG/d p.o. entsprechend 1- bis 4-mal
    50–100 mg/Tag p.o. als Dragees bzw. 2×150 mg Retard-
    kapsel oder Suppositorium/Tag bzw. 1–3 Ampullen/
    Tag i.v.
  - Maximaldosierung 400 mg/Tag, 0,5–1(–2) mg/kgKG i.v.
    entsprechend 1–3 Ampullen/Tag.
- Kinder:
  - Einzeldosis ca. 1 mg/kgKG als Sirup (3- bis 4-mal/Tag)
    bzw. 1–3 Suppositorien à 40 mg/Tag (8–15, 15–25 bzw.
    >25 kg).
  - Maximaldosierung bei Kindern von 6–14 Jahren
    150 mg/d.
  - Kindern ab 6 kgKG 1- bis 3-mal täglich 1,25 mg/kgKG,
    6–14 Jahren 1- bis 3-mal 25–50 mg i.v.

- **Kontraindikation**
- Engwinkelglaukom, Porphyrie, Prostatahyperplasie mit
  Restharnbildung, Epilepsie, Phäochromozytom.

- **Nebenwirkung**
- Sedierung, Schwindel, Mundtrockenheit, Tachykardie,
  Erhöhung des Augeninnendrucks, Miktionsstörung.

- **Sonstiges**
- Umgehung der oralen Route durch Suppositorium günstig
  und praktikabel.
- Als Therapeutikum umstritten, bei erhöhtem Hirndruck
  als eine effektive Option zu betrachten.
- Gefahr letaler Komplikationen bei Überdosierung von
  Dimenhydrinat in der Altersklasse <3Jahren!
- Langsame intravenöse Applikation (10 ml in >2 min),
  liegende Verweilkanüle mit NaCl 0,9 % nachspülen!
- Nicht zusammen mit Metoclopramid verabreichen.

— Direkte Sonneneinstrahlung nach Therapie meiden (Lichtempfindlichkeit!).

Fosaprepitant (z. B. Ivemend)

- **Darreichungsform**
— Ampulle à 150 mg Trockenpulver zur Auflösung in 150 ml NaCl 0,9 %.

- **Dosierung**
— 150 mg i.v. als Kurzinfusion über 20–30 min vor Beginn der Chemotherapie.

- **Kontrindikation**
— Schwangerschaft, Stillzeit.

- **Nebenwirkung**
— Kopfschmerzen, Appetitlosigkeit, Abgeschlagenheit, Schluckauf, Schwindel, Somnolenz, Palpitationen, Aminoalanintransferaseerhöhung.

- **Sonstiges**
— NK (Neurokinin)1-Rezeptor-Antagonist
— Kombination mit $5HT_3$-Antagonisten und Glukokortikoiden im Rahmen fester therapeutischer Schemata sinnvoll.
— Hoher Preis.

Granisetron (z. B. Kevatril)

- **Darreichungsform**
— Tabletten à 1 bzw. 2 mg,
— Ampulle à 1 mg,
— Pflaster à 3,1 mg/24 Stunden (z. B. Sancuso).

- **Dosierung**
— 1 mg i.v. einmal täglich, bei hochemetogener Chemotherapie ggf. 2–3 mg i.v. ca. 1 Stunde vor Therapiebeginn,
— Maximaldosierung 9 mg/Tag.

- **Kontraindikation**
- Kinder <2 Jahren, Schwangerschaft, Stillzeit.

- **Nebenwirkung**
- Kopfschmerzen, Obstipation, Diarrhö.

- **Sonstiges**
- Prophylaxe von chemotherapieinduzierter Übelkeit und Erbrechen.

Haloperidol (z. B. Haldol)

- **Darreichungsform**
- Tropfen à 1 ml = 20 Tropfen = 2 mg,
- Ampullen à 1 ml = 5 mg.

- **Dosierung**
- 2- bis 3-mal 3–10 Tropfen p.o. oder 2-bis 3-mal 0,5–1,0 mg i.m./s.c., ggf. auch als Teil einer kombinierten Lösung über Perfusor kontinuierlich i.v.; auch tägliche Einmalgabe 1,5 mg p.o. zur Nacht möglich.

- **Kontraindikation**
- M. Parkinson, Glaukom, Prostatahypertrophie, schwere Bewusstseinsstörungen, hirnorganisches Psychosyndrom (HOPS).

- **Nebenwirkung**
- Mundtrockenheit, Obstipation, Miktionsbeschwerden, Hypotonie, Sedierung, Erhöhung des Augeninnendrucks, Früh- und Spätdyskinesien, QT-Zeit-Verlängerung.

- **Sonstiges**
- Off-Label-Use!
- Keine ausreichende Evidenz.
- Intravenöse Gabe wegen der Gefahr der Herzrhythmusstörungen nicht empfohlen!

━ Im Niedrigdosisbereich wenig Nebenwirkungen!
━ Bei chemotherapieinduzierter Übelkeit/Erbrechen höhere
  Dosierungen möglich.

Levomepromazin (z. B. Neurocil)

▪ **Darreichungsform**
━ Tropfen à 1 ml = 40 Tropfen = 40 mg.

▪ **Dosierung**
━ 1–10 mg p.o. alle 12 Stunden.

▪ **Kontraindikation**
━ Relative Kontraindikation bei Long QT-Syndrom, Kinder
  <16 Jahre.

▪ **Nebenwirkung**
━ Sedierung, orthostatische Dysregulation, Hypotonie und
  Tachykardie.

▪ **Sonstiges**
━ Einschleichend dosieren.

Metoclopramid (z. B. MCP)

▪ **Darreichungsform**
━ Tropfen à 4 mg/ml,
━ Ampullen à 2 ml = 10 mg,
━ Suppositorium à 10 mg.

▪ **Dosierung**
━ 3×45 Tropfen p.o. oder 3×10 mg i.v. bzw. als Suppositorium,
━ maximale Tagesdosierung 30 mg.

▪ **Kontraindikation**
━ Epilepsie, Ileus, M. Parkinson.

- **Nebenwirkung**
- Unruhe, Diarrhö.

- **Sonstiges:**
- Insbesondere bei postprandialer Übelkeit/Erbrechen geeignet.
- Keine Kombination mit Neuroleptika (Dyskinesieneigung).

Ondasetron (z. B. Zofran)

- **Darreichungsform**
- Schmelztablette à 4 und 8 mg,
- Ampullen à 4 und 8 mg.

- **Dosierung**
- 3-mal täglich 4–8 mg p.o. bzw. 50–100 µg/kgKG (bis 8 mg) i.v., Einzeldosierungen von 16(–32) mg i.v. als Kurzinfusion möglich.

- **Kontraindikation**
- Relative Kontraindikation bei Patienten mit Long-QT-Syndrom.

- **Nebenwirkung**
- Kopfschmerzen, Flush, Obstipation, lokale Irritation an der Einstichstelle, Verschlechterung der Leberfunktion bei gleichzeitiger Anwendung mit Chemotherapie.

- **Sonstiges**
- Gabe als Kurzinfusion in NaCl 0,9 % über mindestens 15 min.

Perphenazin

- **Darreichungsform**
- Tabletten à 8 mg.

- **Dosierung**
- 8–16 mg p.o/d in 2 ED,
- maximale Tagesdosis 24 mg p.o.,
- bei Kindern 70 µg/kgKG p.o.

- **Kontraindikation**
- Schwere Leberfunktionsstörungen, schwere Depressionen.

- **Nebenwirkungen**
- Schwindel, Schläfrigkeit, Mundtrockenheit, Appetitlosigkeit, Miktionsstörungen, Unruhe, Erregung.

- **Sonstiges**
- Medikament der 2. Wahl!
- Geringer Evidenzgrad.

Promethazin (z. B. Atosil)

- **Darreichungsform**
- Tropfen à 1 ml = 20 Tropfen = 20 mg,
- Ampullen à 2 ml = 50 mg.

- **Dosierung**
- Initial 1–1,5 ml (20–30 mg) p.o., Erhaltungstherapie 0,5–1 ml (10–20 mg) p.o.
- 3-mal täglich 6,25–12,5(–25) mg i.v.

- **Kontraindikation**
- Schwere Knochenmarkdepression.

- **Nebenwirkung**
- Sedierung, Mundtrockenheit, Tachykardie, EKG-Veränderungen, Unruhe, Miktionsstörungen.

- **Sonstiges**
- Medikament der 2. Wahl.

Scopolamin (z. B. Scopoderm TTS)

- **Darreichungsform**
- Transdermales Pflaster à 1,5 mg/72 Stunden.

- **Dosierung**
- 1 transdermales Pflaster alle 72 Stunden.

- **Kontraindikation**
- Glaukom.

- **Nebenwirkung**
- Mundtrockenheit, Verschwommensehen, Schläfrigkeit, Schwindel, generalisiertes Exanthem.

- **Sonstiges**
- Pflaster hinter dem Ohr an einer trockenen, unbehaarten Stelle aufkleben.
- Wirkbeginn nach 5–6 Stunden.
- Pflaster nicht zerschneiden. Nicht mehrere Pflaster gleichzeitig anwenden.
- Nach Anbringen darf das Pflaster nicht mehr berührt werden, da auf Druck Wirkstoff austreten kann.
- Beeintrachtigung der Fähigkeit zur aktiven Teilnahme am Straßenverkehr, bzw. Bedienen von Maschinen.

Tropisetron (z. B. Navoban)

- **Darreichungsform**
- Kapseln à 5 mg,
- Ampulle à 2 mg/2 ml und 5 mg/5 ml.

- **Dosierung**
- Zur PONV-Prophylaxe 2 mg i.v.,
- zur Behandlung/Prophylaxe von chemotherapieinduzierten Übelkeit/Erbrechen 5 mg p.o./i.v.,
- Maximaldosierung 5 mg/d.

◘ **Tab. 3.2**   Medikamentöse Prophylaxe und Behandlung von Übelkeit und Erbrechen

Freiname	Handelsname, z. B.	Dosis [mg]	Applika-tions-form	Intervall [h]	Kommentare
Aprepitant	Emend	125	p.o.	24	NK1-Rezeptorantagonist. Teil eines Therapieschemas zusammen mit Kortikosteroide und 5HT$_3$-Antagonisten) bei chemotherapieinduzierte Übelkeit und Erbrechen
Cannabinoide	Dronabinol	2,1–5,6 (2- bis 3-mal 3–8 Tropfen)	p.o., Tropfen	8	Wirkort kortikale CB1-Rezeptoren
Dexamethason	Fortecortin	4–8	i.v.	8–24	Prophylaxe mit Einmalgabe!
		4–8	p.o.	8–24	
Dimenhydrinat	Vomex	50	p.o.	8	H1-Rezeptorantagonist. Sedierend
		62	i.v.	8	
		40/70/150	Supp.	8–12	

Wirkstoff	Handelsname	Dosis	Applikation	Wirkdauer (h)	Anmerkungen
Domperidon		10	p.o.	8	D2-Rezeptorantagonist. Vornehmlich bei reduzierter gastrointestinaler Motilität. Geringe ZNS-Nebenwirkungen
Droperidol	Xomolix	1,25–2,5	i.v.	8–12	Dopaminrezeptorantagonist
Fosaprepitant	Ivemend	150	i.v.		NK1-Rezeptorantagonist. Kurzinfusion über 20–30 min ca. 30 min vor Beginn der Chemotherapie
Granisetron	Kevatril	1	i.v.	24	5HT$_3$-Rezeptorantagonist
	Sancuso		Pflaster		
Haloperidol	Haldol Janssen	0,5–1	i.v./s.c.	8–12	D2-Rezeptorantagonist ohne anticholinerge Wirkung. Ggf. einmalig zur Nacht. Off-Label-Use! Injektionslösung kann mit Morphin gemischt werden.
		0,5–1	p.o.	8–12	
Levomepromazin	Neurocil	5–10	p.o.	8–12	H1- und D2-Antagonist, anticholinerg. Sedierend. Senkung der Krampfschwelle
		10–25	s.c.	24	
Lorazepam	Tavor	0,5–1	p.o.	8–24	Wirkmechanismus unbekannt!

Tab. 3.2 (Fortsetzung)

Freiname	Handelsname, z. B.	Dosis [mg]	Applika-tions-form	Intervall [h]	Kommentare
Olanzapin	Zyprexa		p.o.		Neuroleptikum. Off-Label-Use!
Ondansetron	Zofran	4/8	i.v.	8–12	5HT$_3$-Rezeptorantagonist
		4/8	p.o. (Schmelz-tablette)	12	
Metoclopramid	MCP, Paspertin	10	p.o.	6–8	D2-Rezeptorantagonisten, auch antiserotonerge Wirkung
		10	Supp.	8	
		10	s.c.		
		10	i.v.		
Risperidon	–	1	p.o.	24	
Scopolamin	Scopoderm TTS	1,5	Pflaster	Ca. 3 Tage	Ach-Rezeptorantagonist. Insbesondere bei Vestibularis-reizung (bewegungsabhän-gige Übelkeit und Erbrechen) indiziert

- **Nebenwirkung**
- — Obstipation, Schwindel, Müdigkeit, Bauchschmerzen, Diarrhö.

- **Sonstiges**
- — Serotonin-5HT$_3$-Antagonist.
- — Behandlungsdauer maximal 6 Tage.

3.1.2 Opioidinduzierte Obstipation

- **Allgemeines**
- — Die Inzidenz von opioidinduzierter Obstipation beträgt ca. 95 %. Die begleitende Gabe von Laxanzien unter Opioidtherapie ist daher unabdingbar.
- — Obstipation unterliegt keiner Toleranzentwicklung

In ◻ Abb. 3.2 ist das Beispiel einer Stufentherapie der opioid-induzierten Obstipation aufgeführt.

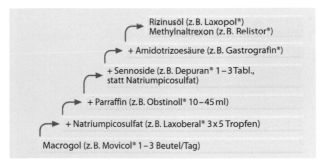

Rizinusöl (z. B. Laxopol®)
Methylnaltrexon (z. B. Relistor®)

+ Amidotrizoesäure (z. B. Gastrografin®)

+ Sennoside (z. B. Depuran® 1–3 Tabl., statt Natriumpicosulfat)

+ Parraffin (z. B. Obstinoll® 10–45 ml)

+ Natriumpicosulfat (z. B. Laxoberal® 3 × 5 Tropfen)

Macrogol (z. B. Movicol® 1–3 Beutel/Tag)

◻ **Abb. 3.2** Stufenschema zur Behandlung einer opioidinduzierten Obstipation

Medikamente zur Prophylaxe und Behandlung von opioidinduzierter Obstipation
Lactulose (z. B. Bifiteral)

▪ **Darreichungsform**
— Sirup à 200, 500 und 1000 ml.

▪ **Dosierung**
— 7,5–15 ml Sirup 1- bis 2-mal/Tag,
— bei Kindern 4,5–9 ml 1- bis 2-mal/Tag.

▪ **Kontraindikation**
— Ileus, Fruktose-/Galaktoseintoleranz, akut entzündliche Magen-Darm-Erkrankungen.

▪ **Nebenwirkung**
— Diarrhö, Meteorismus, Flatulenz, abdominelle Schmerzen, Nausea, Erbrechen.

Bisacodyl (z. B. Dulcolax)

▪ **Darreichungsform**
— Tablette à 5 mg,
— Suppositorium à 10 mg,
— Tropfen à 14 Tropfen = 1 ml = 7,5 mg.

▪ **Dosierung**
— 1–2 Tabletten/Tag, 1 Suppositorium/Tag bzw. 10–18 Tropfen.
— Tageshöchstdosis 2 Dragees bzw. 18 Tropfen bzw. 1 Suppositorium.

▪ **Kontraindikation**
— Ileus, akute entzündliche Erkrankungen des Magen-Darm-Trakts,
— Kinder unter 10 Jahren (als Suppositorium, Dragees ab dem 2. Lebensjahr, Tropfen ab 4. Lebensjahr zugelassen).

- **NW**
- Diarrhö, Bauchschmerzen/-krämpfe, Schwindel, Übelkeit, Erbrechen, allergisches Exanthem.

- **Hinweis**
- Längerfristige Anwendung führt zur Verstärkung der Darmträgheit.

Methynaltrexon (z. B. Relistor)

- **Darreichungsform**
- Ampullen à 0,6 ml = 12 mg.

- **Dosierung**
- 12 mg s.c. 4-mal wöchentlich bis 1-mal täglich, in Palliativ-situationen 8 mg (0,4 ml) bei Patienten mit einem Gewicht von 38–61 kg bzw. 12 mg (0,6 ml) bei Patienten mit einem Gewicht von 62–114 kg jeden 2. Tag s.c.

- **Kontraindikation**
- Mechanischer Ileus.

- **Nebenwirkung**
- Abdominelle Beschwerden, Übelkeit, Diarrhö, Flatulenz, Schwindel. Ggf. Symptome, die denen eines Opioidentzugs ähneln, wie Schüttelfrost, Tremor, Palpitationen, Rhinor-rhö, Hyperhydrose.

- **Sonstiges**
- Bei Patienten mit Palliativbehandlung sollte die Therapie mit Standardlaxanzien weitergeführt werden.

Polyethylenglycol (z. B. Movicol)

- **Darreichungsform**
- Portionsbeutel trinkfertig à 13,81 g = 25 ml (aromafrei oder mit Orangen-/Zitronen-/Schokogeschmack),

- Beutel à 13,9 g Pulver (in 125 ml Wasser zu verdünnen),
- Lösung à 250, 500 ml (25 ml in 100 ml Wasser zu verdünnen).

- **Dosierung**
- 1–3 Beutel/Tag.

- **Kontraindikation**
- Ileus, schwere entzündliche Darmerkrankungen wie M. Crohn und Colitis ulcerosa, toxisches Megakolon.

- **Nebenwirkung**
- Kopfschmerzen, Pruritus, Abdominalschmerzen, Diarrhö, Übelkeit, Erbrechen, Flatulenz, periphere Ödeme.

- **Sonstiges**
- Osmotisches wirkendes Laxans.

Natriumpicosulphat (z. B. Laxoberal)
- **Darreichungsform**
- Tabletten à 5 mg,
- Tropfen à 14 Tropfen = 1 ml = 7,5 mg Natriumpicosulfat.

- **Dosierung**
- 1–2 Tabletten bzw. 10–18 Tropfen,
- Tagesmaximaldosierung 2 Tabletten bzw. 18 Tropfen.

- **Kontraindikation**
- Ileus, akut-entzündliche Magen-Darm-Erkrankungen.

- **Nebenwirkung**
- Diarrhö, abdominelle Beschwerden.

Naloxegol (z. B. Moventig)
- **Darreichungsform**
- Tabletten à 12,5 und 25 mg.

- **Indikation**
- Opioidinduzierte Obstipation bei Patienten, die auf Therapie mit Standardlaxanzien nicht ausreichend reagieren.

- **Dosierung**
- 1-mal täglich 25 mg p.o.
- Dosisreduktion bei Niereninsuffizienz.

- **Kontraindikation**
- Bekannter oder vermuteter Verschluss des Gastrointestinaltrakts, Malignome des Gastrointestinaltrakts oder Peritoneums, fortgeschrittenes Ovarialkarzinom.

- **Nebenwirkung**
- Abdominelle Schmerzen, Diarrhö, Übelkeit, Erbrechen, Flatulenz, Nasopharyngitis, Opioidentzugssyndrom.

- **Sonstiges**
- Einzig vorhandener peripherer Opiatrezeptorantagonist.

Prucaloprid (z. B. Resolor)
- **Darreichungsform**
- Tabletten à 1, 2 mg.

- **Indikation**
- Symptomatische Behandlung chronischer Obstipation, wenn Laxanzien keine Wirkung zeigen.

- **Dosierung**
- 1-mal täglich 2 mg.

- **Kontraindikation**
- Dialysepflichtige Niereninsuffizienz, Darmperforation, Ileus.

- **Nebenwirkung**
- Kopfschmerzen, Übelkeit, Diarrhö.

- **Sonstiges**
- Prokinetikum aus der Gruppe der Serotoninrezeptor-agonisten.

Weitere Präparate

Weitere Laxanzien, die zur Obstipationsprophylaxe/-behandlung im Einzelfall ebenfalls eingesetzt werden können, sind: Flohsamen (Mucofalk, Agiolax), Magnesiumsulfat, Rizinusöl und Glycerol.

3.1.3 Opioidbedingte Histaminfreisetzung

- **Allgemeines**

Die opioidbedingten allergischen Reaktionen sind durch Histaminfreisetzung aus den Mastzellen bedingt und werden, im Gegensatz zu den IgE-vermittelten allergischen Reaktionen, als pseudoallergische Reaktionen bezeichnet.

Grundsätzlich können Opioide in drei unterschiedliche chemische Strukturen aufgeteilt werden:

- Phenantrene (Buprenorphin, Codein, Hydromorphon, Morphin, Nalbuphin, Oxycodon, Pentazocin),
- Phenylpiperidine (Fentanyl, Remifentanil, Sufentanil) und
- Phenylheptane (Methadon).

Beim Auftreten allergischer Beschwerden nach Anwendung eines Opioids, können daher eventuell Substanzen aus der anderen Gruppe sicher eingesetzt werden (Risiko der Kreuzallergie extrem gering).

Die Wahrscheinlichkeit der Histaminfreisetzung ist bei jeder Substanz unterschiedlich zu bewerten und ist zusätzlich von der Applikationsmenge und Injektionsgeschwindigkeit abhängig.

Am häufigsten wird Histaminfreisetzung bei Morphin, Codein, und Sufentanil (insbesondere bei epiduraler/intrathekaler Applikation) beobachtet.

❏ Tab. 3.3 beinhaltet eine Übersicht über das Risiko der Histaminfreisetzung bei den gängigen Opioidanalgetika.

3.1.4   Juckreiz (OIP, opioidinduzierter Pruritus)

- **Allgemeines**
- ▬ Pruritus ist eine häufige Nebenwirkung der Opioidtherapie (2–10 %) und kommt bei epiduraler und intrathekaler Opioidapplikation besonders häufig vor (in 15 bzw. 60 % der Fälle). Es unterliegt keiner Toleranzentwicklung.
- ▬ Als Pathomechanismus wird die Histaminfreisetzung aber zunehmend auch ein zentraler, μ-Opiatrezeptor-vermittelter Weg diskutiert.
- ▬ Zur Therapie können Antihistaminika versuchsweise gegeben werden.

> ❯ ▬ Bei zentralem Ursprung des Juckreizes ist allerdings nur die Gabe von Naloxon niedrigdosiert (0,25–1 μg/ kg/h i.v.) effektiv.

- ▬ Auch niedrigdosierte Gaben von Nalbuphin und Droperidol können in Betracht gezogen werden.
- ▬ Opioidrotation stellt eine weitere effektive Therapieoption dar (z. B. zu Fentanyl und Hydromorphon mit geringer Histaminfreisetzung).
- ▬ Weiterhin sollten andere mögliche Ursachen des Juckreizes, z. B. Urämie und Cholestase, ausgeschlossen werden.

◘ Tab. 3.3   Risiko opioidbedingter Histaminfreisetzung/Pruritus

Substanz		Risiko von Histamin-freisetzung	Kommentar
Buprenorphin	Synthetisch	Niedrig	–
Codein	Natürlich	Hoch	Histaminfreisetzung und zentrale Mechanismen
Fentanyl	Synthetisch	Niedrig	Kurz anhaltender Juckreiz!
Hydromorphon	Semisynthetisch	Niedrig	
Methadon	Synthetisch	Niedrig	
Morphin	Natürlich	Hoch	Histaminfreisetzung und zentrale Mechanismen. Inzidenz von Juckreiz bei intrathekaler Gabe je nach Dosis und bei alleiniger Applikation bis zu 100 % und langanhaltend.
Nalbuphin	Semisynthetisch	–	
Oxycodon	Semisynthetisch	Niedrig	
Sufentanil	Synthetisch	Niedrig	Kurz anhaltender Juckreiz!
Tapentadol	Synthetisch	–	Bei V. a. Opioidallergie nicht empfohlen!
Tilidin	Synthetisch	–	
Tramadol	Synthetisch	Hoch	Kontraindikation bei V. a. Opioidallergie!

3.1.5 Opioidinduziertes Delir

- **Allgemeines**
- Die Pathophysiologie des medikamenteninduzierten Delirs beruht auf eine Überaktivität des dopaminergen und Unteraktivität des cholinergen Systems. Auch inflammatorische Prozesse, Dehydratation und Niereninsuffizienz/-versagen spielen eine wesentliche Rolle.
- Opioidinduziertes Delir wird unter der Kategorie „Opioidinduzierte Neurotoxizität" subsumiert, zu der auch Myokloni und Krampfanfälle gehören.
- Das Risiko von Delir unter Opioidtherapie ist bei älteren Patienten besonders groß.
- Die gleichzeitige Therapie mit psychaktiven Substanzen erhöht das Risiko eines opioidinduzierten Delirs.
- Es gibt keine wesentliche, Unterschiede zwischen verschiedenen Opioiden in Bezug auf das Delirrisiko (Tramadol ggf. ungünstiger, Hydromorphon und Fentanyl günstiger).

In ◨ Abb. 3.3 sind die notwendigen Schritte bei der Diagnose und Behandlung von opioidinduzierten Delirzuständen dargestellt.

1. Schritt Ursachen entdecken und behandeln ⇨	– Psychoaktive Medikamente absetzen – Opiatdosierung reduzieren, ggf. Opiatrotation – Bei älteren Patienten eine mögliche Hypovolämie behandeln – Demenz als mögliche Ursache in Betracht ziehen (MMST) – Nierenfunktion überprüfen
2. Schritt Patienten und Angehörige beruhigen, beraten ⇨	– Patient aufklären, passagere Desorientiertheit zu Therapiebeginn, reversibler Charakter bei Absetzung/Rotation des Opiates – Möglichst keine Fixierungsmaßnahmen
3. Schritt Symptomatische Therapie ⇨	– Haloperidol – Levomepromazin, Chlorpromazin – Risperidon – Midazolam, Lorazepam bei schweren Erregungszuständen

◨ **Abb. 3.3** Opioidinduziertes Delir, Diagnose und Therapie

3.1.6   **Opioidinduzierte Hyperalgesie (OIH)**

- **Allgemeines**
- Opioidinduzierte Hyperalgesie stellt ein weitestgehend akzeptiertes, pathophysiologisch jedoch nicht endgültig geklärtes Phänomen dar, bei dem die initial vornehmlich antinozizeptive Wirkung der Opioide der nozizeptiven Wirkung schrittweise unterliegt.
- Dieses Phänomen tritt sowohl bei einer kurzzeitigen, vornehmlich aber bei einer hochdosierten Langzeittherapie mit Opioiden auf.
- Die älteste Beschreibung der OIH datiert auf 1870 und betrifft Morphin. Die meisten Untersuchungen wurden über OIH bei Remifentanil publiziert. Das Risiko der Entwicklung von OIH scheint nicht bei allen Opioiden gleich zu sein, wissenschaftliche Belege hierfür fehlen aber bisher. Sicher ist jedoch, dass Buprenorphin und auch Methadon ein sehr geringes Risiko aufweisen.
- Nicht verwechselt werden soll die OIH mit dem Phänomen der Toleranz, welche bei Opioidtherapie natürlicherweise vorkommen und durch die Höherdosierung der Opioide therapiert werden kann.

- **Diagnose**
  Die Charakteristika der OIH sind:
- Zunehmende Schmerzen trotz bzw. aufgrund zunehmender Opioiddosierung.
- Entwicklung einer Allodynie.
- Abnahme der Schmerzintensität durch Reduktion der Opioiddosierung.

> **Differenzialdiagnosen der opiatinduzierten Hyperalgesie (OIH)**
> ▬ Progress der Grunderkrankung
> ▬ Opioidtoleranz
> ▬ Entzug
> ▬ Unzureichende Analgesie
> ▬ Abhängigkeit

▪ **Therapie**
▬ Die ursächliche Therapie und gleichzeitig die erste Option besteht in der Reduktion, ggf. sogar Ausschleichen des Opioids. Empfehlenswert ist eine schrittweise Reduktion der Opioiddosierung (10–15 % alle 3–7 Tage)
▬ Weitere Optionen sind:
  ▬ Ausschließliches Anwendung von Retardpräparaten,
  ▬ zusätzliche Gabe von Nichtopioidanalgetika, insbesondere COX-2-Hemmer, Paracetamol,
  ▬ Gabe von Adjuvanzien, wie z. B. Ketamin oder Clonidin,
  ▬ Opioidrotation z. B. auf Buprenorphin, ggf. Methadon/Polamidon,
  ▬ Antidepressiva, wie z. B. Amitriptylin oder Doxepin,
  ▬ Naloxon niedrigdosiert (1 µg/kgKG/h i.v.).
▬ Nicht evidenzbasiert ist der Einsatz von:
  ▬ Dextrometorphan (NeoTussan) 3- bis 4-mal 30 mg/d,
  ▬ Gabapentin/Pregabalin,
  ▬ Magnesium,
  ▬ topischen Analgetika.

Literatur

Compton P et al. (2010) Gabapentin improves cold-pressor pain responses in methadone-maintained patients. Drug Alkohol Depend 109: 213–219

Herndon CM et al. (2002) Management of opioid-induced gastrointestinal effects in patients receiving palliative care. Pharmacothrapy 22: 240–250

Kris MG et al. (2006) American Society of Clinical Oncology guideline for antiemetics in oncology: update 2006. J Clin Onkol 24: 2932–2947

Lee C et al. (2011) The effects of magnesium sulfate infiltration on perioperative opioid consumption and opioid-induced hyperalgesia in patients undergoing robot-assisted laparoscopic prostatectomy with remifentanil-based anesthesia. Korean J Anesthesiol 61: 244–250

Lee M et al. (2011) A comprehensive review of opioid-induced hyperalgesia. Pain Physician 14: 145–161

Okamoto Y et al. (2007) A retrospectivechart review of the antiemetic effectiveness of risperidone in refractory opioid-induced nausea and vomiting in advanced cancer patients. J Pain Symptom Manage 34: 217

Porreca F et al. (2009) Nausea and Vomiting Side Effects with Opioid Analgesics during Treatment of Chronic Pain: Mechanisms, Implications, and Management Options. Pain Medicine 10: 654–662

Saljoughian M (2006) Opioids: Allergy vs. Pseudoallergy. US Pharm 7: 5–9

Silverman SM (2009) Opioid-induced hyperalgesia: Clinical implications for the pain practitioner. Pain Physician 12: 679–684

Stoicea N et al. (2015) Opioid-induced hyperalgesia in chronic pain patients and the mitigating effects of gabapentin. Front Pharmacol 6: 104

Swart LM et al. (2017) The Comparative Risk of Delirium with Different Opioids: A Systematic Review. Drugs Aging 34: 437–443

Warner MA et al. (1991) Narcotic-induced histamine release: a comparison of morphine, oxymorphone, and fentanyl infusions. J Cardiothorac Vasc Anesth 5: 481–484

Interventionelle Schmerztherapie

© Springer-Verlag GmbH Deutschland,
ein Teil von Springer Nature 2019
H. Taghizadeh, J. Benrath, *Pocket Guide Schmerztherapie*
https://doi.org/10.1007/978-3-662-55156-1_4

■ **Allgemeines**

Die Bedeutung interventioneller Verfahren in der Schmerztherapie hat in den letzten Jahren stark abgenommen. Diese werden häufig erst als ultima ratio und nach dem Scheitern medikamentöser und psychologischer Interventionen in Betracht gezogen. Dennoch besitzen sie bei korrekter Indikationsstellung und vorhandener Expertise bei der Durchführung weiterhin eine nicht zu unterschätzende Rolle im Rahmen der multimodalen Schmerztherapie. Zusätzlich können interventionelle Techniken im Rahmen der multimodalen Diagnostik wichtige Informationen liefern.

Die häufigsten interventionellen Verfahren in der Schmerztherapie sind in folgender Übersicht aufgezählt.

Häufigste interventionelle Verfahren in der Schmerztherapie
- Ganglion-cervicale-superius-Blockade
- Ganglion-stellatum-Blockade
- Ganglion-sphenopalatinum-Stimulation (SPG)
- Plexus-coeliacus-Blockade
- Plexus-hypogastricus-Blockade

- Lumbale Sympathikusblockade
- Blockade der Nn. occipitales major et minor
- Blockade des N. trigeminus
- Interskalenäre Plexusblockade
- Axilläre Plexusblockade
- Blockade der Nn. radialis, medianus und ulnaris
- Interkostalnervenblockade
- Subkutane periphere Nervenstimulation (sPNS)
- Periduralanalgesie
- Intrathekale Medikamentenapplikation (Pumpen)
- Spinal cord stimulation (SCS)
- Facettengelenkblockaden
- Intraartikuläre Injektionen

Nachfolgend werden die wichtigsten interventionellen Schmerztherapieverfahren detaillierter erörtert.

4.1   Ganglion-stellatum-Blockade (GSB)

- **Allgemeines**

Das Ganglion stellatum liegt in Höhe des Querfortsatzes des 6. Halswirbelkörpers und versorgt sympathisch den Kopf, den Hals, den ipsilateralen Arm und den oberen Thorax.

- **Indikation**

CRPS, akuter Zoster, Postzosterneuralgie, Trigeminusneuralgie, Polyneuropathie, Durchblutungsstörungen, Tumorschmerztherapie, Phantomschmerzen, Cluster-Kopfschmerzen.

- **Kontraindikation**

Gerinnungsstörungen, kontralaterale Rekurrens- bzw. Phrenikusparese.

- **Praktisches Vorgehen**

Vorgehensweise bei ultraschallgestützter Punktion:

- Lagerung des Patienten (Rückenlagerung, Kissen unter der Schulter, Kopf überstreckt und leicht zur Gegenseite geneigt).
- Sonographische Darstellung der Trachea, Schilddrüse, A. carotis, V. jugularis interna und des Querfortsatzes der 6. HWK.
- Transthyreoidale Punktion mittels immobiler Nadel zwischen Trachea und A. carotis interna, Vorschieben bis in den M. longus colli, bzw. bis zum Knochenkontakt, Zurückziehen der Nadel und Applikation des Lokalanästhetikums (z. B. 3 ml Ropivacain 0,5–1 % oder Bupivacain 0,25–0,5 %).

4.2 Plexus-coeliacus-Blockade

- **Allgemeines**

Vegetatives Nervengeflecht bestehend aus Nn. splanchnici major et minor, Fasern aus dem oberen lumbalen Sympathikusganglien und parasympathische Vagusäste in Höhe des LWK 1 zwischen dem Truncus coeliacus und der A. mesenterica superior. Durch den vegetativen Plexus coaliacus laufen auch die sensorischen Afferenzen der Oberbauchorgane.

- **Indikation**

Pankreatitis, Pankreas-, Magen- und Gallenblasenkarzinome und Metastasen.

- **Material**
- Mepivacain 1 % 10 ml, Bupivacin 0,5 % 10 ml, Alkohol 95 % 10 ml, Kontrastmittel (z. B. Imeron/Solutrast).
- 2 ml Kontrastmittel + 8 ml NaCl 0,9 % in einer 10er Spritze mit rotem Stöpsel.

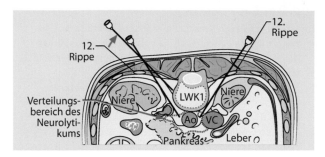

◻ **Abb. 4.1**   Blockadetechnik des Plexus coeliacus. *Ao* Aorta, *LWK* Lendenwirbelkörper, *VC* V. cava inferior

— 2×4 ml Kontrastmittel + 6 ml Alkohol 95 % in einer 10er-Spritze.
— 10 ml Bupivacain 0,5 %.

■ **Praktisches Vorgehen**
— Zur Nadelplatzierung jeweils 1 ml kontrastiertes NaCl 0,9 %.
— Zur Blockade je Seite 10(–15) ml Neurolyse. Beginn mit 5 ml, nach Kontrolle der Ausbreitung Restmenge applizieren.
— Bei Nadelentfernung je Punktionsstelle 5 ml Bupivacain 0,5 % zum Spülen der Nadel und des Stichkanals.

In ◻ Abb. 4.1 ist die Punktionstechnik und die wichtigsten anatomischen Nachbarschaften des Plexus coeliacus dargestellt.

4.3   Plexus-hypogastricus-Blockade

■ **Allgemeines**
Sensibles und sympathisches Nervengeflecht in Höhe der Aortenbifurkation (LWK 5) zur Innervation der Blase, Urethra, Uterus,

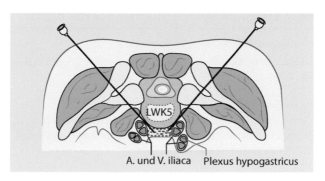

▢ Abb. 4.2 Blockade des Plexus hypogastricus. *LWK* Lendenwirbelkörper

Vagina, Prostata, Penis, Hoden, Rektum und Kolon descendens. Durch den vegetativen Plexus laufen auch die sensorischen Afferenzen der Unterbauchorgane.

■ **Indikation**

Schmerzen im Unterbauch, Becken, Tumorschmerzen bei Rektum- und Prostatakarzinom sowie gynäkologische Tumoren (Vulva-, Zervix- und Uteruskarzinom), Pelvic-pain-Syndrom (► Kap. 5).

■ **Praktisches Vorgehen**

In ▢ Abb. 4.2 ist die Punktionstechnik der Plexus-hypogastricus-Blockade schematisch dargestellt.

■ **Sonstiges**

Ca. 70 % der Patienten profitieren von der Blockade: deutliche Schmerzreduktion, reduzierter Opioidbedarf.

4.4   Lumbale Sympathikusblockade (LSB)

- **Allgemeines**

Blockade des sympathischen Grenzstrangs auf der Höhe LWK 2, 3 und 4.

- **Indikation**

Neuropathische Schmerzen der unteren Extremitäten bei pAVK, Polyneuropathie, CRPS , Postzosterneuralgie sowie bei Stumpf- und Phantomschmerzen.

- **Material**
- Mepivacain 1 % 10 ml, Bupivacin 0,5 % 10 ml, Alkohol 95 % 10 ml, Kontrastmittel (z. B. Imeron/Solutrast).
- 2 ml Kontrastmittel + 8 ml NaCl 0,9 % in einer 10er Spritze mit rotem Stöpsel.
- 2×4 ml Kontrastmittel + 6 ml Alkohol 95 % in einer 10er-Spritze.
- 2×10 ml Bupivacain 0,5 %.

- **Praktisches Vorgehen**
- Zur Nadelplatzierung jeweils 1 ml kontrastiertes NaCl 0,9 %.
- Zur Blockade je Segment und Seite 3 ml Neurolyse.
- Bei Nadelentfernung je Punktionsstelle 5 ml Bupivacain 0,5 % zum Spülen der Nadel und des Stichkanals.

- **Komplikationen**

Orthostatische Dysregulation, neuropathische Schmerzen bei Verletzung der Nn. ilioinguinalis und genitofemoralis, die über die Faszie des M. iliopsoas laufen.

In ◨ Abb. 4.3 ist die Punktionstechnik der lumbalen Sympathikusblockade schematisch dargestellt.

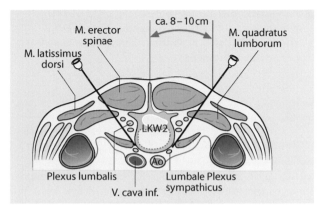

Abb. 4.3 Schematische Darstellung der Punktionstechnik der lumbalen Sympathikusblockade. *Ao* Aorta, *LWK* Lendenwirbelkörper

4.5   Intrathekale Medikamentenapplikation

- **Allgemeines**
- Die intrathekale Anwendung von Opioiden zur Schmerztherapie hat eine lange Tradition.
- Folgende Medikamente werden am häufigsten zur intrathekalen Applikation bei chronischen Schmerzen verwendet: Morphin, Hydromorphon, Fentanyl, Clonidin, Baclofen.
- Die Verwendung weitere Medikamente wird in der Literatur beschrieben: Ziconitide, Gabapentin und Octreotid, Bupivacain und Ropivacain.
- Die intrathekale Applikation von Kortikosteroiden ist nebenwirkungsreich und kann daher nicht generell empfohlen werden.

> **❯** Der Einsatz vieler Medikamente erfolgt off label. Eine Zulassung zur intrathekalen Anwendung haben ausschließlich: Baclofen, Bupivacain, Clonidin, Levobupivacain, Morphin, Ziconotide.

■ **Indikation**

Anderweitig nicht behandelbare, starke (Tumor)schmerzen, Spastik.

■ **Kontraindikation**

Psychiatrische/psychologische Komorbiditäten, wie Persönlichkeitsstörungen, Substanzabhängigkeit, Depression. Gerinnungsstörungen mit erhöhter Blutungsneigung, Sepsis bzw. lokale Infektionen im Punktionsgebiet, instabile Wirbelfrakturen, Wurzelkompressionssyndrom und erhöhter intrakranieller Druck stellen ebenfalls absolute Kontraindikationen dar.

■ **Dosierung**

Mittlere Dosierung z. B. von Morphin ca. 2–8 mg/Tag.

◻ Tab. 4.1 gibt eine Übersicht über die Substanzen, die zur Schmerztherapie intrathekal appliziert werden.

◻ **Tab. 4.1** Empfohlene Dosierung einiger, intrathekal applizierbarer Medikamente. (Mod. nach Deer 2012)

Präparat	Maximal-konzen-tration	Initial	Stufen-weise Erhöhung um	Maximale Tages-dosie-rung
Morphin	20 mg/ml	0,5–1 mg/Tag	0,5 mg	25 mg
Hydro-morphon	15 mg/ml	0,02–0,5 mg/Tag	0,1 mg	10 mg
Fentanyl	10 mg/ml	25–75 µg/Tag	10 µg	1 mg
Clonidin	2 mg/ml	40–100 µg	10 µg	500 µg

- **Sonstiges**
- Eine präinterventionelle psychologische Evaluation der Patienten ist, insbesondere bei Gabe von Opioiden, eine unabdingbare Voraussetzung.
- Die meisten Nebenwirkungen der intrathekalen Morphinapplikation, darunter Übelkeit, Erbrechen, Juckreiz, Harnverhalt, Obstipation und Libidoverlust, sind dosisabhängig.
- Bei Anwendung im Rahmen postoperativer Schmerztherapie und in Kombination mit Lokalanästhetika können wesentlich niedrigere Dosierungen gewählt werden (z. B. Morphin 0,1–0,3 mg). Die Wirkdauer des Lokalanästhetikums kann hiermit bis zu 24 Stunden verlängert werden. Aufgrund der Gefahr der verzögerten Atemdepression muss ein Atemmonitoring gewährleistet sein.

4.6　Spinal cord stimulation (SCS)

- **Allgemeines**
- Bevor die SCS als Therapie in Betracht gezogen wird, muss eine spezifische Indikation gestellt werden.
- Andere, weniger invasive Behandlungsmethoden müssen eingesetzt und nicht erfolgreich gewesen sein.
- Die Indikationsstellung und Auswahl der Patienten zur Implantation einer Neurostimulationssonde muss sorgfältig gestellt und kritisch überprüft werden.
- Psychologisch-psychiatrische Komorbiditäten müssen zuvor ausgeschlossen werden.
- Die Effektivität der Methode wird durch die Implantation temporärer Elektroden und erfolgreiche Schmerzreduktion derselben ausgetestet.

- **Indikation**

Therapierefraktäre chronische Rückenschmerzen (nach ausgereizter medikamentöser Therapie, nach fehlgeschlagenen opera-

tiven Therapieversuchen oder bei Inoperabilität); therapierefraktäre Schmerzen bei neuropathischen, sympathisch unter-
haltenen, ischämischen Schmerzen der oberen oder unteren
Extremitäten; CRPS, Angina pectoris, arterielle Verschluss-
krankheit.

- **Kontraindikation**

Koagulopathien, Patienten mit implantiertem ICD, nicht eingestellte psychiatrische Erkrankungen, schwere kognitive Einschränkungen, Drogenabusus/-abhängigkeit, Infektionen im
Implantationsbereich.

- **Praktisches Vorgehen**

In ◻ Abb. 4.4 ist ein implantiertes SCS-System schematisch dargestellt.

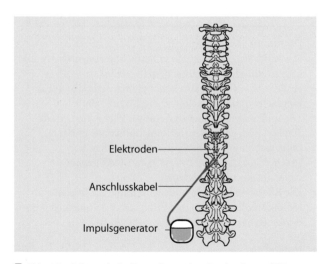

◻ Abb. 4.4   Schematische Darstellung eines implantierten SCS-
Systems

- **Sonstiges**

MRT-kompatible Geräte sind vorhanden, vor jeder Untersuchung muss die Kompatibilität des Systems aber überprüft werden.

4.7 Facettengelenkblockade

- **Allgemeines**
- Bis zu 40 % der nichtradikulären Schmerzen im Lumbalbereich bzw. 60 % der nichtradikulären Nackenschmerzen sollen auf Facettengelenkarthropathien zurückzuführen sein.
- Wirbelsäulenschmerzen sind häufig multifaktoriell und können, zusätzlich zu den Facettengelenken, Muskeln (myofasziale Schmerzen), Bandscheiben (radikuläre Schmerzen) und die Iliosakralgelenke betreffen.
- Es existieren bis dato keine sicheren Zeichen, die Facettengelenke als schmerzverursachenden Faktor eindeutig zu identifizieren!
- Die Durchführung diagnostischer Blockaden ist eine bewährte Methode, den Einfluss der Facettengelenkpathologien auf die von Patienten angegebenen Schmerzen zu evaluieren.
- Ein langfristiger analgetischer Effekt wird durch Neurolyse oder Kryotherapie erreicht.

- **Indikation**

Chronische, nichtradikuläre Rückenschmerzen.

- **Praktisches Vorgehen**
- Injektion eines Kontrastmittels unter Röntgen-/CT-Kontrolle zur Identifikation der Punktionsstelle.
- Nach Verifizierung der korrekten Nadelposition, Injektion eines Lokalanästhetikum-Kortikosteroid-Gemischs. Hierzu wird häufig Bupivacain (0,25 %), Lidocain (1 %) bzw. Triamcinolon eingesetzt.

— Das zu applizierende Lokalanästhetikavolumen sollte bei diagnostischen Blockaden auf 0,5 (0,3–0,6) ml, bei therapeutischen Blockaden auf ca. 1 ml (1–2 ml) begrenzt werden.
— Bei der Facettengelenkneurolyse (Denervierung) müssen sämtliche, gelenkversorgende Äste blockiert werden.

4.8   Intraartikuläre Injektionen

- **Allgemeines**
— Intraartikuläre Injektionen zur Schmerztherapie werden am häufigsten am Knie-, Hüft-, Schulter, Sprung- und Ellenbogengelenk durchgeführt.
— Kortikosteroide sind die am meisten verwendeten Mittel. Daneben kommen auch Lokalanästhetika (z. B. Lidocain, Bupivacain, Ropivacain), Opioide (z. B. Morphin) und Clonidin zum Einsatz.

- **Indikation**
— Arthrose/Arthritis,
— postoperative Schmerztherapie.

Literatur

Beck H, Martin E, Motsch J, Schulte am Esch J (2002) Schmerztherapie. Thieme, Stuttgart. DOI: 10.1055/b-001-3178

Deer et al. (2012) Polyanalgesic Consensus Conference 2012: recommendations fort he management of pain by intrathecal (intraspinal) drug delivery: report of an interdisciplinary expert panel. Neuromodulation 5: 436–466

Kotani N et al. (2000) Intrathecal Methylprednisolone for Intractable Postherpetic Neuralgia. N Engl J Med 343:1514–1519

Sehgal S and Ghaleb H (2013) Neurolytic celiac plexus block for pancreatic cancer pain: A review of literature. Ind J Pain 27: 121–131

Tezlaff JE (2012) Intraarticular Mechanisms for Pain Control. https://www.practical-painmanagement.com/intraarticular-mechanisms-pain-control. (Letzter Zugriff: 15.05.2018)

Leitlinien und websites

S3-Leitlinie Epidurale Rückenmarkstimulation zur Therapie chronischer Schmerzen. http://www.awmf.org/uploads/tx_szleitlinien/041-002k_S3_Epidurale_Rückenmarkstimulation_2013-07_verlaengert.pdf. (Letzter Zugriff: 15.05.2018)

http://www.pijn.com/en/health-care-providers/interventional-pain-treatment/lumbar-pelvis/lumbar-sympathetic-test-block/. Durchführung des Lumbar Sympathetic Test Block. (Letzter Zugriff: 15.05.2018)

Schmerztherapie nach Diagnose/Lokalisation

© Springer-Verlag GmbH Deutschland,
ein Teil von Springer Nature 2019
H. Taghizadeh, J. Benrath, *Pocket Guide Schmerztherapie*
https://doi.org/10.1007/978-3-662-55156-1_5

5.1 Amputation

- **Allgemeines**

Unterschieden werden Phantom- und Stumpfschmerzen.

- Phantomschmerzen wurden erstmalig 1554 vom französischen Chirurgen Ambroise Paré beschrieben. Es wird angenommen, dass ca. ¾ der betroffenen Patienten in der ersten Woche nach Amputation unter Phantomschmerzen leiden. Diese Zahl verringert sich nur unwesentlich im Laufe der nächsten Jahre, sodass nach 8 Jahren ca. 60 % der Patienten weiterhin über Phantomschmerzen unterschiedlicher Stärke klagen. Phantomschmerzen beschränken sich nicht auf Extremitäten und können z. B. auch nach Zahnextraktion oder Mastektomien vorkommen.

- Stumpfschmerzen kommen etwas seltener vor (5–60 %) und chronifizieren nur in 5–10 % der Fälle. Ein Nebeneinander beider Schmerzarten ist ebenfalls möglich und häufig.

- **Klinik**

- Phantomschmerzen betreffen die gesamte oder nur einen Teil der amputierten Extremität, treten erst einige Wochen nach Amputation auf und können als neuropathisch (z. B. brennend/elektrisch-einschießend) oder eher nozizeptiv (dumpf-drucken, krampfartig) beschrieben werden.

— Stumpfschmerzen betreffen die Amputationswunde und/ oder die verbleibende Extremität und werden häufig in der unmittelbaren Phase nach der Amputation als stechend-brennend und elektrisch einschießend beschrieben. Es existiert fast immer eine Parästhesie, Hyperalgesie und/ oder Allodynie im Narbenbereich, die auf Neurombildung, Narbenbildung, heterotope Ossifikationen oder sympathische Dysfunktion zurückzuführen ist. Auch schlecht-sitzende Prothesen können das Auftreten von Stumpf-schmerzen begünstigen.

- **Diagnose**
— Anamnese und klinische Untersuchung.

- **Therapie**
— Die Therapie der Amputations-/Phantomschmerzen be-ginnt idealerweise vor der eigentlichen Operation und ist Teil eines multidisziplinären Konzeptes (multimodale Schmerztherapie). Das Vorhandensein starker präoperati-ver Schmerzen in dem Amputationsgebiet erhöht die Wahrscheinlichkeit postoperativer Phantomschmerzen um 30–70 %. Daher wird postuliert, dass der präoperative Beginn einer suffizienten Schmerztherapie, die Wahr-scheinlichkeit von therapieresistenten postoperativen Schmerzzuständen verringern kann.

— Multidisziplinären Therapieansatz verfolgen (ggf. notwen-dige chirurgische Interventionen, wie z. B. Narbenkorrek-tur, Neurinomentfernung, intensive schmerztherapeutische Betreuung, rehabilitative Maßnahmen, Psychotherapie, u. a.)

▪ ▪ Medikamentöse Therapie

▬ Nichtopioidanalgetika, u. a. NSAR und Paracetamol
(bei Phantomschmerzen meist unwirksam).

▬ Antikonvulsiva, z. B. Gabapentin 600–2400 mg/d p.o. oder
Pregabalin bis zu 600 mg/d p.o.

▬ Opioidanalgetika (z. B. Tramadol, Oxycodon oder Methadon), ggf. in Kombination mit NMDA-Antagonisten
(Ketamin: kurzzeitige Wirksamkeit bewiesen, Langzeiteffekt umstritten und mit Nebenwirkungen verbunden).

▬ Amitriptylin 10–50(–150) mg p.o.

▬ Calcitonin 100–200 IE als intravenöse Infusion über
2 Stunden einmal täglich über 3–5 Tage, insbesondere bei
Patienten mit einer kurzen Schmerzanamnese (auch subkutane Gabe möglich, Studienlage uneinheitlich).

▬ Ggf. Kortisonstoßtherapie.

▬ Intravenöse Lidocain-Infusionen (z. B. 1 mg/kgKG als
Bolus über 2 min gefolgt von einer Lidocain-Infusion von
4 mg/kgKG über ca. eine Stunde) oder direkte Applikation
von Lokalanästhetika sind, wenn überhaupt, nur bei
Stumpfschmerzen aber nicht bei Phantomschmerzen hilfreich.

▬ Bei Stumpfschmerzen ist die Infiltration mit Lokalanäsle-
tika, im Einzelfall Lidocain-/Capsaicin-Pflaster und TENS-
Behandlungen zu erwägen.

▪ ▪ Nichtmedikamentöse Therapie

▬ Interventionelle Verfahren je nach Lokalisation und im
Einzelfall: Ganglion-stellatum-Blockade, lumbale
Sympathikusblockade, Neurostimulation (peripher
oder zentral wie z. B. Spinal Cord Stimulation, SCS),
Regionalanästhesieverfahren, ggf. im Einzelfall Botox-
Injektionen.

▬ Lymphdrainage, Kühlung, TENS, Ergo- und Physiotherapie, Spiegeltherapie, Biofeedback, autogenes Training,
Akupunktur.

▬ Rechtzeitige prothetische Versorgung kann die Mobilität, Unabhängigkeit und Lebensqualität der Patienten entscheidend verbessern und zur Schmerzlinderung beitragen.
▬ Psychologische Diagnostik und Therapie v. a. bei Vorhandensein von Depression und andere Psychopathologien.

▪ **Hinweis**

Aufgrund der starken Chronfizierungstendenz wird von einer Langzeitanwendung von Opioiden und anderen abhängigkeitserzeugenden Substanzen (wie z. B. Pregabalin) abgeraten. Eine psychologische Beurteilung der Patienten zur Entdeckung relevanter Komorbiditäten und Einleitung kognitiver- und verhaltenstherapeutischer Maßnahmen kann die Langzeitprognose des Patienten entscheidend positiv beeinflussen.

5.2   Arterielle Verschlusskrankheit

▪ **Allgemeines**

Schmerzen bei Durchblutungsstörungen/Ischämien sind Folge und Begleitphänomene trophischer Störungen, von denen auch die nervalen Strukturen betroffen sind. Daher finden sich sowohl nozizeptive als auch neuropathische Schmerzen.

Die nozizeptive Schmerzen, Folge der sekundären Entzündungsphänomene (auch Vaskulitiden) und Ulzerationen, sind in der Regel opioidsensibel, wohingegen die neuropathischen Schmerzen in den fortgeschrittenen Krankheitsstadien seltener mit Opioiden behandelbar sind.

Die arteriellen Durchblutungsstörungen, die zur Entstehung chronischer Schmerzen führen, sind nicht nur an den Extremitäten, wo die Schmerzen fast ausschließlich manifestiert werden, sondern auch am zentralen Nervensystem, Viszeralorganen etc. vorzufinden. Des Weiteren sind allgemein schlechte Gesundheitsstatus und Lebensqualität, bestehende Suchterkrankungen, an 1. Stelle Nikotinabusus, und psychosoziale Faktoren zu berücksichtigen.

Bedeutende Aspekte, die bei der Beurteilung der pAVK-Patienten mit chronischen Schmerzen in Betracht gezogen werden müssen, sind:

- Art und Dauer der Schmerzen, Chronifizierungsstadium,
- kognitive Störungen bis hin zur Demenz,
- Begleiterkrankungen wie z. B. koronare Herzerkrankung, Niereninsuffizienz, etc.

Die akute arterielle Durchblutungsstörung/der akute arterielle Verschluss stellt eine Notfallindikation für die Revaskularisation dar, die gleichzeitig zum Extremitätenerhalt auch die ursächliche Schmerztherapie darstellt.

Patienten mit Durchblutungsstörungen im fortgeschrittenem Stadium (arteriell, venös) leiden fast immer unter chronischen Schmerzen, sodass eine operative Intervention selten in der Lage ist, ohne einen multimodalen Ansatz eine weitere Verschlechterung der prekären Situation zu verhindern.

- **Klinik**
- Gemischt nozizeptive und neuropathische Schmerzen.
- Typischer Charakteristik ischämischer Schmerzen ist die sog. Claudicatio. Die Schmerzen werden als krampfartig und brennend beschrieben, begleitet von Kraftminderung und einer lividen Verfärbung.

- **Diagnose**
- Anamnese und klinische Untersuchung.

- **Therapie**
- ■ **Medikamentöse Therapie**
- ▬ Opioide, z. B. Morphin, Fentanyl oder Hydromorphon, sind fester Bestandteile der medikamentösen Therapie von akuten und chronischen Ischämieschmerzen. Eine alleinige Opioidtherapie ist dennoch selten indiziert und zielführend.
- ▬ Antikonvulsiva, z. B. Gabapentin oder Pregabalin.
- ▬ Trizyklische Antidepressiva, wie z. B. Amitriptylin.
- ▬ Lidocain-Infusionen: Nicht evidenzbasiert.

- ■ **Nichtmedikamentöse Therapie**
- ▬ Beendigung des Nikotinkonsums stellt die wichtigste und effektivste Maßnahme dar!
- ▬ Revaskularizationsmaßnahmen, Rekanalisation der Stenose, vasodilatierende Substanzen.
- ▬ Physikalische Therapie, Bewegungsübungen.
- ▬ Psychologische Diagnostik inklusive Beurteilung der kognitiven Funktion.
- ▬ Lumbale Sympathikusblockade (LSB) bei Schmerzen im Bereich der unteren Extremität.
- ▬ Spinal Cord Stimulation (SCS).

- ■ **Sonstiges**
- ▬ Insbesondere vor Amputationen ist die präventive Analgesie zu erwägen (▸ Abschn. 5.1).

5.3   Arthrose/Arthritis

5.3.1   Arthrose

- **Allgemeines**

Gonarthrose und Koxarthrose sind die am häufigsten vorzufindenden Arthrosen und bedingen langjährige, chronische Schmerzzustände, die auch nach Gelenkersatzoperationen teilweise oder ganz weiterbestehen bzw. aufgrund muskulärer Dysbalancen sich an anderen Orten manifestieren. Daneben kommen Spondylarthrose, Omarthrose, Arthrose des Akromioklavikulargelenks und Facettengelenkarthrose ebenfalls gehäuft vor. Ebenfalls häufig sind psoriasisbedingte Arthropathien/Arthritiden.

Arthrose ist ein natürlicher Prozess, welcher altersbedingt mehr- oder minder schwer bei den meisten Menschen vorzufinden ist. Schmerzen kommen häufig aufgrund reaktiver Arthritiden vor.

Arthrosebedingte Schmerzen können in benachbarte Gelenke und Strukturen ausstrahlen, z. B. Knieschmerzen bei Hüftgelenkarthrose.

Die Erhaltung und Verbesserung der Funktionalität wird bei Arthrose hauptsächlich durch eine nichtmedikamentöse Therapie erreicht.

- **Klinik**

Bewegungsabhängige Schmerzen, die in Ruhe deutlich nachlassen, Anlaufschmerzen. Im Verlauf Schmerzen bei Belastungen wie Treppensteigen, Bergauf- und abgehen, später auch nach längerem Laufen in der Ebene und damit verbunden auch eine Verkürzung der Gehstrecke. Im fortgeschrittenen Stadium kommt es zur Entzündungen des Gelenks (Synovitis), was weitere Bewegungseinschränkung und -schmerzen nach sich zieht.

■ **Diagnose**

Wesentliche Merkmale der Arthrose und rheumatoiden Arthritis: ◘ Tab. 5.1

◘ **Tab. 5.1**   Arthrose und rheumatoide Arthritis

	Arthrose	Rheumatoide Arthritis
Pathophysio-logie	Degenerativ Schrittweise Destruktion der Knorpelschicht	Entzündlich Synovitis mit sekundärer Destruktion des Gelenkknorpels, Pannusbildung
Alter Erstmanifestation	>50 Jahre	30–45 Jahre
Morgensteifigkeit	<30 min	>60 min
Auftreten	Belastungsschmerz, „Anlaufschmerz"	Ruheschmerz, Besserung bei Bewegung
Gelenke	Monoarthrose	Symmetrisch, >3 Gelenke geschwollen. Führt zur massiven Gelenkdeformitäten
Lokalisation	Lokalisiert. Am häufigsten Hüft- und Kniegelenke aber auch distale Interphalangealgelenke, LWS und Schultergelenke betroffen	Generalisiert. Am häufigsten Metacarpophalangeal-, Hand-, Ellenbogen-, Schulter-, Sprung- und kleine Fußgelenke betroffen
Schmerzcharakter	Bohrend, stechend. Schmerzausstrahlung	Dumpf, brennend. Schmerzen häufig nur in den betroffenen Gelenke
Tagesrhythmik	Eher abends	Eher morgens

Tab. 5.1   (Fortsetzung)

	Arthrose	Rheumatoide Arthritis
Klinische Untersuchung	Krepitation bei aktiver Bewegung, keine Überwärmung des Gelenks	Ulnardeviation, Rheumaknoten, schmerzhafte Schwellung der proximalen Interphalangealgelenke, Metacarpophalangeal- oder Handgelenke, Schwanenhalsdeformität
Blutuntersuchung	BSG <40 mm/h	Hohe BSG, CRP erhöht, ANA erhöht (nur in 30 %), ACPA, bzw. Anti-CCP-AK fehlen. RF nicht spezifisch, gelegentl. Anämie und Thrombozytose
Rheumafaktor	Niedriger Titer	Hoher Titer
Radiologie	Osteophyten, subchondrale Sklerose, schmaler Gelenkspalt	Erosionen, Entmineralisierung

BSG Blutsenkungsgeschwindigkeit, *CRP* C-reaktives Protein, *ANA* antinukleäre Antikörper, *ACPA* anti-citrullinated protein antibodies (deutsch *Anti-CCP-AK*, Antikörper gegen das zyklische citrullinierte Peptid, CPP), *RF* Rheumafaktoren

- **Therapie**

Die Therapie der Arthrose beruht auf 3 Säulen:

1. Nichtmedikamentöse Therapie,
2. medikamentöse Therapie,
3. operative Behandlung.

Abb. 5.1 erläutert eine differenzierte Vorgehensweise bei der Auswahl der geeigneten konservativen Therapieansätze.

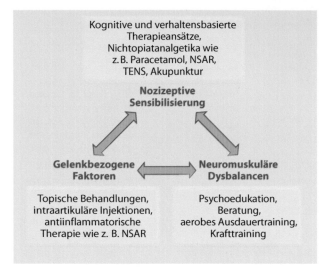

◘ Abb. 5.1   Differenzierte Therapie arthrosebedingten Schmerzen

■ ■ **Medikamentöse Therapie**
▬ Paracetamol, in einer Dosierung von 2 bis maximal 4 g/Tag (mäßige Wirksamkeit aber exzellentes Risikoprofil).
▬ Bei nicht ausreichender Wirksamkeit NSAR, darunter am häufigsten Ibuprofen, Diclofenac und Naproxen (◘ Tab. 5.2).
▬ COX-2-Hemmer: Celecoxib (z. B. Celebrex), Etoricoxib (z. B. Arcoxia).
▬ Metamizol (z. B. Novalgin) in einer Dosierung von 2 bis maximal 4 g/Tag.
▬ Opioidanalgetika: Die Effektivität der Langzeittherapie ist nicht bewiesen. In der Kurzzeittherapie (bis zu 12 Wochen) häufig in Kombination mit Nichtopioidanalgetika einsetzbar. Tramadol und Tilidin werden hierbei am häufigsten

▪ Tab. 5.2 Häufig verwendete NSAR in der Therapie von Arthrose- und rheumabedingten Schmerzen

Substanz	Tages-höchst-dosis [mg]	Mittlere Tages-dosis oral [mg]	Elimina-tions-HWZ [h]	Besonderheit
Ketoprofen	300	150–300	1,5–2,5	–
Diclofenac	150	100–150	1–3	Gelegentlich Trans-aminasenerhöhung, selten Hepatitis bzw. Cholestase, präferenzielle COX-2-Inhibition
Ibuprofen	2.400	1.200–2.400	2–4	Relativ geringe antiphlogistische Potenz
Dexibupro-fen	1.200	800	2–4	Soll weniger GI-NW als das Racemat verursachen
Indometa-cin	150	50–150	4–11	ZNS-Nebenwir-kungen häufiger
Naproxen	1.250	500–1.000	12–15	Höherer Rate gas-trointestinale Be-schwerden aber geringeres kardiales Risiko
Meloxicam	15	7,5–15	15–20	Partiell selektive COX-2-Inhibition, lange HWZ
Piroxicam	20	10–20	50	Lange HWZ

HWZ Halbwertzeit, *GI-NW* gastrointestinale Nebenwirkungen

eingesetzt. Vorteile: fehlende Organtoxizität, Nachteile: Nebenwirkungen.

— Intraartikuläre Injektion von Kortikosteroiden sind dann sinnvoll, wenn die Arthrose als eindeutige Ursache der Schmerzen feststeht. Effektivität bei Langzeittherapie nicht nachgewiesen, maximal 2–3 Injektionen pro Jahr und Gelenk, Risiko von Infektionen ist beträchtlich!

— Intraartikuläre Hyaluroninjektion: Wirkmechanismus ungeklärt, aber Effektivität bezüglich Schmerzreduktion gegenüber Placebo und NSAR belegt.

— Topische Applikation von NSAR-haltiger Salbe: Therapieversuch gerechtfertigt, NNT von 3,1.

— Teufelskrallen-Extrakt 2×480 mg/d p.o.

Nebenwirkungen aller NSAR

— **Magen und Darm:** Übelkeit, Erbrechen, Völlegefühl, Magen-Darm-Geschwüre; die Häufigkeit der Magen-Darm-Störungen nimmt bei Anwendung höherer Dosierungen und bei Kombination von verschiedenen Antiphlogistika zu

— **Allergische und pseudoallergische Reaktionen:** Pruritus, Exantheme, Ödeme, Stevens-Johnson-Syndrom, Bronchospasmus, allergischer Schock

— **Haut und Schleimhaut:** Steigerung der Lichtempfindlichkeit, Mundschleimhautentzündung, Haarausfall, Störung des Nagelwachstums

— **Zentrales Nervensystem:** Kopfschmerzen, Schwindel, Müdigkeit, Sehstörungen, Konzentrationsschwäche, Verwirrtheit

— **Blut:** Leukozytopenie, Agranulozytose, aplastische Anämie, Panzytopenie, Thrombozytopenie, reversible Hemmung (im Gegensatz zu ASS!) der Thrombozytenaggregation

- **Leber:** Transaminasenerhöhung (meist passager), cholestatische Hepatose
- **Niere:** Kreatininanstieg, Nierenversagen, Hämaturie, Blasenbeschwerden
- **Herz und Kreislauf:** Herzklopfen, Unterschenkelödeme, Blutdruckanstieg
- **Weitere unerwünschte Arzneimittelwirkungen:** Strumawachstum (v. a. bei Pyrazolonen), Ohrensausen und Schwerhörigkeit (nur bei Salicylaten)
- **Arzneimittelinteraktionen:** besonders mit oralen Antikoagulanzien (z. B. Phenprocuomon über CYP2C9), Antihypertensiva (z. B. Sartane über CYP2C9 und ACE-Hemmer über renalen Eliminationsweg) und Methotrexat (aufgrund reduzierter renaler Elimination)

■ ■ Nichtmedikamentöse Therapie

- Gewichtsreduktion,
- Bewegungstherapie (Bewegungsübungen bis zur Schmerzgrenze),
- Physiotherapie mit Kräftigung der gelenkstabilisierenden Muskulatur,
- Eispackungen, Eismassagen,
- Patientenschulung,
- Akupunktur: Effektivität bei Gonarthrose. Frühzeitiger Einsatz bei anderen arthrosebedingten Schmerzen gerechtfertigt.
- Psychologisch-verhaltensmedizinische Maßnahmen.

■ ■ Sonstiges

- Extrakte aus Weidenrinde oder Brennesselblättern sowie Kohlwickel bei Kniearthrose können ebenfalls eingesetzt werden!

5.3.2   **Rheumatoide Arthritis**

- ▪ **Allgemeines**

Entzündliche Systemerkrankung des Bindegewebes mit chronisch-fortschreitendem Charakter, die am häufigsten die Gelenke betrifft.

- ▬ Ca. 1 % der Bevölkerung ist von rheumatischen Beschwerden betroffen.
- ▬ Arthritis betrifft fast immer mehrere Gelenke, auch Wirbelsäulengelenke. Arthrose, insbesondere bei großen Gelenken, kann auch monoartikulär vorkommen.
- ▬ Arthritische Beschwerden werden im Gegensatz zu Schmerzen bei Arthrose bei Bewegung besser.
- ▬ Die medikamentöse Therapie spielt bei rheumatoider Arthritis eine zentrale Rolle, die nichtmedikamentösen Verfahren sollten aber trotzdem nicht vernachlässigt werden.

- ▪ **Klinik**

Morgensteifigkeit und Schwellung der Finger- und Handgelenke, Druckschmerzhaftigkeit und eingeschränkte Beweglichkeit (Faustschluss nicht möglich), verminderte Kraft.

- ▪ **Diagnose**

Anamnese und klinische Untersuchung, Laboruntersuchung inklusive Rheumafaktor, CCP-Antikörper (ACCP, anti citrullinated protein antibodies).

Bei unverhältnismäßig starken, monoartikulären Beschwerden sollte eine septische Arthritis ausgeschlossen werden.

- **Therapie**
- - **Medikamentöse Therapie**

Die Pharmakotherapie der rheumatoiden Arthritis kann in 4 Kategorien eingeteilt werden:

- Nichtsteroidale Antirheumatika (NSAR, NNT 1,6–3,0).
- Glukokortikoidtherapie. Bietet den Vorteil des raschen Wirkeintritts und kann daher der verzögerten Wirkung der „disease modifying antirheumatic drugs" (DMARD) überbrücken. Erhaltungstherapie mit Low-dose-Prednisolon (5–7,5 mg/Tag).
- Nicht-NSAR-Analgetika.
- Basistherapie mit krankheitsmodulierenden Therapeutika (DMARD; ◘ Tab. 5.3).

Eine effektive Therapie setzt die gleichzeitige Gabe von Medikamenten aus mindestens 2 Kategorien voraus. Dabei ist der frühzeitige Einsatz von Basistherapeutika entsprechend der Krankheitsaktivität zu erwägen.

❶ Cave
Eine ausschließlich medikamentöse Therapie der rheumatoiden Arthritis ist ungünstig, allerdings spielt die medikamentöse Therapie mit ihren verschiedenen Facetten die zentrale Rolle.

- - **Nichtmedikamentöse Therapie**
- Orthopädische Maßnahmen (konservative Maßnahmen und rheumachirurgische Interventionen),
- physikalische Therapie, Ergotherapie,
- psychosoziale Betreuung.

◻ Tab. 5.3 Häufig verwendete Basistherapeutika bei rheumatoider Arthritis, deren Dosierung und Nebenwirkungen

Substanz	Dosierung	Nebenwirkungen	Anmerkungen
Methotrexat (MTX)	Initial 7,5–15 mg, Dauerdosis 7,5–25 mg 1-mal/Woche p.o./i.m., i.v., Dosis individuell	Dermatitis, Stomatitis, Haarausfall; Kopfschmerzen, Übelkeit, Diarrhö; Transaminasenanstieg, Leberzirrhose; Eosinophilie, Zytopenien, Makrozytose; Pneumonitis; vermehrte Infektanfälligkeit; Fieber; vermehrte Rheumaknotenbildung; Teratogenität, Abort. Nebenwirkungen sind z. T. durch Folinsäuregabe vermeidbar	Wirkeintritt nach 1–2 Monaten. Meist verwendetes Basistherapeutikum. Im 1. Monat 1-mal pro Woche, ab dem 2. Monat 1-mal 14-tägig, ab dem 4. Monat 1-mal pro Monat klinische Kontrolle inklusive Befragung nach Husten/Dyspnoe und Blutbild (inklusive Thrombozyten, Differenzialblutbild), Leberwerte, Kreatinin/Urinstatus. Gängige Kombination: MTX, SSZ, HCQ (O'Dell-Schema)

Sulfazalazin (SSZ)	Woche 1: 1-mal 500 mg, Woche 2: 2-mal 500 mg, Woche 3: 3-mal 500 mg	Pruritus, Exantheme, allergische Konjunktivitis, erhöhte Leberenzymwerte, Müdigkeit, Muskelschwäche, Übelkeit, Bauchschmerzen. Bei Agranulozytose mit schwerem allgemeinem Krankheitsgefühl verbunden mit Fieber, Schüttelfrost und Schleimhautentzündungen SSZ sofort absetzen!	Indikationen: Häufig eingesetzt als Monotherapie bei geringer Aktivität oder in Kombination. Wirkeintritt nach 2–3 Monaten. In den ersten 3 Monaten 14-tägig, ab dem 4. Monat monatlich und ab dem 7. Monat 2-monatlich klinische Kontrolle und Blutbild (inklusive Thrombozyten, Differenzialblutbild), Leberwerte, Kreatinin/Urinstatus
Hydroxy-chloroquin (HCQ)	2-mal 200 mg p.o.	Nausea, Appetitlosigkeit, Diarrhö (häufigste NW); Störungen von Akkommodation und Farbensehen, Einlagerungen in die Kornea oder Retina (selten!); Kopfschmerzen, Schwindel, Schlafstörungen; Neuropathie, Tachykardie, Übelkeit, Bauchschmerzen	Wirkeintritt nach 4–6 Monaten

◘ Tab. 5.3 (Fortsetzung)

Substanz	Dosierung	Nebenwirkungen	Anmerkungen
Infliximab (Remicade)	3 mg/kg KG als Infusion alle 4–8 Wochen, ggf. Kombination mit MTX	Hohes Risiko für schwere bakterielle und opportunistische Infektionen, einschließlich Tbc; Neutropenie, Anämie, Verschlechterung einer bestehenden Herzinsuffizienz, Bauchschmerzen, Übelkeit, Diarrhö, Transaminasenanstieg, Kopfschmerzen, Konjunktivitis	Wirkeintritt nach 2–3 Wochen. Vor Therapie Ausschluss einer aktiven Tuberkulose, Kombination mit MTX der Monotherapie mit MTX überlegen
Adalimumab (Humira)	40 mg 1-mal pro Woche s.c. mit Pen oder Fertigspritze	Infektion des Respirationstrakts, hohes Risiko für schwere bakterielle und opportunistische Infektionen, einschließlich Tbc, Leukopenie, Anämie, Depression, Schlafstörung, Kopfschmerzen, Konjunktivitis, Schwindel, Tachykardie	Bei Kombination mit Methotrexat Gabe jede 2. Woche. Wirkeintritt nach 1–2 Wochen

| Etanercept (Enbrel) | 25 mg s.c. 2-mal pro Woche | Infektion der oberen Atemwege, Zystitis, hohes Risiko für schwere bakterielle und opportunistische Infektionen, einschließlich Tbc; allergische Reaktionen, Pruritus, erhöhte Leberenzyme | Wirkeintritt nach 1–2 Wochen |
| Anakinra (Kineret) | 100 mg/Tag s.c. über Fertigspritze | Hohes Risiko für schwere bakterielle und opportunistische Infektionen, einschließlich Tbc; Kopfschmerzen, allergische Reaktionen, Neutropenie, Thrombozytopenie, Transaminasenanstieg | Wirkeintritt nach 1–2 Monaten. |

5.4   Bauchschmerzen: akut und chronisch

■ **Allgemeines**

Es handelt sich hierbei um viszerale, somatische oder übertragene Schmerzen.

Die Differenzialdiagnose abdomineller Beschwerden ist sehr groß, die Unterscheidung der Ursache aus schmerztherapeutischer Sicht allerdings von nachrangiger Bedeutung. Entscheidend ist die Kategorisierung in akut und chronisch, da die ersteren ein sofortiges und konsequentes schmerztherapeutisches Handeln erfordern. Die chronischen abdominellen Beschwerden hingegen können eine Domäne der multimodalen Schmerztherapie sein, sofern die ursächliche Behandlung der zugrundeliegenden Erkrankung zu keiner Beschwerdefreiheit führt.

Im Gegensatz zu der, bisweilen immer noch herrschenden Meinung, wird die Diagnosestellung durch eine zeitige und adäquate Schmerztherapie nicht erschwert. Die Anamneseerhebung ist, insbesondere bei akutem Abdomen, im Vergleich zur bildgebende Diagnostik (Sonographie, CT, MRT) von nachrangiger Bedeutung. Dennoch sollte die Schmerztherapie so erfolgen, dass die Vigilanz des Patienten durch die Analgetika möglichst wenig beeinträchtigt ist, was in Notfallsituationen nicht immer gelingen kann.

Abdominelle Schmerzen nach Traumata sind gesondert zu betrachten.

5.4.1   Akutes Abdomen

■ **Definition**

Starke abdominellen Schmerzen mit meist intraabdominellen, selten auch extraabdominellen Ursachen, die mitunter einen lebensbedrohlichen Charakter haben können.

▪ Allgemeines

Folgende Differenzialdiagnosen müssen beim Vorliegen eines akuten Abdomens dringend ausgeschlossen werden:

- Ileus,
- Mesenterialischämie,
- Aortenaneurysma,
- Myokardinfarkt,
- Extrauteringravidität,
- Hohlorganperforation.

▪ Klinik

Dumpf-druckende, schlecht lokalisierbare viszerale Schmerzen bei Affektion der Abdominalviszera, bzw. stechend-schneidende, gut lokalisierbare somatische Schmerzen bei Irritation des parietalen Peritoneums.

Weitere entscheidende klinische Kriterien zur Eingrenzung der Diagnose sind: Lokalisation, Schmerzbeginn/-verlauf, -dauer, -intensität, -ausstrahlung, Provokationsfaktoren und ggf. rezidivierender Charakter.

▪ Diagnose

Anamnese, Untersuchung, Labor (inkl. Schwangerschaftstest), Sonographie, CT-Diagnostik.

▪ Differenzialdiagnose

In ◻ Tab. 5.4 sind die wichtigsten Differenzialdiagnosen abdomineller Schmerzen nach Lokalisation zusammengefasst.

▪ Therapie
▪▪ Medikamentöse Therapie

- Nichtopioidanalgetika z. B. Metamizol, Butylscopolamin (z. B. Buscopan).
- Opioide (z. B. Piritramid, Morphin).

▣ Tab. 5.4 Wichtigste Differenzialdiagnosen abdomineller Schmerzen nach Lokalisation

Schmerz-lokalisation	Sofort auszuschließende Diagnosen	Weitere Diagnosen
Genera-lisiert	Hohlorganperforation, Aneurysmata, Mesenterialischämie	Diabetische Ketoazidose, akute Pankreatitis
Periumbilikal	Appendizitis, Dünndarmileus, rupturiertes Aortenaneurysma, Mesenterialischämie	Gastritis, Pankreatitis, Umbilikalhernie
Epigastrisch	Aneurysmata, Magenperforation	Ösophagitis, Pankreatitis, Ulzera
Rechter Oberbauch	Chole(zysto)lithiasis, Cholangitis	Cholezystitis, Duodenalulzera, Pankreatitis, Pneumonie, subphrenischer Abszess
Linker Oberbauch	Milzruptur	Magenulzera, Pneumonie, Pankreatitis, subphrenischer Abszess, Nierenbeckenentzündung
Suprapubisch	Harnverhalt, Extrauteringravidität, Divertikulitis	Entzündung im Bereich des kleinen Beckens: Harnwegsinfekt, Zystitis
Rechter Unterbauch	Appendizitis, Meckel-Divertikel, eingeklemmte Hernie, Retroperitonealhämatom	M. Crohn, Harnleiterkoliken, Divertikulitis
Linker Unterbauch	Extrauteringravidität, eingeklemmte Hernie, Retroperitonealhämatom	Divertikulitis, Obstipation, Reizdarmsyndrom
Flanken	Retroperitonealhämatom	Pyelonephritis, Nephrolithiasis

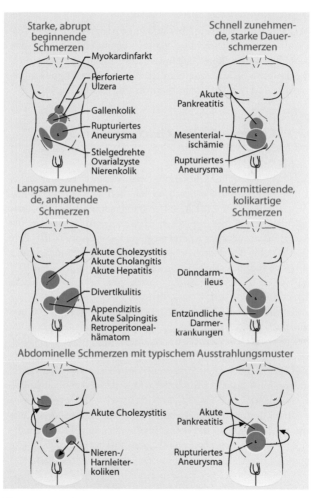

□ Abb. 5.2 Differenzialdiagnose abdomineller Schmerzen bei Erwachsenen anhand der Lokalisation

■ ■ **Nichtmedikamentöse Therapie**

Das akute Abdomen wird, bis auf einige Ausnahmen (u. a. Urämie, diabetische Ketoazidose, akute intermittierende Porphyrie, Sichelzellanämie, akute Leukämie, Schwermetallvergiftung, Entzug, Purpura Schönlein-Hennoch, systemischer Lupus erythematodes und Myokardinfarkt) chirurgisch behandelt.

5.4.2 Chronische Bauchschmerzen

■ **Allgemeines**

Zum Zeitpunkt einer schmerztherapeutischen Präsentation bestehen die abdominelle Beschwerden häufig seit über 3 Monaten, fast alle Patienten haben bereits verschiedene (Fach)ärzte konsultiert und die typischen Ursachen, insbesondere der akuten Bauchschmerzen, sind ausgeschlossen worden. Bei dem Patienten, bei denen keine organische Ursache gefunden wurde, wird eine funktionelle Störung zu 90 % angenommen, bei 10 % ergibt sich in der Spezialdiagnostik eine seltene organische Ursache.

Die häufigsten Ursachen chronischer, abdomineller Schmerzen sind: Laktoseintoleranz, Obstipation, gastrointestinaler Reflux, chronisch-entzündliche Darmerkrankungen und Reizdarm-Syndrom.

Chronische Bauchschmerzen können als chronisch-intermittierende oder chronische Dauerschmerzen auftreten (► Übersicht).

Bei abdominalchirurgischen Eingriffen, insbesondere Laparoskopien, können Nervenläsionen, darunter Läsionen des N. femoris cutaneus lateralis, N. genitofemoralis und N. ilioinguinalis, auftreten, die chronische Schmerzen verursachen.

Differenzialdiagnose chronischer Bauchschmerzen
- Chronisch-intermittierende Bauchschmerzen
  - Abdominelle Migräne
  - Bauchwandhernie
  - Bauchmuskelzerrung
  - Verwachsungsbauch
  - Akute intermittierende Porphyrie
  - Laktoseintoleranz
  - Choledocholithiasis, Cholezystitis
  - Chronische Zystitis
  - Morbus Crohn
  - Endometriose
  - Mesenterialischämie
  - Ovarialzyste
  - Colitis ulcerosa
  - Sigmadivertikulose
  - Obstipation
  - Parasitäre Erkrankungen (z. B. Giardiasis)
  - Chronische intermittierende Pseudoobstruktion (CIPO)
  - Somatisierungsstörung
  - Münchhausen-Syndrom
  - Psychogene (Konversions)Schmerzen
- Chronische abdominelle Dauerschmerzen
  - Verwachsungsbauch
  - Neuralgien N. femoris cutaneus lateralis, N. genito-femoralis und N. ilioinguinalis
  - Chronische Pankreatitis
  - Intraabdominelle Malignome
  - Reizdarmsyndrom (Colon irritabile)
  - Funktionelle Dyspepsie
  - Somatisierungsstörung
  - Münchhausen Syndrom

■ **Klinik**

Intermittierend auftretende oder dauerhaft vorhandene abdominelle Schmerzen ohne organisches Korrelat. Häufig vorhandene Begleitpsychopathologien wie Angst und Depression, Z. n. traumatischen, physischen oder sexuellen Gewalterfahrungen. Schmerzlinderung durch Ablenkung.

> **Klinik der chronisch-funktionellen abdominellen Schmerzen**
> — Wiederholte Angabe intensiver Schmerzen mit Notwendigkeit notfallmedizinischer Behandlungen ohne klinisches und laborchemisches Korrelat
> — Weigerung psychosozialer Stressoren als Trigger anzuerkennen
> — Forderungen nach weiteren diagnostischen und invasivtherapeutischen Maßnahmen, trotz bis dahin negativer Befunde
> — Anpassungsstörung und Katastrophisierung. Beharrliches Bestehen auf Schmerzfreiheit als Therapieziel
> — Vorhandensein psychischer Komorbiditäten wie Depression und Angststörung, traumatische Erlebnisse in der Anamnese

■ **Diagnose**

— Anamnese und klinische Untersuchung,
— Labordiagnostik bestehend aus Blutbild, Entzündungsparameter, Bilirubin, Transaminasen, γ-GT, AP, Kreatinin, Harnstoff,
— bildgebende Verfahren, z. B. CT oder MRT.

Typischen Lokalisationen chronischer abdomineller Schmerzen sind in ◻ Abb. 5.3 dargestellt.

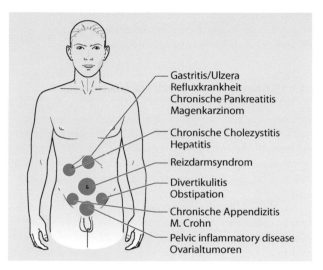

■ **Abb. 5.3**   Typische Lokalisation einiger chronischer abdomineller Schmerzen

Labels in figure:
Gastritis/Ulzera
Refluxkrankheit
Chronische Pankreatitis
Magenkarzinom

Chronische Cholezystitis
Hepatitis

Reizdarmsyndrom

Divertikulitis
Obstipation

Chronische Appendizitis
M. Crohn

Pelvic inflammatory disease
Ovarialtumoren

■ **Therapie**
■ ■ **Medikamentöse Therapie**
Eine medikamentöse Langzeittherapie ist häufig weder sinnvoll noch indiziert.

■ ■ **Nichtmedikamentöse Therapie**
— Sonographisch-gesteuerte diagnostische Blockade der Nn. femoris cutaneus lateralis, genitofemoralis und ilio-inguinalis, beim Erfolg ggf. Weiterführung als therapeutische Blockadeserie.
— Sympathische Blockaden/Neurolysen, wie z. B. Plexus-coeliacus-Blockade oder Hypogastricus-Blockade,
— autogenes Training, progressive Muskelrelaxation nach Jakobson,

- Osteopathie (keine ausreichende Evidenz!),
- psychologische Betreuung/Psychotherapie,
- stationäre psychosomatische Behandlung.

5.4.3 Chronische Unterbauchschmerzen

Der Überwiegende Anteil der Patienten mit chronischen Unterbauchschmerzen sind Frauen. Männliche Patienten sind selten und zumeist von chronischen Prostatitiden betroffen. Die möglichen Diagnosen bei (chronischen) Unterbauchschmerzen der Frau sind hingegen vielfältig und in ◘ Abb. 5.4 zusammengefasst.

Nachfolgend werden nur einige, besonders häufige Krankheitszustände näher erläutert, die als mögliche Differenzialdiagnose bei chronischen Unterbauchschmerzen der Frau, in Frage kommen.

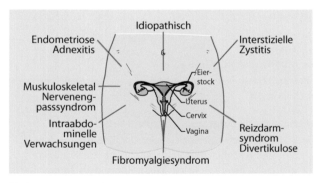

◘ **Abb. 5.4**   Die häufigsten Ursachen von Unterbauchschmerzen bei nichtschwangeren Frauen. (Mod. nach Cheong u. Stones 2006)

Adnexitis

- **Allgemeines**
- Die Innervation der Ovarien erfolgt durch vagale (sakrale Wurzeln 2–4) als auch thorakolumbale Wurzeln Th10–11.
- Die von den Adnexen ausgehende Schmerzen im Rahmen einer Adnexitis (Oophoritis und/oder Salpingitis) werden häufig als Unterbauchschmerzen mit Ausstrahlung in die lumbosakralen Abschnitte der Wirbelsäule, paroxysmal auftretend, krampfartig oder als Dauerschmerz beschrieben.

- **Klinik**

Die akuten Adnexitiden sind eine ausschließliche Domäne der Gynäkologie. Bei chronischen Adnexitiden können chronische Unterbauchschmerzen als Erstmanifestation die Patientinnen zunächst in schmerztherapeutischen Einrichtungen vorstellig werden lassen.

- **Diagnose**

Sonographie, gynäkologische Untersuchung, mikrobiologische Befundung.

- **Differenzialdiagnose**

Schmerzen bei Eisprung.

- **Therapie**

Antibiose nach Resistenzbestimmung, NSAR (z. B. Ibuprofen, Diclofenac).

Endometriose

- **Allgemeines**
- Zweithäufigste gynäkologische Erkrankung ab der Pubertät nach Uterusmyom. Prävalenz ca. 2–20 % bei Frauen im gebärfähigen Alter, ca. die Hälfte mit anhaltendem Therapiebedarf.

- Häufig unterschätztes, schmerzmedizinisch bedeutsames, Krankheitsbild.
- Vorkommen als Endometriosis genitalis interna (Endometriumherde im Myometrium), Endometriosis genitalis externa (Enodemtrioseherde auf dem Peritoneum viscerale und parietale des Uterus, der Tuben, der Ovarien aber auch des Blasendachs, Fossa ovarica, Lig. sacrouterina und der Beckenwand) und Endometriosis extragenitalis (Endometrioseherde am Darm, Harnblase, Harnleiter, Niere, Harnröhre, Zwerchfell und selten auch andere Organe, z. B. Lunge).

▪ **Klinik**

Periodenabhängige, selten auch periodenunabhängige Unterbauch-, Flanken- oder Rückenschmerzen, Dysmenorrhö, Dyspareunie, Defäkationsschmerzen, Dysurie. Extragenitale Herde können sich, entsprechend der Lokalisation (Darm, Harnblase, Lunge, etc.), durch zyklisch auftretende Symptome wie z. B. Hämatochezie, Makrohämaturie oder Hämoptoe manifestieren.

❯ Die Kombination aus unerfülltem Kinderwunsch und Unterbauchschmerzen muss sofort an Endometriose denken lassen!

▪ **Diagnostik**

Ausführliche Anamnese über Lokalisation, Art und Schwere der Schmerzen, Zyklusabhängigkeit, Dyspareunie, hormonelle Therapie, Kinderwunsch, Obstipation, Defäkationsschmerzen, Schulter-/Oberbauchschmerzen (Zwerchfellendometriose), neurologische Auffälligkeiten im Bereich der unteren Extremität und/oder Beinschmerzen (Plexus-sacralis-Infiltration), Nabelschmerzen (Nabelendometriose), Hämoptyse (Lungenendometriose).

- **Differenzialdiagnose**

Abdominelle Adhäsionen, v. a. nach multiplen Voroperationen, Colon irritabile, interstitielle Zystitis, muskuloskelettale Schmerzen, Depression, sexueller Missbrauch, Somatisierungsstörung.

- **Therapie**

Symptomatische Therapie mit NSAR (z. B. Ibuprofen, Naproxen) 1–2 Tage vor Beginn der Menstruation bzw. der Beschwerden, Paracetamol, Metamizol, Amitriptylin niedrigdosiert (z. B. als Tropfen), TENS und Physiotherapie (zur Behandlung von Beckenbodenverspannungen).

Gynäkologische Vorstellung, operative und/oder hormonelle Therapie, falls nicht bereits erfolgt.

- **Besonderheiten**
- Schweregrad der Beschwerden mit Ausmaß des Endometriosebefalls häufig nicht korreliert.
- Rezidivrate nach operativen/hormonellen Behandlungen bis zu 80 %.
- Zeitintervall zwischen Symptombeginn und Diagnosestellung im Schnitt ca. 6–8 Jahre!
- Endometrioseherde können sich durchaus auch unter hormoneller Therapie entwickeln und zu azyklischen Beschwerden führen.

Chronische, interstitielle Zystitis

- **Allgemeines**
- Häufig bei Patientinnen mit FMS vorzufinden.
- Dominanz des weiblichen Geschlechts (ca. 90 %).
- Assoziation mit vorangegangenen operativen Eingriffen des kleinen Beckens (am häufigsten Hysterektomie).

- ■ **Klinik**
- ▬ Dysurie, Pollakisurie und Nykturie,
- ▬ krampfartige Schmerzen im kleinen Becken,
- ▬ Dyspareunie.

- ■ **Diagnose**
- ▬ Anamnese,
- ▬ Urologische Diagnostik inklusive urodynamische Untersuchungen.

- ■ **Therapie**
- ■■ **Medikamentöse Therapie**
- ▬ NSAR, z. B. Ibuprofen,
- ▬ Paracetamol,
- ▬ Kurzzeitige antibiotische Therapie, z. B. mit Nitrofurantoin.

- ■■ **Nichtmedikamentöse Therapie**
- ▬ Psychotherapie.

- ■■ **Sonstiges**
- ▬ Über erfolgreiche topische Anwendung von Amitriptylin als Gel wurde im Rahmen von Einzelfallbeschreibungen berichtet (keine ausreichende Evidenz).

5.5   CRPS (Chronic Regional Pain Syndrome)

- ■ **Allgemeines**
- ▬ Die Inzidenz beträgt ca. 20/100.000/Jahr. Frauen sind 3-mal häufiger betroffen.
- ▬ CRPS betrifft häufiger die obere Extremität (obere Extremität : untere Extremität = 2:1).
- ▬ Entwicklung mit variabler Latenz nach Extremitätentrauma. Weder Traumaart noch Ausdehnung sind für die

Entwicklung eines CRPS ausschlaggebend. Bei Zutreffen der Diagnosekriterien und nachweisbarer Nervenverletzung spricht man von CRPS II ansonsten von CRPS I (■ Abb. 5.5).

— Bei ca. 50 % der Patienten ist mit einer bleibenden Behinderung zu rechnen.

— Stellung psychologischer Faktoren bei der Entstehung eines CRPS wird kontrovers diskutiert. Bei Patienten mit gravierender psychischer Traumatisierung oder Erkrankung kommt es aber nicht selten zu einer Dekompensation der Vorerkrankung und dadurch auch zu einem komplikationsreichen Verlauf.

Eine erhöhte Inzidenz von CRPS besteht bei Patienten mit:
— Intraartikulären, dislozierten Frakturen, rheumatoider Arthritis,
— sehr hoher Schmerzintensität innerhalb der ersten Woche nach der Fraktur,
— niedriger Lebensqualität zum Zeitpunkt der Erstuntersuchung.

- **Klinik**
— Beschwerdebild nicht auf ein Nervenversorgungsgebiet, einen Plexus, eine Nervenwurzel oder Traumafolgen zurückzuführen.
— Störungen des vegetativen Nervensystems, z. B. Hautdurchblutung (Temperatur/Verfärbung) und Schwitzen, Ödeme.
— Motorische Funktionsstörung, z. B. Einschränkungen der aktiven und passiven Beweglichkeit, Störungen der Feinmotorik über schmerzbedingte Kraftminderung bis hin zu Pseudoparesen, Tremor, Myoklonien und Dystonien.
— Ruhe- und Belastungsschmerzen, Gelenk- und gelenknahe Druckschmerzen.
— Störungen in der Körperwahrnehmung (gestörte Propriozeption, Fehlwahrnehmung, dissoziative Symptome).

— Trophische Störungen der Haut und Hautanhangsgebilde (Haare/Nägel), des Unterhautgewebes und der Knochen („High-turn-over"-Osteoporose). Die Veränderungen treten an den gelenknahen Strukturen auf, was zu aktiven und passiven Bewegungseinschränkungen, Kontrakturen und teilweise rasch zu schwer behandelbaren Gelenkfehlstellungen der Extremität führen kann. An der unteren Extremität kommt es zu Veränderungen des Fußgewölbes und Fehlfehlstellungen der Zehen mit der Folge der erschwerten Abrollbewegung. Sekundär können auch proximale Gelenke betroffen sein.

— Für die Existenz eines CRPS mit ausschließlicher Affektion eines proximalen Gelenks (z. B. Knie) ohne Einschluss der akralen Gelenke gibt es noch keine sicheren Belege.

— Einzelne Akren können ausgespart sein, aber wenn der Befund nur große Gelenke ohne Akrenbeteiligung betrifft, sollte die Diagnose CRPS nur mit größter Zurückhaltung gestellt werden.

— Klinisch unterscheiden sich CRPS I und II nur durch die zusätzlichen neurologischen Ausfälle beim CRPS II.

— Ob psychologische Faktoren die Entstehung eines CRPS beeinflussen, wird kontrovers diskutiert.

■ **Diagnose**

Die Diagnose CRPS ist eine klinische Diagnose und wird durch Anamneseerhebung sowie orthopädisch-neurologische klinische Untersuchung gestellt. Die von der IASP geforderten Diagnosekriterien (Budapest-Kriterien) sind in ◘ Abb. 5.5 aufgeführt.

■■ **Apparative Diagnostik**

— **Röntgendiagnostik**: Nur bei ca. 50 % der Patienten zeigen sich nach 4–8 Wochen charakteristische generalisierte kleinfleckige osteoporotische gelenknahe Veränderungen.

CRPS-Diagnosekriterien (Budapest-Kriterien)

Folgende 4 Diagnoseverfahren müssen erfüllt

1) Anhaltender Schmerz, der durch das Anfangstrauma ☐
   nicht (mehr) erklärt wird

2) Anamnese: Mindestens ein Symptom aus 3 der 4 fol- ☐
   genden Kriterien
   – ☐ Hyperalgesie, ☐ Hyperästhesie, ☐ Allodynie,
   – ☐ Asymmetrie der Hauttemperatur,
   – ☐ Veränderung der Hautfarbe,
   – ☐ Asymmetrie im Schwitzen, ☐ Ödem,
   – ☐ Reduzierte Beweglichkeit, ☐ Dystonie, ☐ Tremor,
   – ☐ „Paresen" (im Sinne von Schwäche),
   – ☐ Veränderungen des Nagel-/Haarwachstum

3) Untersuchung: Mindestens ein Symptom aus 2 der 4 ☐
   folgenden Kriterien
   – ☐ Hyperalgesie auf spitze Reize, ☐ Allodynie, ☐ Schmerz
        bei Druck auf die Gelenke/Knochen/Muskeln
   – ☐ Asymmetrie der Hauttemperatur,
   – ☐ Veränderung der Hautfarbe,
   – ☐ Asymmetrie im Schwitzen, ☐ Ödem,
   – ☐ Reduzierte Beweglichkeit, ☐ Dystonie, ☐ Tremor,
   – ☐ „Paresen" (im Sinne von Schwäche),
   – ☐ Veränderungen des Nagel-/Haarwachstum

4) Eine andere Erkrankung erklärt die Symptome nicht ☐
   hinreichend

◼ **Abb. 5.5**   Budapest-Kriterien

Nur indiziert, um andere posttraumatische Veränderungen zu beurteilen.

━ **MRT**: Darstellbarkeit eines Ödems tieferer Strukturen. Nach Gadoliniumgabe kommt es zu einer diskreten Signalanhebung, was für eine gestörte Gefäßpermeabilität spricht. Bei Arthritiden ist dies geringer ausgeprägt. Wegen der sehr geringen Spezifität ist das MRT nicht zur Diagnostik des CRPS geeignet.

- **3-Phasen-Szintigraphie mit Tc-99-m-Diphosphonat:** In den ersten 6–9 Monaten beträgt die Spezifität 50 %. Zu sehen sind bandförmige gelenknahe Anreicherungen als Zeichen des gesteigerten Knochenstoffwechsels in den späteren Aufnahmen, wobei nur Areale beurteilt werden dürfen, die keine traumabedingte Stoffwechselerhöhung aufweisen.
- **Hauttemperatur:** Wiederholte Messungen mit einer Temperaturdifferenz von mehr als 1–2 Grad Celsius unterstützen die Diagnosestellung.
- **QST-Messung:** Diese dient nicht der Diagnostik aber der genaueren Charakterisierung der Schmerzsymptome.

- **Therapie**
- **Medikamentöse Therapie**
- NSAR, z. B. Ibuprofen, Diclofenac oder Naproxen,
- COX-2-Hemmer,
- antineuropathische Therapie, z. B. Gabapentin 300 mg p.o., Beginn mit 300 mg abends, Dosissteigerung bis zum Zieldosis von 900–1.800 mg p.o. über 2–3 Wochen. Es liegen nur Studien für Gabapentin vor. Evidenzgrad B. Dosierungen zwischen 1.200 und 2.400 mg/Tag erscheinen sinnvoll, ggf. Erhöhung bis 3.600 mg/d. Aufdosierung ▶ entsprechendes Therapieschema.
- Kortisonstoßtherapie, z. B. Prednisolon 100 mg p.o. mit Dosisreduzierung um 25 mg in 4-tägigem Abstand (Prednisolon 1,5 mg/kgKG/d initial, über 2,5 Wochen ausschleichen). Wirkt antiinflammatorisch und antiödematös. Einsatz im frühen, entzündlichen Stadien sinnvoll (Evidenzgrad A).
- Calcitonin, z. B. 100 IE s.c. oder als intravenöse Infusion in 500 ml NaCl 0,9 % über 2 Stunden für 1–2 Wochen (Studienlage uneinheitlich). Führt zu Osteoklastenaktivitätsminderung und Analgesie.

- Bisphosphonate: z. B. Alendronsäure 10 mg/d bzw. 70 mg/ Woche bzw. Kurzinfusion mit Aclasta einmalig: Mittel der ersten Wahl bei CRPS nach Frakturen der oberen oder unteren Extremität. Evidenzgrad A. Bei anderen Ursachen des CRPS ist die Rechtfertigung der Therapie fraglich und sollte daher nicht durchgeführt werden.

■■ Nichtmedikamentöse Therapie

- Physiotherapie mit verhaltenstherapeutischen Elementen: Normalisierung zwischen Sensorik und Motorik auf kortikaler Ebene, Reduktion der Angst im Umgang mit der betroffenen Extremität.
- Ergotherapie/Spiegeltherapie: Reduktion der schmerzhaften Bewegungsmuster.
- Psychotherapie/Entspannungsverfahren. Krisenintervention, Imaginations-, Entspannungsverfahren, Therapie der psychischen Komorbiditäten.
- Sympathische Grenzstrangblockaden: Bei einer Untergruppe von Patienten mit CRPS kann eine Aktivierung des Sympathikus zu einer Erregung der Schmerzfasern führen und die Allodynie verstärken (SMP, sympathisch unterhaltener Schmerz). Die Diagnosestellung des SMP kann nur durch einen analgetischen Effekt der Sympathikusblockade (Probeblockade) diagnostiziert werden.
    - Ganglion-stellatum-Probeblockade (2–3 in einer Woche), falls erfolgreich Blockadeserie (10–15 Blockaden) bzw. lumbale Sympathikusneurolyse nach erfolgreicher Probeblockade. Auch Regionalanästhesieverfahren wie z. B. axilläre Plexusblockaden oder Periduralanalgesie können im Einzelfall erfolgreich eingesetzt werden.
    - Spinal Cord Stimulation: Aktivierung hemmender Bahnen in den Hintersträngen des Rückenmarks (nur bei Patienten ohne psychische Komorbidität, bei therapierefraktären Schmerzen und positiver Probestimulation).

▪ ▪ Sonstiges

Die erfolgreiche Therapie des CRPS benötigt einen frühen multidisziplinären Ansatz, ansonsten ist eine neurofunktionelle Rehabilitation unwahrscheinlich.

Der Therapieplan enthält folgende Schritte (▯ Abb. 5.6):

1. Solange Ruheschmerz und Ödem vorliegen, sollten diese vorrangig behandelt werden. Entlastung ist indiziert und alle schmerzverstärkenden Maßnahmen sind kontraindiziert, da sie das CRPS aggravieren und zu jedem Zeitpunkt reaktivieren können.
2. Erst danach erfolgt die Therapie der Bewegungsschmerzen und schrittweise Aktivierung der Extremität.

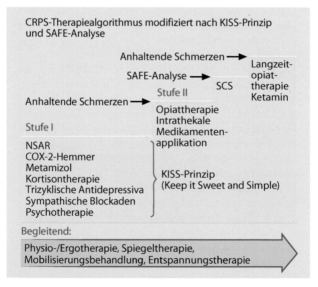

▯ **Abb. 5.6** CRPS-Therapiealgorithmus. *SAFE* Safety, Appropriateness, Fiscal neutrality (Cost-effectiveness) and Efficacy

3. Als letzter Schritt wird die Behandlung der funktionellen Störungen (Bewegung, Sensorik) angesehen. Dabei stehen die funktionell-orthopädische Rehabilitation und psychosoziale Reintegration im Vordergrund.

5.6 Fibromyalgiesyndrom

- **Allgemeines**

Das Fibromyalgiesyndrom (FMS) ist nicht mit somatoformer Schmerzstörung, bzw. chronischer Schmerzstörung mit somatischen und psychischen Faktoren gleichzusetzen. Auch die synonyme Verwendung von „chronic widespread pain" (CWP) mit FMS ist falsch. Die Unterscheidung von „primärem" und „sekundärem" FMS ist obsolet. Statt „Fibromyalgie" wird der Terminus Fibromyalgiesyndrom bevorzugt, da es sich um einen Symptomenkomplex handelt. Altersgipfel 24–50 Jahre, Erkrankungsbeginn um das 35. Lebensjahr.

CWP ist als Schmerzsyndrom mit Schmerzen in mehreren Körperregionen in einem Zeitraum von >3 Monaten definiert (◘ Abb. 5.7). Prävalenz des CWP in der erwachsenen Bevölkerung 10 %, Verhältnis Frauen zu Männer = 2:1. Kontinuum von CWP zu FMS in der Anzahl der Symptome, Zunahme der affektiven Störungen und der funktionellen Beeinträchtigung.

FMS als Symptomenkomplex aus chronischen (mindestens 3 Monate bestehenden) Schmerzen in mehreren Körperregionen und zusätzlich Schlafstörung bzw. nichterholsamer Schlaf und vermehrte körperliche und geistige Erschöpfung. Prävalenz des FMS (nach Kriterien des American College of Rheumatology) in der erwachsenen Bevölkerung 1–2 %, Verhältnis Frauen zu Männer = 4:1 bis 6:1. Die Kriterien eines FMS und die einer anhaltenden somatoformen Schmerzstörung erfassen zum Teil überlappende, zum Teil unterschiedliche klinische Symptome von Personen mit chronischen Schmerzen in mehreren Körperregionen ohne spezifischen somatischen Krankheitsfaktor. Das

FMS kann mit depressiven Störungen assoziiert sein, ist aber nicht als depressive Störung zu klassifizieren.

■ Definition/Klinik

Symptomenkomplex aus chronischen Schmerzen in mehreren Körperregionen, Schlafstörung bzw. nichterholsamer Schlaf, Müdigkeit und Erschöpfungsneigung. Hinzu kommen häufig Morgensteifigkeit, Konzentrations- und Antriebsschwäche sowie Gedächtnisstörung.

Die chronischen Schmerzen finden sich häufig im Bereich der Sehnenansätze. Die Erschöpfung kann körperlich und/oder psychisch sein, häufig besteht eine Assoziation mit depressiven Störungen.

■ Diagnose

Anamnese und Klinik und vollständige körperliche Untersuchung. Das Fibromyalgiesyndrom kann neben anderen, somatischen Ursachen der Symptome (internistische, orthopädische oder neurologische Erkrankungen) bestehen. Zur Diagnostik gehören Laborbefunde (BB, CRP, CK, Kalzium, TSH und Vitamin D).

Psychologische Untersuchung und ggf. psychotherapeutische Behandlung wird im Rahmen des bio-psycho-sozialen Schmerzmodels (▶ Kap. 1) allgemein, sowie bei vermehrter psychischer Symptombelastung (Angst, Depression), Vorhandensein von aktuellen schwerwiegenden psychosozialen Stressoren, aktuellen oder früheren psychiatrischen Behandlungen, schwerwiegenden biographischen Belastungsfaktoren und maladaptiver Krankheitsverarbeitung empfohlen.

Für die Diagnosestellung ist das Vorhandensein von Schmerzen in mehreren Köperregionen (4 von 5 Regionen), ein Widespread Pain Index (WPI) von ≥7 und Symptom Severity Score (SSS) von ≥5 bzw. WPI 4–6 und SSS von ≥9 und die entsprechende Dauer der Beschwerdesymptomatik (mindestens 3 Monate) erforderlich (◘ Abb. 5.7).

> **❯** Die Diagnose des Fibromyalgiesyndroms erfolgt symptom-
> basiert, wird nicht per Ausschluss gestellt und kann
> unabhängig von und neben anderen Diagnosen bestehen.
> Der Nachweis von Tenderpoints ist für die Diagnose nicht
> (mehr) notwendig (ACR 2016).

ACR-Kriterien 2016
- Generalisierte Schmerzen in 4 von 5 Körperregionen
- Anhaltende Schmerzen von annährend gleiche Intensi-
  tät über mindestens 3 Monaten
- WPI ≥7 und Symptom Severity Score (SSS) von ≥5 bzw.
  WPI 4–6 und SSS von ≥9

■■ Laboruntersuchung
- Blutsenkungsgeschwindigkeit, C-reaktives Protein,
  kleines Blutbild (z. B. Polymyalgia rheumatica, rheuma-
  toide Arthritis),
- Kreatininkinase (z. B. Muskelerkrankungen),
- Kalzium (z. B. Hyperkalziämie),
- TSH basal (z. B. Hypothyreose).

■ Differenzialdiagnose
- Hypothyreose,
- Arzneimittelnebenwirkungen (z. B. Statine),
- entzündlich-rheumatische Erkrankungen,
- chronisch entzündliche Muskelerkrankungen,
- Infektionen mit Auswirkung auf das Bewegungssystem
  (z. B. Borreliose),
- Vitamin B_{12}-/Eisenmangel,
- Psoriasis mit Gelenkbeteiligung,
- disseminierte Tumorerkrankungen (z. B. Plasmozytom),
- Hämochromatose,
- myofasziale Schmerzsyndrome,

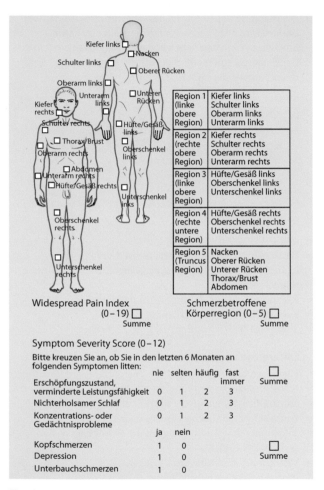

Region 1 (linke obere Region)	Kiefer links Schulter links Oberarm links Unterarm links
Region 2 (rechte obere Region)	Kiefer rechts Schulter rechts Oberarm rechts Unterarm rechts
Region 3 (linke obere Region)	Hüfte/Gesäß links Oberschenkel links Unterschenkel links
Region 4 (rechte untere Region)	Hüfte/Gesäß rechts Oberschenkel rechts Unterschenkel rechts
Region 5 (Truncus Region)	Nacken Oberer Rücken Unterer Rücken Thorax/Brust Abdomen

Widespread Pain Index (0–19) ☐
Summe

Schmerzbetroffene Körperregion (0–5) ☐
Summe

Symptom Severity Score (0–12)

Bitte kreuzen Sie an, ob Sie in den letzten 6 Monaten an folgenden Symptomen litten:

	nie	selten	häufig	fast immer	☐ Summe
Erschöpfungszustand, verminderte Leistungsfähigkeit	0	1	2	3	
Nichterholsamer Schlaf	0	1	2	3	
Konzentrations- oder Gedächtnisprobleme	0	1	2	3	

	ja	nein	
Kopfschmerzen	1	0	☐ Summe
Depression	1	0	
Unterbauchschmerzen	1	0	

◼ **Abb. 5.7** Diagnosekriterien eines Fibromyalgiesyndroms. (Mod. nach ACR 2016) Widespread Pain Index (0–19), schmerzbetroffene Regionen (0–5) und Symptom Severity Index (0–12)

— multiple Sklerose,
— Depression,
— anhaltende somatoforme Störung,
— PTBS (posttraumatische Belastungsstörung).

- **Therapie**
- - **Basistherapie**
— Ausführliche Aufklärung über die Diagnose. Erläuterung, dass den Beschwerden keine organische Erkrankung zugrunde liegt. Erörterung des bio-psycho-sozialen Krankheitsmodells (► Kap. 1).
— Es wird empfohlen, dass bei Patienten mit relevanten Beeinträchtigungen von Alltagsfunktionen bei Diagnosestellung im Rahmen eines mehrere Therapieoptionen umfassenden Behandlungskonzepts folgende ambulante Behandlungen angeboten und/oder veranlasst werden:

- - **Nichtmedikamentöse Therapie**
— Aerobes Ausdauertraining von geringer bis mittlerer Intensität (z. B. schnelles Spazierengehen, Walking, Fahrradfahren bzw. Ergometertraining, Tanzen, Aquajogging),
— Funktionstraining (Trocken- und Wassergymnastik),
— Entspannungsverfahren,
— Meditation/meditative Bewegungstherapie (Tai-Chi, Qi-Gong, Yoga),
— kognitive Verhaltenstherapie,
— Akupunktur (zeitlich begrenzt).

- - **Medikamentöse Therapie**
— Amitriptylin (10–50 mg/d) p.o. zeitlich befristet.
— Duloxetin 60 mg/d p.o. (bei Depression und/oder generalisierter Angststörung). Kein Einfluss auf Schlaf, hohe Abbruchrate (ca. 33 %).

- Pregabalin 150–450 mg p.o. bei gleichzeitigem Vorliegen von generalisierter Angststörung und wenn Amitriptylin kontraindiziert. Patientenakzeptanz gering, Abbruchrate in randomisiert-kontrollierter Studien ca. 30 %.
- Quetiapin 50–300 mg p.o. bei Major-Depression und fehlendem Ansprechen auf Duloxetin.
- Kontraproduktiv sind die Gabe von NSAR, Opioiden und die Anwendung von Massagen.
- Wegen uneindeutiger Datenlage keine negative oder positive Empfehlung für: Gabapentin, schwache Opioide, ASS, Paracetamol und Metamizol.
- Es gibt Hinweise, die für eine Effektivität des Ambroxols p.o. oder als Gel in der Behandlung von Schmerzen bei Fibromyalgiepatienten sprechen (Datenlage für eine klinische Empfehlung nicht ausreichend).

> **Multimodale Therapie durch spezialisierte Zentren!**

■ ■ **Langzeitbetreuung**
- (Teil)stationäre multimodale Therapie mit anschließender ambulanter Fortführung.
- Stärkung der Selbstverantwortung und Eigenaktivität.
- Zeitlich befristete Gabe von Duloxetin oder Fluoxetin bzw. Paroxetin oder Pregabalin.

Für den Einsatz von folgenden Therapieoptionen besteht **stark negative Empfehlungen** (S3-Leitlinie Fibromyalgiesyndrom 2017):
- NSAR, Neuroleptika, Muskelrelaxanzien, Ketamin, Lokalanästhetika, Kortikosteroide, Calcitonin, Anxiolytika, antivirale Substanzen, Dopaminagonisten, Hormone, Hypnotika, Interferon, Serotoninantagonistenm
- stark wirksame Opioide, Cannabinoide, MAO-Hemmer,
- invasive Schmerztherapie: Periduralanalgesie (PDA), Sympathikusblockaden,
- hyperbare Oxygenierung,

- Massage, Tenderpoint-Injektionen, TENS, Elektrokrampf-
  therapie,
- Homöopathie,
- Nahrungsergänzungsprodukte.

5.7   Iliosakralgelenkssyndrom

- **Allgemeines**
- Ursache von 15–30 % der chronischen, nicht-radikulären
  Rücken- bzw. Kreuzschmerzen.
- Risikofaktoren sind Beinlängendifferenz, Gangstörung,
  länger anhaltende sportliche Überlastung, Skoliose,
  Spondylodesen mit Sakrumanschluss, Schwangerschaft
  und seronegative Spondylarthropathien.

- **Klinik**

Kreuzschmerzen mit oder ohne Ausstrahlung in die Oberschenkel und/oder Leiste, einseitige Schmerzen beim Aufstehen
aus sitzender Position.

Druckschmerzen im Bereich des Gelenks, Schmerzverstärkung durch Treppensteigen.

Die unterschiedlichen Schmerzausstrahlungsmuster bei
ISG-Syndrom sind in ◘ Abb. 5.8 dargestellt.

- **Diagnostik**
- **Vorlaufphänomen**: Ertasten beider Iliosakralgelenke von
  dorsal und im Stehen mit den Daumen, danach Vergleich
  des „Daumenvorlaufs" beider Seiten während der maxima-
  len Rumpfbeugung mit gestreckten Knien. Wenn sich eine
  Seite weiter nach vorne bewegt (Vorlauf) deutet das auf
  eine Dysfunktion hin.
- **Mennel-Zeichen**: Hyperextension des gestreckten Beines
  in Bauchlage bei gleichzeitiger Fixierung des Beckens
  durch Druck auf Kreuzbein (▶ Anhang).

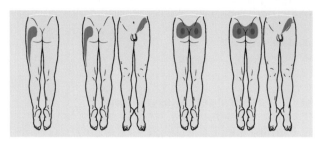

▣ Abb. 5.8   Schmerzausstrahlungsmuster bei ISG-Syndrom

━ **FABER** (Flexion, Abduktion, Außenrotation): Schmerz-
  angabe im unteren LWS-Bereich wird als Zeichen eines
  ISG-Syndroms, Schmerzen in der Leiste wird als Hüftge-
  lenkpathologie gedeutet (Patrick-Zeichen, ▶ Anhang).
━ Bildgebende Diagnostik wie Röntgenaufnahmen, CT
  (Sensibilität 58 %, Spezifität 69 %) und MRT.

■ **Therapie**
■■ **Medikamentöse Therapie**
━ NSAR, z. B. Ibuprofen,
━ Paracetamol,
━ Metamizol,
━ COX-2-Hemmer, wie z. B. Celecoxib oder Etoricoxib.

■■ **Nichtmedikamentöse Therapie**
━ Physiotherapie,
━ (ultraschallgesteuerte) Infiltration des Iliosakralgelenks
  bzw. des periartikulären Bandapparats mit Lokalanästhetika (und ggf. Kortikosteroiden).

5.8   Kopf- und Gesichtsschmerzen

5.8.1   Kopfschmerzen

■ **Allgemeines**

Kopfschmerzen werden eingeteilt in:

— **Primäre Kopfschmerzen**: Kopfschmerzen vom Spannungstyp, Migräne, Clusterkopfschmerzen und

— **sekundäre Kopfschmerzen**: durch Medikamentenübergebrauch, hypertensive Entgleisung, nach Kopf- oder HWS-Trauma bzw. -Operation, durch Gefäßanomalien im Kopf- oder Halsbereich, durch Infektionen, Substanzgebrauch oder -entzug, durch psychische Störungen, durch Medikamentennebenwirkung, Erkrankungen der Augen, Ohren, Nase, Nasennebenhöhlen, Zähne oder Mund.

❯ Migräne und Kopfschmerzen vom Spannungstyp machen zusammen ca. 90 % aller Kopfschmerzen aus.

■ **Einteilung**

Der Kopfschmerz (KS) wird nach der International Headache Society (IHS) in 14 Hauptgruppen mit insgesamt über 200 Kopfschmerzformen eingeteilt (International Classification of Headache ICHD-II).

■■ **Teil 1: Primäre Kopfschmerzerkrankungen**

92 %, ohne zugrunde liegende Erkrankung eines anderen Organsystems:

— Migräne,

— Kopfschmerz vom Spannungstyp,

— Clusterkopfschmerz und andere trigeminoautonome Kopfschmerzerkrankungen,

— andere primäre Kopfschmerzen.

■ ■ **Teil 2: Sekundäre Kopfschmerzerkrankungen**

8 %, mit zugrunde liegender Erkrankung eines anderen Organsystems. Kopfschmerz zurückzuführen auf:

- Kopf- und/oder HWS-Trauma,
- Gefäßstörungen im Bereich des Kopfs oder des Halses,
- nichtvaskuläre intrakranielle Störungen,
- eine Substanz oder deren Entzug,
- eine Infektion,
- eine Störung der Homöostase,
- Erkrankungen des Schädels sowie von Hals, Augen, Ohren, Nase, Nebenhöhlen, Zähnen, Mund oder anderen Gesichts- oder Schädelstrukturen,
- psychische Störungen.

■ ■ **Teil 3: Kraniale Neuralgien, zentraler und primärer Gesichtsschmerz und andere Kopfschmerzen**

- Kraniale Neuralgien und zentrale Ursachen von Gesichtsschmerzen,
- Andere Kopfschmerzen, kraniale Neuralgien, zentrale oder primäre Gesichtsschmerzen.

■ **Erfassung der Kopf- bzw. Gesichtsschmerzform**

Vor Beginn der Behandlung sollte jeder Kopfschmerzpatient einen Kopfschmerzkalender ausgehändigt bekommen und diesen einige Wochen bis zur Diagnosesicherung und Therapieeinleitung führen (zu finden auf der Homepage der Dt. Migräne- und Kopfschmerzgesellschaft, DMKG: http://www.dmkg.de).

■ ■ **Kopfschmerzanamnese**

- Erstbeginn,
- Dauer des Kopfschmerzes,
- Dauer einer Schmerzattacke,
- Stärke des Kopfschmerzes,
- Lokalisation und Ausstrahlung,
- Schmerzcharakter bzw. dessen Änderung,

- Begleitsymptome (Übelkeit, Erbrechen, Phono- und Photophobie, Augentränen und -rötung),
- familiäre Belastung,
- Warnsymptome (Fieber, Nackensteifigkeit, zunehmende Müdigkeit, Schwindel, Ataxie),
- Voruntersuchungen.

Red flags
- Hypertensive Entgleisung, Blutdruck >230/120 mmHg
- Traumabedingte Blutung, z. B. Subduralhämatom
- Meningitis/Enzephalitis
- Riesenzellarteriitis (Arteriitis temporalis)
- Glaukom
- Tumore/Metastasen

Kopfschmerzen vom Spannungstyp

- Allgemeines
- Der Begriff Spannungstyp impliziert zwar eine erhöhte Muskelspannung im Hals oder Nacken, eine Kausalität ist jedoch damit nicht verbunden.
- Häufigster Kopfschmerztyp. Betrifft ein Großteil der Bevölkerung (bis zu 40 % haben mindestens eine Kopfschmerzattacke im zurückliegenden Jahr),
- wird den primären Kopfschmerztypen zugeordnet,
- kommt als chronischer (>15 Tage/Monat bzw. 180 Tage/Jahr seit 3 Monaten) oder episodischer (<15 Tage/Monat bzw. 180 Tage/Jahr) Kopfschmerz vor.
- Er wird häufig mit Kopfschmerzen bei Sinusitis (frontalis) verwechselt. Letztere sind jedoch mit Druck-/Klopfschmerzen, Fieber und eitrigem Abfluss über die Nase verbunden und kommen selten episodisch vor.

◻ Tab. 5.5 Die wichtigsten Merkmale und Diagnosekriterien der häufigsten Kopfschmerztypen

	Migräne	Kopfschmerzen vom Spanungstyp	Clusterkopfschmerz	Kopfschmerzen durch Medikamentenübergebrauch
Alter der Erstmanifestation (Jahren)	20–30	30–40	25–36	–
Attackendauer (unbehandelt oder erfolglos behandelt)	4–72 h[a]	30 min bis 7 d	15–180 min	permanent
Lokalisation	Meist halbseitig	Holocephal	Temporal, periorbital	Holocephal
Charakter	Pochend-pulsierend	Dumpf-drückend, beengend	Ziehend-stechend, bohrend	Dumpf-drückend
Phasen	Prodromi, Aura, Kopfschmerzphase, Postdromi			
Intensität (NRS)	Mäßig bis starke (5–8)	Leicht bis mittlere (2–5)	Stark (8–10)	Leicht bis stark (2–8)
Verstärkung	Körperliche Aktivität, z. B. Treppensteigen	I. d. R. keine	Bewegungsdrang	I. d. R. keine

	Frauen > Männer		Männer > Frauen	
Epidemiologie				
Obligate Symptome	≥5 Attacken, die Kriterien Attackendauer, 2 der Hauptkriterien (Lokalisation, Charakter, Verstärkung, Intensität) und ein Begleitsymptom erfüllen und nicht auf andere Erkrankungen zurückzuführen sind	10 Episoden, die Kriterien Attackendauer, 2 der Hauptkriterien (Lokalisation, Charakter, Verstärkung, Intensität) erfüllen, keine/milde Übelkeit/Erbrechen	≥5 Attacken, die alle Hauptkriterien (Lokalisation, Attackendauer/-frequenz) erfüllen und mindestens ein Begleitsymptom, das nicht auf andere Erkrankungen zurückzuführen ist	Analgetikaeinnahme an mindestens 10–15 Tagen/Monat
Begleitsymptome	Übelkeit, ggf. Erbrechen, Photo- und Phonophobie	Keine oder nur milde Übelkeit/Erbrechen, Photo- oder Phonophobie (nicht beides)	Rhinorrhö, verstopfte Nase, Ptosis, Miosis, Lakrimation, konjunktivale Injektion	–
Fokal-neurologische Defizite	Aura	Keine	Horner-Syndrom	Keine

◻ **Tab. 5.5** (Fortsetzung)

	Migräne	Kopfschmerzen vom Spanungstyp	Clusterkopfschmerz	Kopfschmerzen durch Medikamententenübergebrauch
Auslöser	Wetter, Nahrung, Menstruation, Stress	Stress, Bildschirm-arbeit	Zirkadiane Bindung, Häufung im Frühjahr und Herbst = „Cluster"	Keine
Frequenz	1–10 Attacken/Monat	Sporadisch bis täglich	1–6(–12)/Tage	Je nach Primärkopfschmerz permanent
Chronische Form	≥15 Attacken/Monat innerhalb von 3 Monaten	≥15 Attacken/Monat innerhalb von 3 Monaten	>1 Jahr	≥15 Attacken/Monat bzw. 180 Tage/Jahr
Therapie der Wahl	Triptane	NSAR	Sauerstofftherapie (7–15 Liter/min), ggf. Triptane s.c./nasal	Schrittweise Reduktion oder Absetzen der Analgetika

ᵃ Schläft ein Patient während einer Attacke ein und wacht schmerzfrei auf, gilt die Zeit bis zum Erwachen als Attackendauer

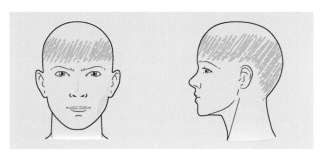

◻ Abb. 5.9 Schematische Schmerzlokalisation bei Kopfschmerzen vom Spannungstyp

■ **Klinik**

Mittelstarke, dumpf-drückende, bilaterale (häufig bifrontal, bioccipital oder nuchal; ◻ Abb. 5.9), gelegentlich auch holozephale, episodische Kopfschmerzen. Bei einer Häufigkeit von mehr als 15 Kopfschmerztagen/Monat bzw. 180 Tagen/Jahr spricht man vom chronischen Spannungskopfschmerz.

Die Kopfschmerzepisoden dauern in der Regel einige Stunden, können aber 30 min bis zu mehreren Tagen anhalten.

Der Schmerz wird als „wie eine Haube oder ein Ring auf dem Kopf" beschrieben, ist bereits beim morgendlichen Aufstehen vorhanden und nimmt an Intensität im Laufe des Tages zu. Leichte tägliche Verrichtungen sind möglich, keine Verstärkung der Kopfschmerzen durch normale körperliche Aktivität; es besteht allenfalls eine leichte Begleitsymptomatik.

■ **Diagnostik**

Anamnese und klinische (neurologische) Untersuchung. Eine apparative Diagnostik, bzw. fachärztliche Konsiliaruntersuchung ist nur in Ausnahmefälle und beim Vorliegen von neurologischen Auffälligkeiten bzw. Hinweis auf sekundäre Kopfschmerzen (z. B. nach HWS-Operationen) von Nutzen.

Die Diagnosekriterien der IHS sind erfüllt, wenn 2 der folgenden 4 Schmerzcharakteristika vorliegen:

- bilateral,
- anhaltend, dumpf-drückend, nicht pulsierend,
- leicht bis mittelschwer (NRS 2–5),
- durch körperliche Aktivität nicht verstärkt.

Die Diagnosekriterien der 3 Hauptformen der Kopfschmerzen vom Spannungstyp sind in nachfolgender Übersicht aufgeführt.

Sporadisch auftretender episodischer Kopfschmerz vom Spannungstyp

A. Wenigstens 10 Episoden, die die Kriterien B–D erfüllen und durchschnittlich an <1 Tag/Monat (<12 Tage/Jahr) auftreten.

Häufig auftretender episodischer Kopfschmerz vom Spannungstyp

A. Wenigstens 10 Episoden, die die Kriterien B–D erfüllen und durchschnittlich an > 1 Tag/Monat, aber <15 Tagen/Monaten über mindestens 3 Monate auftreten (= 12 Tage und <180 Tage/Jahr)

Chronischer Kopfschmerz vom Spannungstyp

A. Ein Kopfschmerz, der die Kriterien B–D erfüllt, tritt an durchschnittlich > 15 Tagen/Monat über mindestens 3 Monate (mindestens 180 Tage/Jahr) auf

Kriterium B–D

B. Die Kopfschmerzdauer liegt zwischen 30 Minuten und 7 Tagen (bei chronischer Form für Stunden bis kontinuierlich vorhanden)

C. Der Kopfschmerz weist mindestens 2 der folgenden
   Charakteristika auf:
   1. Beidseitige Lokalisation
   2. Schmerzqualität drückend bis beengend, nicht
      pulsierend
   3. Leichte bis mittlere Schmerzintensität
   4. Keine Verstärkung durch körperliche Routineaktivitä-
      ten wie Gehen oder Treppensteigen
D. Beide folgenden Punkte sind erfüllt:
   1. Keine Übelkeit oder Erbrechen (Appetitlosigkeit kann
      auftreten). Bei chronischer Form weder Erbrechen
      noch mittlere bis starke Übelkeit
   2. Photophobie oder Phonophobie, nicht jedoch beides
      kann vorhanden sein. Bei chronischer Form höchstens
      eines: milde Übelkeit oder Photophobie oder Phono-
      phobie
E. Nicht auf eine andere Erkrankung zurückzuführen

- **Therapie**
- **Akuttherapie**

Die Therapie erfolgt meist durch Selbstmedikation, Kombinationspräparate sind den Monosubstanzen überlegen.

— Fixe Kombination aus Acetylsalicylsäure, Paracetamol und
  Koffein bzw. aus Paracetamol und Koffein.
— Acetylsalicylsäure >1,0–1,2 g als Brausetabletten (Aspirin
  plus C = 0,4 g pro Tablette). **Cave:** Bei Kindern <12 Jahren
  wegen der Gefahr des Reye-Syndroms kein ASS!
— Diclofenac (Voltaren): 2-mal 75 mg p.o. (maximal 150 mg/
  Tag).
— Ibuprofen (Aktren, Anco, Dolormin): 400–600 mg p.o.
  (maximal 2.400 mg/Tag).
— Paracetamol (Ben-u-ron): ≥1,0 g rektal oder ggf. p.o. oder
  i.v. (maximal 100 mg/kgKG/Tag).

— Metamizol (Novalgin): 500–1.000 mg i.v. oder p.o. bei anamnestisch positivem Effekt (Effektivität sonst durch Studien nicht belegt).

■■ **Nichtmedikamentöse Therapie/Prophylaxe**

— Entspannungsverfahren,
— Stressbewältigungstraining,
— EMG-Biofeedback,
— progressive Muskelrelaxation nach Jakobson.

■■ **Medikamentöse Kotherapie**

— Antidepressiva
  — Amitriptylin (Saroten, Laroxyl): Medikament der 1. Wahl.
    – 1. Woche abends 10 mg p.o. (bei älteren Patienten evtl. mit 5 mg beginnen),
    – 2. Woche abends 25 mg p.o.,
    – 3. Woche: 25–0–25 mg/Tag p.o., Steigerung bis 75 mg ED (maximal 150 mg).
  — Doxepin (Aponal) 25–150 mg/Tag p.o.
  — Imipramin (Tofranil) 30–150 mg/Tag p.o.
  — Trimipramin 25–150 mg/Tag p.o.
  — Clomipramin (Anafranil) 10–10–0 bis 25–25–0 mg/Tag p.o.
  — Mirtazapin (Remergil) 15–45 mg/Tag p.o.

❯ Eine prophylaktische Therapie sollte bei den Patienten erwogen werden, die mehr als 3 Tage im Monat kopfschmerzbedingt in ihrem Alltag vollständig eingeschränkt sind.

Migräne

■ **Definition**

Hemikranieller pulsierender KS (◘ Abb. 5.10) mittlerer bis starker Intensität, unbehandelt mit einer Dauer von 4–72 h, der sich

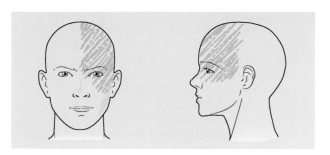

◼ **Abb. 5.10** Schematische Schmerzlokalisation bei Migräne

durch körperliche Aktivität verstärkt, begleitet von vegetativen Symptomen (Photo- und/oder Phonophobie, Übelkeit bis Erbrechen).

Chronische Migräne: Migräne mit mehr als 15 Kopfschmerztagen pro Monat.

▪ **Allgemeines**
▬ Prävalenz: ca. 6–8 % der Männer und 12–14 % der Frauen in den westlichen Industrieländern; vor der Pubertät ca. 4–5 % mit gleicher Geschlechterverteilung,
▬ erbliche Disposition.
▬ Migräne im Kindesalter persistiert bei 50 % der Betroffenen in der Pubertät und geht häufig mit vegetativen Begleitsymptomen (z. B. Schwindel) einher.
▬ Beginn der Erwachsenenmigräne meist zwischen dem 10. und 20. Lebensjahr (häufig mit Beginn der Pubertät). Maximum bezüglich Häufigkeit und Intensität zwischen dem 30. und 45. Lebensjahr, bei Frauen Abnahme der Häufigkeit mit der Menopause.
▬ Migräneattacken geht in 20–60 % der Fälle ein Prodromalstadium von 8–48 h Dauer voraus. Prodromi sind Hypo- und Hyperaktivität, Heißhunger, depressive oder euphorische Stimmungslage, Konzentrationsstörungen, Unruhe.

━ Migräneauslöser sind Stress, Ruhe nach Stress, hormonelle
Schwankungen (menstruationsassoziiert), Alkoholgenuss,
Veränderung des Schlaf-Wach-Rhythmus, Hunger.

━ Es gibt eine hohe Komorbidität mit:
  ━ Kardio- oder zerbrovaskulären Ereignissen: hohes
    Risiko für Apoplex bei Patientinnen <55 Jahre,
    Rauchen, orale Kontrazeptiva,
  ━ kongenitalen Herzfehlern,
  ━ psychischen Erkrankungen: deutliche Komorbidität
    (28 %) mit Depression!

❶ Cave
Am häufigsten ist Medikamentenübergebrauch für Symptome verantwortlich, die eine chronische Migräne vermuten lassen.

■ **Einteilung**

━ Rund 85 % Migräne ohne Aurasymptomatik (einfache
Migräne)

━ Rund 15 % Migräne mit Aurasymptomatik (komplizierte
bzw. klassische Migräne)

Eine Aura ist eine neurologische Reiz- bzw. Ausfallserscheinung,
die sich innerhalb von 5–20 min entwickelt und maximal 60 min
anhält und typischerweise 60 min vor dem Migräneanfall beendet ist. Aurasymptome sind, auch in Kombination: unspezifische
Sehstörungen, Lichtblitze, Flimmerskotome, Fortifikationen
(gezackte Lichtlinien), auch Gesichtsfeldausfälle, Sprach- und
Gleichgewichtsstörungen.

■ **Klinik**

━ Starke, pulsierende, halbseitige Kopfschmerzen von
4–72 Stunden Dauer, begleitet von Übelkeit, Licht- und
Lärmempfindlichkeit, ggf. Erbrechen, rezidivierend mit
schmerzfreien Intervallen.

- Verstärkung durch körperliche Aktivität (im Gegensatz zum Kopfschmerz vom Spannungstyp).
- Kopfschmerzen, die länger als 7 Tage anhalten, lenken den Verdacht auf zusätzlichen KS vom Spannungstyp oder medikamenteninduzierten KS.
- Status migraenosus: >7 Tage anhaltender KS oder anfallfreies Intervall <4 h.
- Bei Migräne mit Aura treten vor Beginn der Kopfschmerzen passagere, neurologische Reiz- oder Ausfallerscheinungen wie Flimmern/Doppelbilder, Sensibilitätsstörungen, Paresen, Sprech- oder Sprachstörungen, Schwindel/Gleichgewichtsstörung, Hörstörung und/oder unspezifische Symptome wie Müdigkeit, Reizbarkeit, Lust auf Süßes/Schokolade auf.
- Ca. ⅔ der Migräne-Attacken sind streng einseitig. Die Seite kann zwischen zwei Attacken und auch während einer Attacke wechseln.

■ ■ **Sonderformen**
- Autosomal-dominante, familiäre hemiplegische Migräne mit Defekt auf Chromosom 19p13 (kodiert neurogenen P/Q-Kalziumkanal) oder Chromosom 1.
- Migräne vom Basilaristyp: Bilaterale Parästhesie, Parese, Diplopie, Vertigo, Tinnitus, Dysarthrie, Bewusstseinsstörungen
  (DD: Apoplex!).
- Menstruelle Migräne: Längere und schwieriger zu behandelnde Migräneattacken, ausschließlich oder fast ausschließlich in Zusammenhang mit der Monatsblutung.
- Retinale Migräne: Monokuläres Skotom oder Erblindung des Auges für <1 h in Begleitung von Kopfschmerz.
- „Ophthalmoplegische Migräne" mit Augenmuskelparesen und Doppelbildern (Migräneähnliche Kopfschmerzen, vermutlich keine Unterform der Migräne).

- **Diagnostik**
- Rein klinisch, durch Anamnese und Analyse des Kopfschmerzkalenders.
- Bildgebende Verfahren nur notwendig, wenn sich die Migräne erstmals im „höheren" Lebensalter manifestiert oder an Häufigkeit und Intensität zunimmt (kranielles CT meist ausreichend).
- Paroxysmale oder generalisierte Dysrhythmien im EEG (auch im anfallsfreien Intervall).
- Die folgenden Übersichten zeigen die Diagnosekriterien für Migräne ohne und mit Aura sowie die Symptome einer typischen Aura nach IHS (International Headache Society).

Diagnostische Kriterien

Migräne ohne Aura

A. Mindestens fünf Attacken[1], welche die Kriterien B–D erfüllen

Migräne mit Aura

A. Mindestens 2 Attacken, welche die Kriterien B–D erfüllen und zusätzlich von Aurasymptomatik begleitet werden

B. Kopfschmerzattacken, die (unbehandelt oder erfolglos behandelt) 4–72 Stunden[2;3;4] anhalten

C. Der Kopfschmerz weist mindestens zwei der folgenden Charakteristika auf:
   1. Einseitige Lokalisation[5;6]
   2. Pulsierender Charakter[7]
   3. Mittlere oder starke Schmerzintensität
   4. Verstärkung durch körperliche Routineaktivitäten (z. B. Gehen oder Treppensteigen) oder führt zu deren Vermeidung

D. Während des Kopfschmerzes besteht mindestens eines:
   1. Übelkeit und/oder Erbrechen
   2. Photophobie oder Phonophobie[8]
E. Nicht auf eine andere Erkrankung zurückzuführen

Anmerkungen
1. Patienten, die ansonsten die Kriterien einer Migräne ohne Aura erfüllen, aber bisher weniger als 5 Attacken erlitten haben, werden unter „wahrscheinliche Migräne ohne Aura" klassifiziert
2. Schläft ein Patient während einer Migräne ein und erwacht kopfschmerzfrei, gilt als Attackendauer die Zeit bis zum Erwachen
3. Bei Kindern können Migräneattacken 1–72 h dauern
4. Bei einer Migränehäufigkeit von ≥15 Tagen/Monat für >3 Monate besteht eine Migräne ohne Aura und chronische Migräne
5. Bei jüngeren Kindern sind Migränekopfschmerzen häufig beidseitig. Das für Erwachsene typische Erscheinungsbild des einseitigen Kopfschmerzes entwickelt sich meist im jugendlichen oder jungen Erwachsenenalter
6. Migränekopfschmerzen sind in der Regel frontotemporal lokalisiert. Okzipitale Kopfschmerzen, ob ein- oder beidseitig, sind bei Kindern selten und erfordern besondere diagnostische Vorsicht. In vielen Fällen sind die Kopfschmerzen auf eine strukturelle Läsion zurückzuführen
7. Pulsieren meint Pochen oder sich mit dem Herzschlag verändernd
8. Bei jüngeren Kindern kann das Vorliegen von Photophobie und Phonophobie vom Verhalten her erschlossen werden

---

Typische Aura bei Migränekopfschmerz

A. Die Aura besteht aus mindestens einem der folgenden Symptome, nicht aber aus einer motorischen Schwäche
  1. Vollständig reversible visuelle Symptome mit positiven (z. B. flackernde Lichter, Punkte oder Linien) und/oder negativen Merkmalen (z. B. Sehverlust)
  2. Vollständig reversible sensible Symptome mit positiven (z. B. Kribbelmissempfindungen) und/oder negativen Merkmalen (z. B. Taubheitsgefühl)
  3. Vollständig reversible dysphasische Sprachstörung
B. Wenigstens 2 der folgenden Punkte sind erfüllt
  1. Homonyme visuelle Symptome und/oder einseitige sensible Symptome
  2. Wenigstens ein Aurasymptom entwickelt sich allmählich über 5 min hinweg und/oder verschiedene Aurasymptome treten nacheinander in Abständen von 5 min auf
  3. Jedes Symptom hält ≥5 min und ≤60 min an

- **Differenzialdiagnose**

Hypertensive Krise, Riesenzellarteriitis (Arteriitis temporalis), Glaukom, Gesichtsschmerzen, HWS-Syndrom, Sinusitis, kraniomandibuäre Dysfunktion (CMD). Bei neurologischer Ausfallsymptomatik transiente ischämische Attacke (TIA), fokal epileptischer Anfall und Subarachnoidalblutung (SAB).

- **Therapie**
- ■ **Nichtmedikamentöse Therapie**
— Reizabschirmung (dunkler, kühler und lärmfreier Raum),
— lokale Eisbehandlung im Nacken und auf dem Kopf (analgetisch wirksam),
— Psychotherapie bei begleitender Komorbidität,
— Akupunktur,
— Neuraltherapie.

▪ ▪ Medikamentöse Therapie
- Acetylsalicylsäure,
- nichtsteroidale Antirheumatika (z.B. Ibuprofen, Naproxen, Diclofenac),
- Kombinationspräparate (z. B. ASS plus Paracetamol plus Coffein),
- Triptane (z. B. Sumatriptan, Rizatriptan, Zolmitriptan),
- Antiemetika (z. B. Metoclopramid).

Hinweis Die Wirksamkeit der Selbstmedikation bei einer Migräneattacke ist für folgende Substanzen oder Substanzkombinationen wissenschaftlich belegt: Fixe Kombination aus Acetylsalicylsäure, Paracetamol und Koffein sowie die Monotherapie mit Acetylsalicylsäure oder Ibuprofen oder Naratriptan oder Paracetamol oder Phenazon.

- Metoclopramid (Paspertin): 10–20 mg i.v. oder p.o. ca. 20–30 min vor der Analgetikagabe; neben der antiemetischen Wirkung fördert Metoclopramid die Peristaltik und die Medikamentenresorption.
- Domperidon (Motilium): 10–30 mg (= 1–3 ml oder 1–3 Tbl.) p.o. (besonders bei Kindern wegen fehlendem Blut-Hirn-Schranken-Transfer empfohlen).

Anmerkung Die antimigränöse Wirkung von Metoclopramid i.v. wird kontrovers diskutiert und basiert vermutlich auf die Bindung an Dopamin- und Serotoninrezeptoren. Therapieoption bei akute Migräneattacke in der Notfallsituation (S1-Leitlinie Therapie der Migräne, DGN 2012).

Bei leichter oder mittelschwerer Attacke nach 20–30 min:
- Hochdosierte Acetylsalicylsäure >1,0–1,2 g als Brausetabletten (Aspirin plus C = 0,4 g pro Tablette) oder i.v. (alle 4–6 h; maximal 4,0 g/Tag); **Cave:** Bei Kindern wegen der Gefahr des Reye-Syndroms kein ASS!
- Weitere alternativ einsetzbare Nichtopioidanalgetika:
  - Paracetamol (Ben-u-ron): ≥1,0 g rektal oder ggf. p.o. oder i.v. (maximal 100 mg/kgKG/Tag),

- Naproxen (Proxen): 2-mal 250–500 mg (maximal 1.000 mg/Tag),
- Ibuprofen (Aktren, Anco, Dolormin): 400–600 mg p.o. (maximal 2.400 mg/Tag),
- Metamizol (Novalgin): 500–1.000 mg i.v. oder p.o. bei anamnestisch positivem Effekt (Effektivität sonst durch Studien nicht belegt),
- Phenazon (Migräne-Kranit): 1-bis 4-mal 500–1.000 mg p.o. (maximal 4.000 mg/Tag).

> **Kombinationsanalgetika:** ASS + Paracetamol + Koffein (z. B. Thomapyrin, Neuralgin, Dolopyrin AL etc.) sind wirksamer als die Einzelsubstanzen und die Zweierkombinationen, bergen jedoch ein Abhängigkeitspotenzial und können zu medikamenteninduziertem KS führen! Nicht selten haben Migränepatienten beide KS-Diagnosen!

Bei schwerer Attacke:

Gabe von selektiven Serotoninrezeptoragonisten (Triptane, ■ Tab. 5.6). Triptanpräparate sind Agonisten am Serotonin-5-HT1B/1D-Rezeptor, sie wirken durch:

- Hemmung der Freisetzung von Neuropeptiden (Neurokinin A, Substanz P, CGRP) aus den trigeminalen Ästen,
- Reduktion der erhöhten Trigeminusaktivität im ZNS,
- Blockade der neurogenen Entzündung der meningealen Gefäße,
- Vasokonstriktion der großen zerebralen arteriellen Gefäße.
- Neuere Triptane (z. B. Eletriptan, Frovatriptan und Almotriptan) hemmen zusätzlich die Weiterleitung von Afferenzen nach zentral.

> **Ergotamine** sind in der modernen Migränetherapie wegen ihrer Nebenwirkungen und Risiken obsolet. Die spezifische Migränetherapie erfolgt mit Triptanen

◻ Tab. 5.6 Übersicht der in der Migränebehandlung am häufigsten eingesetzten Triptane

Substanz	Wirkbeginn	HWZ [h]	Bioverfügbarkeit [%]	Effektivität[a] [%]	Wiederauftreten der Kopfschmerzen nach 2 h [%]	Dosis bei akutem Anfall	Besonderheiten
Sumatriptan p.o. (z. B. Imigran)	Schnell (30 min)	2	14	ca. 30 (nach 100 mg)	32	50–100 mg p.o.	Gabe zu jedem Zeitpunkt während der Migräneattacke ohne Wirkverlust möglich, schnellerer Wirkeintritt durch subkutane/nasale Anwendung. Risiko: medikamenteninduzierte Kopfschmerzen
Sumatriptan s.c. (z. B. Imigran Inject mit Pen)	Extrem schnell (10 min)	k.A.	96	85	k.A.	6 mg s.c.	

◘ **Tab. 5.6** (Fortsetzung)

Substanz	Wirkbeginn	HWZ [h]	Bioverfügbarkeit [%]	Effektivität[a] [%]	Wiederauftreten der Kopfschmerzen nach 2 h [%]	Dosis bei akutem Anfall	Besonderheiten
Sumatriptan nasal (z. B. Imigran Nasenspray)	Sehr schnell (15 min)	k.A.	16	65	k.A.	20 mg nasal	
Zolmitriptan (z. B. AscoTop, Zomig)	Oral: verzögert (45–60 min)	2	48	25 (nach 2,5 mg)	31	2,5–5 mg p.o	Für Langzeittherapie geeignet. Effektive Alternative bei Nichtansprechen auf bisheriger medikamentöse Therapie
	Nasal: sehr schnell (15 min)	3	k.A.	32 (nach 5 mg)	28	5 mg nasal	

Rizatriptan (z. B. Maxalt)	Schnell (30 min)	2,5	45	31 (nach 5 mg) 40 (nach 10 mg)	40	5–10 mg p.o./s.l.	Gut verträglich, effektive Behandlung von Übelkeit und Erbrechen
Naratriptan (z. B. Formigran, Naramig)	Verzögert (45–60 min)	6	70	23	25	2,5 mg p.o.	Gut verträglich (als Erstpräparat geeignet), geringe Rate von Wiederkehrkopfschmerzen
Eletriptan (z. B. Relpax)	Schnell (30 min)	5	ca. 50	31 (nach 40 mg) 35 (nach 80 mg)	31 24	20–40 (–80 mg) p.o.	Geringe Nebenwirkungsrate
Almotriptan (z. B. Almogran)	Schnell (30 min)	3,5	70	35	28	12,5–25 mg p.o.	„Allrounder"! Sehr gut verträglich, keine nachlassende Wirksamkeit im Langzeitverlauf, geringe Rate von Wiederkehrkopfschmerzen
Frovatriptan (z. B. Allegro, Tigreat)	Verzögert (30–120 min)	26	22–30	12	17	2,5 mg p.o.	Langanhaltende Wirkung, geringe Rate von Wiederkehrkopfschmerzen

[a] Schmerzreduktion von schwer nach mittelschwer bzw. mittelschwer nach leicht

- ■ **Hinweis**

Einnahme von Triptanen
- ▬ Möglichst früh aber nach Abklingen der Auraphase,
- ▬ nicht mehr als 2-mal pro Tag,
- ▬ maximal an 3 aufeinanderfolgenden Tagen,
- ▬ maximal 10-mal pro Monat. **Cave**: Medikamentenüber-
  gebrauchskopfschmerz!
- ▬ Zugelassene Altersgruppe: Patienten zwischen 18 und
  65 Jahren.
- ▬ Nebenwirkungen mit 2–5 % gering: Hitzegefühl, Müdigkeit, Nackenschmerzen, Parästhesien der Extremitäten,
  Engegefühl des Thorax, Muskelschwäche oder Myalgien,
  Schwindel, Risiko eines Long-QT-Syndroms.
- ▬ Die Triptane führen bei ca. 60–70 % aller Patienten zu einer Abnahme der Kopfschmerzintensität innerhalb von
  2 h.

Migräne in der Schwangerschaft

Bis zu 70 % der Migränepatientinnen erfahren in der Schwangerschaft eine deutliche Besserung der Migräne, insbesondere in
den 2. und 3. Trimenon. Bei 17 % sistiert sie völlig; nur bei ca.
5 % nimmt die Migränehäufigkeit zu.

- ■ **Therapie**
- ▬ Metoclopramid 20 mg p.o.
- ▬ Paracetamol 1..000 mg Supp.
- ▬ Gegebenenfalls Acetylsalicylsäure 1.000 mg p.o./i.v.

❶ Cave
ASS sollte im 1. und 2. Trimenon nicht, darf im 3. Trimenon
nicht angewandt werden!

❯ Wenn eine Therapie mit Ibuprofen, Paracetamol oder ASS
nicht erfolgreich ist, kann Sumatriptan eingesetzt werden.

- Prophylaxe
- Magnesium (Magnesium Diasporal Granulat): 600 mg/Tag p.o.,
- ggf. in schweren Fällen Propranolol (bis 240 mg/Tag) p.o.

Status migraenosus

- Definition

Über 72 h bestehende, therapierefraktäre Migräne.

- Therapie
- Metoclopramid 10–20 mg + Lysinacetylsalicylat (z. B. Aspirin i.v.) 1.000 mg über 3 min i.v.
- Sedierung mit Levomepromazin (z. B. Neurocil) 3-mal 25 mg p.o. oder Diazepam 3-mal 10 mg p.o. über 2 Tage.
- Antiödematöse Therapie mit Dexamethason: 24 mg Bolus i.v. und 6 mg alle 6 h für 3–4 Tage oder
- Prednisolon (z. B. Solu-Decortin H) 100 mg p.o. und tägliche Reduktion um 20 mg.
- Gegebenenfalls Furosemid 0,5–2 mg/kgKG i.v. oder p.o.
- Magnesiumsulfat (z. B. Magnesium Verla) 25–50 mg/kgKG ED i.v.

❶ Cave

Keine Gabe von Triptanen; meist massiver Abusus mit Ergotamin vorausgegangen.

Migräne bei Kindern

Mehr als 10 % der Schulkinder haben Erfahrung mit Kopfschmerzen. Meist stehen im Kindesalter vegetative/abdominelle Symptome im Vordergrund. Die Kopfschmerzen kommen oft bifrontal vor. Die Attackendauer beträgt 2–48 h. Medikamente zur Migränetherapie bei Kindern sind in ❐ Tab. 5.7 dargestellt.

◘ Tab. 5.7 Medikamente zur Migränetherapie bei Kindern

Wirkstoff	Präparat, z. B.	Initialdosis [mg/kg KG]	Dosisintervall [h]	Erhaltung [mg/kgKG]	Maximaldosis pro Tag [mg/kgKG]	Applikation
Paracetamol	Ben-u-ron	35–45	6–8	15–20	100	Rektal
		15–20	6–8	10–20	100	p.o.
Ibuprofen	Nurofen	10–15	6–8	10	40	p.o.
Ketoprofen	Orudis	2–3	6–8	1–2	6–9	p.o., rektal
Naproxen	Proxen	5–10	8–12	5–10	30	p.o., rektal
Metamizol	Novalgin	10–20	4–6	10–20	80	p.o., rektal

- **Therapie**
- **Nichtmedikamentöse Maßnahmen**
- Unterbrechung der ursprünglichen Tagesaktivität,
- Reizabschirmung (Raumabdunklung, kühles Tuch, Ruhe),
- Entspannung (autogenes Training, progressive Muskelrelaxation nach Jakobson),
- ätherische Öle (Eukalyptus, Pfefferminze, Lavendel, Rosmarin).

- **Medikamentöse Therapie**
- Bei Übelkeit und Erbrechen Domperidon (Motilium) 10 mg p.o. oder rektal bzw. 1 Trpf./kgKG (maximal 33 Trpf.), Metoclopramid erst ab dem 14. Lebensjahr,
- >12 Jahre: Paracetamol 500(–1.000) mg p.o.,
- ggf. Sumatriptan-Nasenspray (z. B. Imigran, zugelassen ab 12. Lebensjahr) bei schwerer Migräne 10–20 mg/ED nasal (maximal 40 mg/Tag) bzw. 0,3–0,6 mg/kgKG ED s.c. (maximal 6 mg Einzeldosis, maximal 12 mg/Tag). Alternativ Zolmitriptan (z. B. AscoTop) als Nasenspray 5 mg.
- Zur Attackenkupierung kann bei Kindern, deren Attacken auf Paracetamol und Ibuprofen nicht ausreichend ansprechen, auch Dihydroergotamin in Tablettenform (2 mg p.o.) eingesetzt werden.

- **Prophylaxe**
- Verhaltenstherapie (■ Tab. 5.8), Sporttherapie, regelmäßiger Schlaf-Wach-Rhythmus und Vermeidung von Hungerperioden mit Hypoglykämien.
- Metoprolol 1,5 mg/kgKG p.o. oder Propranolol 2 mg/kgKG p.o.
- Pestwurzextrakt (Petadolex):
    - Für Kinder von 6–9 Jahren: initial 2-mal 1 Kps./Tag p.o., ab dem 2. Monat 3-mal 1 Kaps./Tag.
    - Für Kinder von 10–12 Jahren: initial 2-mal 2 Kps./Tag p.o., ab dem 2: Monat 2-mal 3 Kaps./Tag.

☐ Tab. 5.8 Elemente des kognitiv-behavioralen Trainings „Stopp den Kopfschmerz"

Zeit	Anamnese/Therapiegespräch
Erstgespräch	Anamnesegespräch mit Kind und Eltern
Woche 1	Was passiert in meinem Kopf? Information über den Schmerz
Woche 2	Relax! Erlernen einer Entspannungsübung
Woche 3	„Nicht schon wieder..." Identifikation und Vermeiden von Kopfschmerzauslösern
Woche 4	Schwarzmalen und Hellsehen Umwandlung „schwarzer Gedanken" in „bunte Gedanken"
Woche 5	Der Aufmerksamkeitsscheinwerfer Aufmerksamkeit und Kopfschmerz
Woche 6	Ich bin o.k. Selbstsicherer Umgang mit Freunden und Familie
Woche 7	Problemlösetreppe Problembewältigung
Woche 8	Was ein Kopfschmerzexperte tun kann Abschlussgespräche mit Kind und Eltern

Zolmitriptan (z. B. AscoTop) Tablette, Schmelztablette 2,5 und 5 mg, Nasenspray 5 mg

━ **Dosierung**: Im akuten Anfall 2,5–5 mg p.o. (maximal 10 mg/24 h) oder 5,0 mg nasal,

━ Nebenwirkungen (**NW**): Schwindel,

━ **Besonderheiten**: Schnell wirksam, daher bei begleitender Übelkeit/Erbrechen günstig. Die nasale Applikation hat einen schnelleren Wirkeintritt als die orale Gabe!

Sumatriptan (z. B. Imigran) Tablette, Nasenspray, Suppositorium, Autoinjektor

- **Dosierung:** bei akutem Anfall 50–100 mg p.o. zu Beginn der Kopfschmerzphase und nicht während der Auraphase (bei Wiederkehrkopfschmerz Repetition nach 4 h möglich, maximal 300 mg/Tag!).
- Alternativ 25 mg rektal oder 6 mg s.c. mithilfe des Glaxopen (frühestens nach 2 h erneute Medikamenteneinnahme möglich, maximal 12 mg/Tag!) rascherer Wirkungseintritt als bei oraler Applikation, aber höchstes Nebenwirkungspotenzial, daher Ultima ratio! Auch als Nasenspray 20 mg (Repetition nach 2 h möglich; maximal 40 mg/Tag).
- **NW:** in einer Häufigkeit von 1:1 Mio. Angina pectoris bis Herzinfarkt (auch Patienten ohne Risikofaktoren), schwere Herzrhythmusstörungen, Vasospasmen.
- **Besonderheiten:** Subkutan v. a. zur effektiven Therapie der begleitenden Übelkeit geeignet.
- Kontraindikationen (**KI**): KHK, Risikofaktoren für KHK (Rauchen, Hypertonie, Hyperlipidämie etc.).
- **Sonstiges:** Effektivität bezüglich einer bedeutsamen Besserung nach 1 h: 85 % nach subkutaner bzw. 60–65 % nach nasaler Applikation; Rückfallquote (Wiederauftreten des Kopfschmerzes) von durchschnittlich 32 %.

Rizatriptan (z. B. Maxalt) Tablette 5 und 10 mg

- **Dosierung:** im akuten Anfall 5–10 mg als Tablette oder Schmelztablette p.o.; Repetition frühestens nach 2 h in gleicher Dosierung.
- **NW:** Müdigkeit, Benommenheit.
- **KI:** Schwere Leber- oder Nierenfunktionsstörungen, Z.n. Apoplex/TIA, manifeste KHK, schwere oder unbehandelte arterielle Hypertonie.
- **Sonstiges:** Sehr schnell wirksam.

> **❶ Cave**
> Bei simultaner Einnahme von Rizatriptan mit Propranolol
> sollten aufgrund einer Hemmung der Triptanelimination
> (gleicher enzymatischer Abbau) nur 5 mg Rizatriptan ein-
> genommen werden.

Naratriptan (z. B. Formigran) Tablette 2,5 mg
- **Dosierung**: Im akuten Anfall 2,5 mg (= 1 Tbl.) p.o.; ggf.
  bei Rückkehr des Kopfschmerzes nach vorangegangener
  Besserung nochmals 1 Tbl. (frühestens nach 4 h, nicht
  mehr als 2-mal 2,5 mg/Tag!).
- **NW**: Schwindel, Schläfrigkeit, Übelkeit, Erbrechen, Hitze-
  gefühl, Palpitationen.
- **Sonstiges**: Rezeptfrei, gut verträglich (für Patienten, die
  auf NW von Triptane empfindlich reagieren bzw. zu Be-
  ginn einer Triptanetherapie geeignet), geringere Rate von
  Wiederkehrkopfschmerzen. Nachteilig ist der langsame
  Wirkeintritt nach 4–5 Stunden.

> **❶ Cave**
> Die Präparate Naratriptan, Sumatriptan und Zolmitriptan
> können zu QT-Verlängerungen mit der Gefahr einer
> „torsade de pointes" führen. Vor Verschreibung ist daher
> eine EKG zum Ausschluss einer bestehenden QT-Verlän-
> gerung sinnvoll.

Erletriptan (z. B. Relpax)
- **Dosierung**: im akuten Anfall 20–40–80 mg p.o., geringere
  vasokonstriktorische Potenz, bessere Resorption aus dem
  Gastrointestinaltrakt.
- **NW**: Kraftlosigkeit, Schläfrigkeit, Myalgie, abdominelle
  Schmerzen.
- **KI**: Schwere Leber- und Nierenfunktionsstörung, KHK,
  Arrhythmie, Herzinsuffizienz, periphere Gefäßerkrankun-
  gen, zerebrovaskuläre Ereignisse/TIA in der Anamnese.

▬ **Sonstiges**: Effektives Triptan mit schneller Resorption, aber hoher Nebenwirkungsrate.

Almotriptan (z.B. Almogran)
▬ **Dosierung**: 12,5–25 mg p.o.
▬ **NW**: Schwindel, Parästhesien, Kopfschmerzen, Bauchschmerzen, Somnolenz, Mundtrockenheit, Übelkeit, Skelettschmerzen, Palpitationen, Sehstörung, Tinnitus.
▬ **KI**: KHK, Z. n. AMI, schwere/unbehandelte/unkontrollierte Hypertonie, Z. n. Apoplex/TIA, schwere Leberfunktionsstörung.
▬ **Sonstiges**: Höchste orale Bioverfügbarkeit von allen oralen Triptanen; als Dolotriptan nicht verschreibungspflichtig!

Frovatriptan (z.B. Allegro)
▬ **Dosierung**: 2,5 mg p.o.
▬ **NW**: Schwindel, Parästhesien, Kopfschmerzen, Bauchschmerzen, Somnolenz, Mundtrockenheit, Übelkeit, Skelettschmerzen, Palpitationen, Sehstörung.
▬ **KI**: KHK, Z. n. AMI, schwere/unbehandelte/unkontrollierte Hypertonie, Z .n. Apoplex/TIA, schwere Leberfunktionsstörung (Child-Pugh C).
▬ **Sonstiges**: Verzögerter Wirkbeginn, allerdings geringste Kopfschmerzrückkehrrate (17 %).

Migräneprophylaxe
Indikationen zur Migräneprophylaxe bei hohem Leidensdruck und:
▬ 3 oder mehr schwere Attacken pro Monat innerhalb von 3 Monaten,
▬ Migräneattacke länger als 72 h,
▬ Migräneattacke aufgrund mangelnder Medikamentenwirkung oder aufgrund von Nebenwirkungen der medikamentösen Therapie nicht adäquat behandelbar,
▬ 2-maliges Auftreten eines Status migraenosus,

- Erstmaliges Auftreten eines migränösen Infarkts,
- komplizierte Migräneattacken (neurologische Defizite
  >7 Tage),
- drohender Kopfschmerz bei Medikamentenübergebrauch
  (6–9 Migränetage/Monat),
- manifester Kopfschmerz bei Medikamentenübergebrauch
  (mindestens 10 Medikamententage/Monat),
- komplizierte Migräne mit lang anhaltender Aura,
- Zunahme der Attackenfrequenz mit Einnahme der Analgetika an mehr als 10 Tagen.

Anmerkung Die Prophylaxe wird als erfolgreich erachtet, wenn durch die medikamentöse Therapie Anfallsfrequenz, -intensität oder -dauer um mindestens 50 % reduziert werden.

Nur 1–8 % der Migränepatienten erhalten eine Prophylaxe-therapie, obwohl nach den oben genannten Kriterien 53 % der Patienten eine medikamentöse Prophylaxe benötigen (Rizolli u. Loder 2011).

- ■ **Grundprinzipien der Migräneprophylaxe**
- niedrige Anfangsdosierung und langsame Steigerung der
  Dosis,
- angemessene Einnahmedauer zur Wirksamkeitsbeurteilung,
- Führen eines Kopfschmerzkalenders zur Therapie-
  objektivierung, Motivation des Patienten,
- Prophylaxe 2 Monate durchführen bis zur Entscheidung,
  ob diese als wirksam eingestuft werden kann,
- nach 6–9 Monaten erfolgreicher Migräneprophylaxe Aus-
  lassversuch unternehmen,
- Patientenaufklärung mit realistischen Therapiezielen und
  Erwähnen der Nebenwirkungen,
- Schwangerschaft während der Prophylaxe vermeiden.

■ ■ **Nichtmedikamentöse Therapie**
- Einhaltung einer Tagesrhythmik (auch am Wochenende!), regelmäßige Nahrungsaufnahme, Einplanung von Pausen im Tagesablauf, Kontrolle der Triggerfaktoren, Vermeidung von Nikotin und Alkohol, aerobes sportliches Ausdauertraining (2-mal pro Woche für 1 h, z. B. Jogging),
- Akupunktur (GERAC-Studie),
- kognitiv-verhaltenstherapeutische Verfahren,
- Biofeedback- bzw. Gefäßtraining (Erfolgsquote bis zu 60 %), Entspannungstechniken, Stress- und Reizverarbeitungstraining, Schmerzbewältigungstraining,
- Kopfschmerzkalender als „therapeutisches Instrument": 50 % der Patienten erlangen durch das Führen eines Kopfschmerzkalenders bereits eine Reduktion der Migräneanfälle.

■ ■ **Medikamentöse Therapie**
Die Wirksamkeit der rezeptfrei erhältlichen Substanzen zur Selbstmedikation im Rahmen der Migräneprophylaxe kann nicht wissenschaftlich eindeutig belegt eingestuft werden.
- Medikamente der 1. Wahl: β-Blocker (Metoprolol), Flunarizin, Valproinsäure (off label) und Topiramat,
- Medikamente der 2. Wahl: Bisoprolol, Naproxen (bei prämenstrueller Migräne), Pestwurz, Amitriptylin, Mutterkraut, Acetylsalicylsäure, Magnesium.

■ ■ **Medikamente der 1. Wahl**
Topiramat (Topamax Migräne)
- **Dosierung**: Initial in der 1. Woche 25 mg p.o. abends, 2. Woche 25–0–25 mg, 3. Woche 50–0–25 mg, Enddosis 75–100 mg p.o. mindestens 3 Monate, bei guter Effektivität frühestens nach 6–8(–12) Monaten Therapie absetzen bzw. ausschleichen.

- **NW**: Parästhesien in der Einstellphase bei >10 % der Patienten (kann durch kaliumreiche Kost wie Bananen und Aprikosen positiv beeinflusst werden), Wortfindungsstörungen (insbesondere bei Überdosierung), Konzentrationsstörungen, Gewichtsabnahme (durchschnittlich 2,7 %), Müdigkeit, Schwindel, Depression.
- **KI**: Anorexie, Nierensteine, vorbestehende kognitive Einschränkungen.
- **Sonstiges**:
  - Gute Effektivität (bei jedem 2. Patienten kommt es zu einer 50 %igen Reduktion der Attackenhäufigkeit und bei jedem 3. Patienten zu einer 75 %igen Reduktion).
  - Topiramat sollte bevorzugt eingesetzt werden bei: Adipositas, Komorbidität mit Epilepsie, arterieller Hypotonie.
  - Bis zu einer Dosis von 200 mg/Tag wird die Wirkung von Kontrazeptiva nicht beeinflusst.

Botulinomtoxin Typ A (Botox 50/100/200 „Allergan-Einheiten", die nicht umrechenbar sind in IE! Pulver zur Herstellung einer Injektionslösung)
- **Dosierung**: 155–195 Einheiten (entspricht 31–39 intramuskuläre Injektionsstellen à 5 Einheiten je 0,1 ml) temporal, okzipital und in den M. trapezius.
- **NW**: Muskelschwäche, Myalgie oder Paresen im Injektionsbereich.
- **KI**: Myasthenia gravis, Lambert-Eaton-Syndrom.
- **Sonstiges**: Botulinomtoxin Typ A (Botox) kann bei erwachsenen Patienten mit chronischer Migräne, die auf eine medikamentöse Prophylaxe nicht ansprechen oder diese nicht vertragen, angewandt werden.

Metoprolol (z. B. Metomerck, Metoprolol AL; 100 mg/Tbl.)
- **Dosierung**: 1. Woche 0–0–50 mg, 2. Woche 50–0–50 mg, 3. Woche 50–0–100 mg (= Enddosis für Frauen), ab 4. Woche 100–0–100 mg (= Enddosis für Männer).

- **NW**: Schwindel, Verwirrtheit, Kopfschmerzen, Palpitationen, Schlafstörungen, Kältegefühl an den Extremitäten, Hypotonie, Müdigkeit.
- **KI**: Arterielle Hypotonie, manifeste Herzinsuffizienz, AV-Block 2. und 3. Grades, M. Raynaud, bronchiale Hyperreagibilität.
- **Sonstiges**: Anwendung bei Patienten mit Psoriasis nur nach sorgfältiger Nutzen-Risiko-Analyse.

Propranolol (z. B. Dociton)
- **Dosierung**: 40–240 mg/Tag; ebenfalls einschleichen. Zu Beginn der Behandlung nichtretardierte Darreichungsformen, später Retardtabletten bevorzugen.
- **NW**: Appetitminderung, Müdigkeit, Schwindel, Hypotonie, Benommenheit, Kopfschmerzen, Übelkeit, Erbrechen, Diarrhö, Kältegefühl an den Extremitäten, Bronchitis.
- **KI**: Arterielle Hypotonie, M. Raynaud, Potenzstörungen, Muskelkrämpfe, Leistungssportler.
- **Sonstiges**:
  - β-Blocker sollten bevorzugt werden bei: arterieller Hypertonie, Schweißneigung, Nervosität, Angst, Panikattacken und Tremor.
  - Immer einschleichend dosieren.
- **Hinweis**: Die Effektivität dieses β-Blockers ist frühestens nach 6-wöchiger Therapie beurteilbar!

Flunarizin (z. B. Sibelium)
- **Dosierung**: >70 kgKG 10 mg p.o. für Männer und Frauen, bei 50–70 kgKG 5 mg p.o. und bei <50 kgKG 5 mg p.o. alle 2 Tage.
- **NW**: Appetitsteigerung (Gewichtszunahme), Müdigkeit, Depression, Schwindel, selten Tremor, Hyperkinesie, Parkinsonoidsyndrom (HWZ 1–3 Wochen!).
- **KI**: Müdigkeit, Übergewicht und depressive Phasen, Kinder, extrapyramidalmotorische Störungen, M. Parkinson.

- **Sonstiges**: Die Einnahme von Flunarizin sollte bevorzugt werden bei: Anorexia, Schlafstörungen und paroxysmalen Erkrankungen, wie z. B. Epilepsie und M. Menière.

Valproinsäure (z. B. Ergenylchrono)
- **Dosierung**: Beginnend mit 150–200 mg/Tag p.o. und Steigerung auf bis zu 1.500 mg p.o. (500–600 mg/Tag p.o. als Retardpräparat für die Daueranwendung).
- **NW**: Gewichtszunahme, Haarausfall, Exanthem, Tremor, Leberwerterhöhungen (γ-GT), selten Agranulozytose.
- **KI**: Schwerwiegende Leber- und Pankreasfunktionsstörungen, Porphyrie.
- **Sonstiges**: Derzeit keine offizielle Zulassung zur Migränetherapie (Off-Label-Use!).

> **Durchführung einer sicheren Antikonzeption während der Einnahme, da Valproinsäure zu Neuralrohrdefekten führen kann.**

▪▪ Medikamente der 2. Wahl
Amitriptylin
- 25–50(–150) mg/Tag p.o., v.a. bei Kombination von Migräne und Kopfschmerzen vom Spannungstyp indiziert. Bei gleichzeitigem Vorliegen von Depressionen ggf. auch höherdosiert.

Acetylsalicylsäure (z. B. Aspirin)
- 300 mg/Tag p.o.

Pestwurzextrakt (z. B. Petadolex)
- Als Phytotherapeutikum zur Migräneprophylaxe 1. Monat 2-mal 3 Kps./Tag p.o., 2.–6. Monat 2-mal 2 Kps./Tag p.o.).
- **Anmerkung**: Reduktion der Anzahl der Attacken um über 50 % nach 8 Wochen Einnahme von 2-mal 75 mg Pest-

wurzextrakt p.o. (Lipton 2004). Bei längerer Einnahme (>4 Wochen): Kontrolle der Leberwerte.

■■ „Kurzzeitprophylaxe" bei menstrueller Migräne

— **Naproxen** (z. B. Proxen): 2-mal 250(–500) mg p.o. bei an den Menstruationszyklus gebundener Migräne, beginnend 3 Tage vor der Regelblutung bis 4 Tage nach Periodenbeginn bzw. bis Ende der Regelblutung. Gegebenenfalls Gabe von Östrogenpflaster (Estraderm TTS 50–100 µg/Tag) über 7 Tage.

— Bei Therapieversagen: konventionelle Migräneprophylaxe mit β-Blockern, Flunarizin und evtl. Cyclandelat.

▶ Bei langanhaltenden Migränekopfschmerzen, die unter der Therapie keine Besserungstendenzen zeigen, ist eine Medikamentenpause gerechtfertigt.

5.8.2 Kopfschmerzen durch Medikamentenübergebrauch

■ Allgemeines

— Der medikamenteninduzierte Kopfschmerz ist ein sekundärer Kopfschmerz.

— MÜK (Medikamentenübergebrauchkopfschmerzen) liegt vor bei regelmäßiger Einnahme von Medikamenten an mehreren, d. h. 2–3, Tagen pro Woche. Folgen auf eine Häufung von Einnahmetagen längere Perioden ohne Medikation über mindestens 3 Tage, so ist das Entstehen von Kopfschmerzen weit weniger wahrscheinlich.

— **Inzidenz**: 5–10 % aller Kopfschmerzpatienten einer Spezialambulanz leiden an medikamenteninduziertem Kopfschmerz.

— Durchschnittliche Dauer der Einnahme: 5 Jahre.

— Auftreten bevorzugt bei Frauen (Verhältnis Frauen zu Männer: 3:1 bis 5:1) zwischen dem 40. und 50. Lebensjahr.

— Risikofaktoren: ◘ Tab. 5.9

◨ **Tab. 5.9**   Risikofaktoren für Medikamenten-induzierten Kopfschmerzen. (Nach Hagen 2012)

OR	Risikofaktoren
1,8	Alter <50 Jahre, tägliches Rauchen
1,9	Weibliches Geschlecht, chronische muskuloskelettale Schmerzen, Schlafstörung, niedriger Bildungsstatus
2,0	Angst (HADS-Score ≥11 vs. <1)
2,5	Einnahme von Schlafmedikamente (fast täglich ≥1 Monat pro Jahr)
2,6	Depression (HADS-Score ≥11 vs. ≤7)
2,7	Körperliche Inaktivität (kein Training vs. 3 Stunden hartes Training/Woche)
3,0	Unspezifische Gebrauch von Analgetika (fast täglich ≥1 Monat pro Jahr)
5,2	Täglicher Gebrauch von Tranquilizern (fast täglich ≥1 Monat pro Jahr)
8,1	Migräne
19,4	Kopfschmerzen (7–14 Tage/Monat)

OR odds ratio

- **Klinik**
- Dumpf-drückender, auch pulsierender Dauerkopfschmerz, meist bilateral, bereits beim Aufstehen bzw. Akzentuierung in den frühen Morgenstunden.
- Medikamentenübergebrauch führt am häufigsten zu Symptomen, die zur Diagnose „chronische Migräne" führen. Bei 50 % der Patienten, die scheinbar eine chronische Migräne aufweisen, haben nach einer Medikamentenpause wieder eine episodische Migräne.
- Rückfallrate von 25 % nach erfolgtem Entzug.

— Typische Begleitsymptome: Anämie (Blutverlust), Magen-
schmerzen (Gastritis durch Antirheumatika), abge-
schwächte periphere Pulse, abdominelle Beschwerden mit
Wechsel von Diarrhö und Obstipation.

■ **Diagnostik**

Anamnese, Kopfschmerzkalenders (Nebeneinander von medikamenteninduzierten KS und einen zweiten KS). Die Diagnosekriterien sind in der Übersicht dargestellt.

**Diagnosekriterien für den medikamenteninduzierten
Kopfschmerz (IHS 2004)**
A. ≥15 Kopfschmerztage/Monat
B. Medikamenteneinnahme über mindestens 3 Monate
C. Ergotamine, Triptane, Opioide, Mischpräparate
   ≥10 Einnahmetage/Monat
D. Analgetika ≥15 Einnahmetage/Monat
E. Zunahme der Kopfschmerzen unter Analgetikatherapie
F. Besserung 2 Monate nach Analgetikaentzug

■ **Therapie**

❯ Ziele der Behandlung sind die Erholung des erschöpften
körpereigenen Schmerzabwehrsystems und die Normalisierung der Schmerzempfindlichkeit.

Medikamentenentzug Voraussetzungen für ambulanten Entzug:
— Bestehender KS mit <2 Jahren Dauer,
— kein Abusus von psychotropen Substanzen,
— hohe Motivation zur Entzugsbehandlung,
— Unterstützung durch Freunde und Familie,
— konsequente und umfassende Nachbetreuung (Verhaltenstherapie).

Notwendigkeit zum stationären Entzug:
- Langjähriger medikamenteninduzierter Dauerkopfschmerz (>5 Jahre),
- Einnahme von Kombinationspräparaten bzw. psychotropen Substanzen (Schlafmittel, Tranquilizer, Anxiolytika),
- mehrere erfolglose Selbstentzüge,
- Angst des Patienten vor dem ambulanten Entzug,
- komorbide Depression,
- ungünstige soziale Verhältnisse.

❯ Erfolgsquote für ambulanten oder stationären Entzug 75 %! Rückfallquote 40–60 % nach 4–6 Jahren.

Medikamentös unterstützend:
- Antiemetika wie MCP, Domperidon oder Dimenhydrinat können zur Behandlung der Übelkeit während einer Medikamentenpause zum Einsatz kommen.
- Zur Schmerzdistanzierung während der Medikamentenpause:
  - Doxepin,
  - Prednisolon, besonders zur Therapie des „Rebound-Kopfschmerzes" nach 3–5 Tagen nach Beginn der Medikamentenpause,
  - Topiramat (Topamax): Beginn mit 1-mal abends 25 mg, dann alle 2 Wochen um 25 mg steigern bis 100 mg/Tag; Beginn bereits vor dem Medikamentenentzug scheint hilfreich.

- **Prophylaxe**

„10-20-Regel" zum Vermeiden von MÜK (Göbel et al. 2014):
- Schmerzmittel und spezifische Migränemittel sollen an weniger als 10 Tagen pro Monat verwendet werden.
- Mindestens 20 Tage pro Monat sollten komplett frei von der Einnahme von Schmerzmitteln und/oder spezifischen Migränemitteln sein.

5.8.3 Trigeminoautonomer Kopfschmerz

Zusammenfassung primärer Kopfschmerzen, die unilateral lokalisiert sind und von ipsilateralen autonomen Symptomen (Rhinorrhö, Horner-Syndrom, Lakrimation, konjunktivale Injektion, Lidödem, Schwitzen und/oder Rötung der Stirn oder der Gesichtshaut) begleitet werden:

- Clusterkopfschmerz,
- paroxysmale Hemikranie,
- SUNCT-Syndrom (SUNCT: „short-lasting unilateral neuralgiform headache attacks with conjunctival injection and tearing"),
- Hemicrania continua.

Clusterkopfschmerzen

- **Allgemeines**

Definition: Streng einseitig, periorbital lokalisiert, Attacken einmal jeden 2. Tag bis zu 8-mal täglich, von 15 bis zu 180 min Dauer, begleitende autonome Symptome.

- Primärer Kopfschmerz.
- Treten chronisch (in 10–20 % der Fälle, >1 Jahr mit Schmerzremission <14 Tage) oder episodisch (80–90 % der Fälle, 7 Tage bis 1 Jahr, Schmerzremission >14 Tage) auf.
- Gehäuftes nächtliches Auftreten in Frühling und im Herbst.
- Männer sind deutlich häufiger betroffen (Verhältnis Männer zu Frauen = 16:1 bis 8:1).
- Provokation durch Alkohol in geringen Mengen und Nitroglyzerin (Nitroprovokationstest zur Auslösung einer Attacke während einer Anfallsperiode: 1 mg s.l. führt innerhalb von 30–60 min zum Anfall; Testvoraussetzung: keine Attacke innerhalb von 8 h vor dem Test, keine Applikation von vasokonstriktorisch wirksamen Substanzen innerhalb von 24 h, von Kalziumantagonisten, Histamin

und Nikotin. Die Notwendigkeit und Aussagekraft eines Provokationstests wird sehr kontrovers diskutiert.

> Vor Therapiebeginn symptomatischen Clusterkopf-schmerz (Neurinom, Meningeom, zentrale Zysten, arte-riovenöse Malformation der A. cerebri media) durch MRT-Untersuchung ausschließen!

- **Klinik**
- Heftige, streng einseitige, häufig bohrende, Kopfschmerzen mit punctum maximum periorbital, retroorbital und temporal mit Schmerzverstärkung im Liegen (reduzierter venöser Abfluss aus den Sinus cavernosus); meist ipsilate-rale Lakrimation (in 80 % der Fälle) oder Rhinorrhö, konjunktivale Injektion (in 50–80 % der Fälle) und/oder ipsilaterales Lidödem, Miosis, Ptosis, vermehrtes Schwit-zen im Bereich von Stirn und Gesicht (◻ Abb. 5.11).
- Kein neuropathischer Schmerzcharakter (nicht elektri-sierend-einschießend).
- Anfallhäufigkeit von 1 Attacke alle 2 Tage bis 1–8 Anfälle/ Tag.

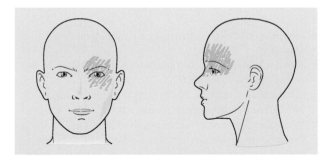

◻ **Abb. 5.11**   Schematische Schmerzlokalisation bei Clusterkopf-schmerz

— Die Anfälle treten meist nächtlich oder in den frühen Morgenstunden auf mit typischerweise raschem Erreichen des Schmerzmaximus, einer Dauer von 15–180 min und abruptem Ende.

— Bewegungsdrang (sog. „pacing around") während der Attacke (im Gegensatz zur Migräne).

- **Diagnose**

Diagnostische Kriterien der IHS

A. Wenigstens 5 Attacken, welche die Kriterien B–D erfüllen

B. Starke oder sehr starke einseitig orbital, supraorbital und/oder temporal lokalisierte Schmerzattacken, die (zu mehr als die Hälfte der Fälle) unbehandelt 15–180 min anhalten

C. Begleitend tritt wenigstens eines der nachfolgend angeführten Charakteristika auf:
   1. Ipsilaterale konjunktivale Injektion und/oder Lakrimation
   2. Ipsilaterale nasale Kongestion und/oder Rhinorrhö
   3. Ipsilaterales Lidödem
   4. Ipsilaterales Schwitzen im Bereich der Stirn oder des Gesichts
   5. Ipsilaterale Miosis und/oder Ptosis
   6. Körperliche Unruhe oder Agitiertheit

D. Die Attackenfrequenz liegt (in mehr als die Hälfte der Fälle) zwischen 1 Attacke jeden 2. Tag und 8. Tag

E. Nicht auf eine andere Erkrankung zurückzuführen

- **Differenzialdiagnose**
— Andere trigeminoautonome Kopfschmerzen,
— Migräne,
— Trigeminusneuralgie,
— akutes Glaukom.

❶ Cave
Gefäßmalformationen oder Metastasen im Bereich der vorderen Schädelgrube → zerebrales MRT bei jeder Neudiagnose indiziert.

- **Therapie**
- ■ **Nichtmedikamentöse Therapie**
  - ▬ Sauerstoffinhalation (>7 l/min) in sitzender, leicht nach vorn gebeugter Position (15–20 min).

- ■ **Medikamentöse Therapie**
  - ▬ Sumatriptan (z. B. Imigran) 6 mg s.c. über Autoinjektor (maximal 12 mg/Tag) oder Nasenspray 20 mg (Repetition nach 2 h möglich; maximal 40 mg/Tag).
  - ▬ **Hinweis**: Die orale Triptantherapie wenig hilfreich, da bis zum Wirkeintritt die Clusterattacke meist von selbst sistiert.

- **Prophylaxe**
  - ▬ Entspannungsverfahren
  - ▬ Meiden von Triggersubstanzen (Nikotin, Alkohol).
  - ▬ **Hinweis**: Eine Prophylaxe ist bei lang anhaltendem Cluster (>2 Wochen), therapierefraktärem Anfall oder >2 Anfällen/Tag generell sinnvoll.

- ■ **Medikamentöse Prophylaxe**

Bei episodischem Clusterkopfschmerz:
  - ▬ **Prednison** (z. B. Decortin) 100 mg in 2 ED für 5 Tage, anschließend Dosisreduktion um 20 mg alle 2 Tage.
  - ▬ **Verapamil** (z. B. Isoptin) in ansteigender Dosierung:
    - ▬ 1./2. Tag 0–0–80 mg p.o.
    - ▬ 3./4. Tag 80–0–80 mg p.o.
    - ▬ Ab 5. Tag 4-mal 80 mg p.o.
    - ▬ Fortführung über 14 Tage nach letzter Attacke hinaus.

- **Lithium** (z. B. Quilonum retard oblong.): 1-mal 1 Tbl. à 450 mg p.o. für die ersten 3 Tage, ab dem 4. Tag ggf. 2 Tbl. (Dosierung nach Serumspiegel 0,4–1,2 mmol/l).
- **Naratriptan:** 2,5 mg zur Nacht bzw. 2×2,5 mg p.o.
  - Nebenwirkungen: Tremor, Hypothyreose, Polyurie.

Bei chronischem Clusterkopfschmerz:
  - Verapamil (z. B. Isoptin), Dosierung s.o. oder
  - Lithium (z. B. Quilonum retard oblong),
  - Doxepin: 25–100 mg p.o. zur Nacht.

Paroxysmale Hemikranie

Kopfschmerzen mit ähnlicher Charakteristik wie beim Cluster-kopfschmerz, allerdings mit kürzeren Attacken (2–30 min) und mehrmaligem täglichen Auftreten.

- **Therapie**
- **Indometacin:** Initial 3×25 mg p.o., Aufdosieren bis 150 mg/Tag, dann über 3–4 Tage beibehalten (ausschließlich präventiv). **Cave:** Ulkusprophylaxe!
- Auch die Gabe von **Melatonin** (6–15 mg zur Nacht) oder eine Kortisonstoßtherapie (z. B. Prednisolon über 7 Tage, langsam ausschleichend) kann zur Prävention hilfreich sein.

SUNCT-Syndrom

Sehr seltenes Kopfschmerzsyndrom mit extrem kurzen (5–240 s), einseitigen, aber sehr häufigen (3–200/Tag) Attacken mit ipsilateraler Lakrimation und konjuktivaler Injektion.

> **Diagnostische Kriterien**
> A. Wenigstens 20 Attacken, welche die Kriterien B–D erfüllen
> B. Einseitige orbital, supraorbital oder temporal lokalisierte Attacken von stechender oder pulsierender Qualität, die 5–240 Sekunden andauern

> C. Der Schmerz wird begleitet durch eine ipsilaterale konjunktivale Injektion und Lakrimation
> D. Die Attackenfrequenz liegt bei 3–200/Tag
> E. Nicht auf eine andere Erkrankung zurückzuführen

- **Therapie**

Lamotrigin
- Langsames Aufdosieren, Beginn mit 25 mg/Tag p.o. über 14 Tage, dann 50 mg/Tag p.o. über weitere 14 Tage, bis zur Wirkung,
- Erhaltungsdosis 100–200 mg/Tag p.o. (ausschließlich präventiv).

Hemicrania continua

Kontinuierlicher, streng unilateraler KS mittlerer Intensität; extrem selten. Der Schmerz hat ständig eine mittelmäßige Stärke, dazu treten zusätzlich Attacken mit sehr starken Schmerzen auf, Kombination mit den beschriebenen ipsilateralen autonomen Symptomen.

- **Therapie**
- Indometacin,
- Mittel der 2. Wahl: Gabapentin bzw. Celecoxib (▶ Abschn. 5.8.3.2).

5.8.4 Zervikogene Kopfschmerzen

- Kopfschmerz mit stechend-drückendem Charakter, vom Nacken ausgehend und über die Parietalregion ins Gesicht einstrahlend, ggf. nicht radikulärer Schulter- oder Armschmerz.
- Mechanische Auslösung durch bestimmte Kopfhaltungen oder Halsbewegungen.

- Erkrankungsalter: >40. Lebensjahr.
- Nach Blockade der Wurzel C2 mit einem Lokalanästhetikum verschwindet der Schmerz für 1–2 Tage.
- Der zervikogene Kopfschmerz ist ein sekundärer KS.

■ **Pathophysiologie**

Erregung der Nozizeptoren der kleinen Wirbelgelenke, deshalb muskuläre Verspannung (chronische Form) oder Irritation der oberen zervikalen Wurzel durch Gefäße und Narbengewebe.

■ **Diagnostik**

Diagnosekriterien für den zervikogenen Kopfschmerz (IHS 2004)

A. Schmerz, der von seinem zervikalen Ursprung in einen oder mehrere Bereiche des Kopfes und/oder des Gesichts projiziert wird und die Kriterien C und D erfüllt

B. Eine Störung oder Läsion in der Halswirbelsäule oder den Halsweichteilen, die als valide Ursache von Kopfschmerzen bekannt oder allgemein akzeptiert ist, wurde klinisch, laborchemisch und/oder mittels Bildgebung nachgewiesen

C. Der Nachweis, dass der Schmerz auf eine zervikogene Störung oder Läsion zurückzuführen ist, beruht auf wenigstens einem der folgenden Kriterien:
   – Nachweis klinischer Zeichen, die eine zervikale Schmerzquelle nahelegen
   – Beseitigung des Kopfschmerzes nach diagnostischer Blockade einer zervikaler Struktur bzw. des versorgenden Nervs unter Verwendung einer Placebo- oder anderer adäquater Kontrolle

D. Der Kopfschmerz verschwindet innerhalb von 3 Monaten nach erfolgreicher Behandlung der ursächlichen Störung oder Läsion

- **Therapie**
- Krankengymnastik, Wärme-/Kälteapplikation, TENS
- **NSAR** wie Ibuprofen (z. B. Ibuprofen): 800 mg retard
  1–2 Tbl./Tag (800–1.600 mg/Tag), Naproxen (z. B. Proxen):
  1- bis 2-mal 250 mg bis 2-mal 500 mg p.o. bzw. Diclofenac
  (z. B. Voltaren): 3-mal 50 mg p.o. oder rektal,
- ggf. zusätzliche Gabe von **Muskelrelaxanzien**, z. B. Tizanidin 1- bis 3-mal 2 mg/Tag p.o. oder Methocarbamol 1- bis
  3-mal 1.500 mg/Tag p.o.
- Osteopathie (keine ausreichende Evidenz!).

5.8.5 **Riesenzellarteriitis**

- **Allgemeines**
- Früher als „Arteriitis temporalis" bezeichnet.
- Häufig bei Patienten >70 Jahren.

- **Klinik**
- Kopfschmerzen, temporal (◘ Tab. 5.10),
- Schmerzverstärkung beim Kämmen oder wenn ein Hut
  getragen wird,
- Schmerzen beim Kauen,
- Krankheitsgefühl, Appetitlosigkeit, Muskelschmerzen.

- **Diagnostik**
- Klinische Untersuchung,
- BSG (hoher negativ-prädiktiver Wert), CRP,
- Duplexsonographie,
- MRT,
- Biopsie.

- **Therapie**
- Glukokortikoidtherapie, z. B. Prednisolon 1 mg/kgKG/Tag
  p.o., maximal 60 mg/Tag bis zur Beschwerdefreiheit und

▣ **Tab. 5.10** Symptome bei Riesenzellarteritis. (Nach Ness 2013)	
Symptome durch Beteiligung der kraniellen Gefäße	Kopfschmerzen
	Kauclaudicatio (Kauschmerzen)
	Überempfindlichkeit der Kopfhaut
	Visusverlust
	Auffälligkeit an der A. temporalis (Schmerzen, Knoten, Pulslosigkeit)
Symptome durch Beteiligung großer Gefäße (Aorta und Aortenäste)	Claudicatio der Extremitäten (v. a. obere Extremität)
Symptome durch systematische Entzündung	Fieber, Nachtschweiß, Gewichtsverlust
Polymyalgia rheumatica	Proximal betonte Myalgien und Steifigkeit im Nacken, Schulter- und Beckengürtel

Normalisierung der Laborparameter (bei Visusstörung initial 0,5–1 g über 3 Tage), danach schrittweiser Reduktion um 10 mg alle 1–2 Wochen bis 30 mg/d, 2,5 mg alle 2 Wochen bis 10 mg und 1-mg-weise monatlich. Bei einem Teil der Patienten ist eine lebenslange Fortführung der Glukokortikoidtherapie erforderlich!

5.8.6 Postpunktionelle Kopfschmerzen

- **Risikofaktoren**
- Art und Größe der Punktionsnadel,
- jugendliches Alter (10–40 Jahre),
- postpunktionelle Kopfschmerzen in der Anamnese.

- **Klinik**
- Starke, ziehende, lageabhängige Kopfschmerzen, bis zu 48 h nach Durapunktion erstmalig auftretend.
- **Hinweis**: wichtigste Differenzialdiagnose bei postpartalen Kopfschmerzen ist die Subarachnoidalblutung!

- **Therapie**
- **Basistherapie**
- Patientenaufklärung und -betreuung
- Analgetika (Paracetamol 3- bis 4-mal 1.000 mg p.o./i.v., Metamizol 3- bis 4-mal 1.000 mgp.o/i.v. als Kurzinfusion, evtl. Triptane wie z. B. Sumatriptan [Imigran])
- Bei stärkeren Kopfschmerzen Koffein (z. B. 3×300 mg p.o.), evtl. Theophyllin 3×200(–350) mg p.o./d bzw. 2- bis 3-mal 200 mg i.v.
- Im Einzelfall kann auch die Gabe von Gabapentin 3×300 mg p.o. bzw. Hydrokortison 3×100 mg i.v. erwogen werden.
- Symptomkontrolle (z. B. Antiemetika),
- evtl. überwiegendes Liegen zur Symptomlinderung.

- **Epiduraler Blutpatch (EBP)**
Allgemeines
- Der beste Zeitpunkt zur Anlage eines EBP ist nicht gesichert. Die Versagerquote scheint aber bei frühen EBP-Anlagen, <24 h nach Durapunktion, deutlich höher zu liegen.
- Nach derzeitiger Studienlage gibt es keinen direkten Zusammenhang zwischen dem Erfolg eines EBP und dem injizierten Blutvolumen (bei Verwendung eines Volumens von 15–20 ml).
- Bei anhaltenden Symptomen mehrmalige EBP möglich.

Indikationen

- Postpunktionelle Kopfschmerzen nach Spinalanästhesie.
- Akzidentelle Perforation bei Periduralanästhesie, nach Myelographien, Liquordrainagen oder diagnostischen Liquorpunktionen.

Durchführung

- Epidurale Punktion möglichst an der ursprünglichen Punktionsstelle.
- Gleichzeitige sterile Abnahme von 15–20 ml Blut durch Assistenzpersonal, langsame Applikation von ca. 15–20 ml des Eigenbluts über die Tuohy-Nadel im gleichen Segment, in dem die Duraperforation stattgefunden hat. Erfolgsrate ca. 98 %.
- **Cave:** Die Injektion des Eigenblutes muss sehr langsam (über ca. 1 min) erfolgen!
- Anschließend 2 h Bettruhe.

Kontraindikationen

- Ablehnung durch Patient,
- lokale und systemische Infektionen,
- Koagulopathien,
- unzureichende Kenntnisse des Verfahrens.

5.8.7 Gesichtsschmerzen

Trigeminusneuralgie

- **Allgemeines**
- Als Synonym für die Trigeminusneuralgie wird der Begriff „tic douloureux" verwendet.
- Das Beschwerdevollbild einer Trigeminusneuralgie wird gelegentlich von einer sog. „pretrigeminal neuralgia" antizipiert. Dabei stehen häufig Schmerzen im Vordergrund, die als Zahnschmerzen missgedeutet und zur unnötigen

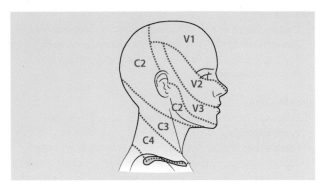

◻ **Abb. 5.12**   Sensible Versorgung der Gesicht und Kopfhaut (N. trige-minus und zervikale Äste)

zahnmedizinischen Behandlungen bis hin zur Zahn-extraktion führen.

— Der N. trigeminus hat drei Äste: V1 oder Ramus ophtal-micus, V2 oder Ramus maxillaris und V3 oder Ramus mandibularis, deren sensiblen Versorgungsgebiete in ◻ Abb. 5.12 dargestellt werden.

— Motorisch werden die Kaumuskeln (Mm. temporalis, masseter und pterygoideus) versorgt.

— Die Endäste der N. trigeminus haben folgene Austritt-punkte (NAP, Nervenaustrittpunkt), die bei Trigeminus-neuralgie druckschmerzhaft sein können:
  — N. supraorbitalis mit Austritt durch das Foramen supra-orbitale (Innenseite der Augenbrauen),
  — N. infraorbitalis mit Austritt durch das Foramen infra-orbitale (Unterhalb der Augenhöhlen),
  — N. mentalis mit Austritt durch das Foramen mentale (Höhe des 1. oder 2. Prämolaren am Unterkiefer).

— Trigeminusneuralgien können kompressionsbedingt (Nachbarschaft mit A. cerebelli superior bzw. anterior, infe-rior) oder durch Demyelinisierung hervorgerufen werden.

- **Klinik**
- Einseitige, attackenförmig auftretende, einschießend-elektrisierend-stechende Schmerzen im Versorgungsbereich eines oder in seltenen Fällen auch mehrerer Trigeminusäste. Charakteristisch ist die Schmerzfreiheit zwischen den Attacken. Am häufigsten sind V2 und V3 betroffen (V2 17 %, V3 15 %, V2 und V3 32 %), V1 nur in ca. 5 % der Fälle. Beidseitiges Auftreten in bis zu 4 % der Fälle, häufig begleitet von sensiblen und/oder motorischen Ausfällen.
- Getriggert werden die Schmerzattacken durch Berührung der Haut (häufig im Bereich der Oberlippe und Nase), Kauen (nicht aber Schlucken), Zähneputzen oder sogar Luftzug.

- **Diagnostik**
- Druckschmerzen im Bereich der NAP des N. trigeminus.
- Häufiger Sensibilitätsverlust im Versorgungsgebiet einer der Trigeminusäste und/oder Parese der Kaumuskeln in den beschwerdefreien Intervallen zwischen 2 Attacken.
- MRT des Schädels.

- **Differenzialdiagnose**
Idiopathischer Gesichtsschmerz, Clusterkopfschmerz, Sinusitis maxillaris, Postzosterneuralgie, kraniomandibuläre Dysfunktion (CMD), Neuralgien nach Zahnbehandlungen, Meningiome, Ependymome, multiple Sklerose.

- **Therapie**
- **Medikamentöse Therapie**
- 1. Wahl
    - **Carbamazepin** 200–600 mg p.o. in 2–3 ED (effektive Behandlung in ca. 80 % der Fälle). Um Nebenwirkungen zu vermeiden empfiehlt sich mit 2×100 mg/Tag zu beginnen und die Dosis jeden 2. Tag um 100 mg zu steigern. Aufdosierung in retardierter Form bis zur Schmerzfreiheit oder bis zum Auftreten inakzeptabler Nebenwirkun-

gen. Maximaldosierung 1.800 mg/Tag p.o. in 3–4 ED
Die häufigsten Nebenwirkungen der Carbamazepin-
Therapie sind Schläfrigkeit, Schwindel, Sehstörung
(Doppelbilder), Übelkeit und Appetitlosigkeit. Gefürch-
tet wird die aplastische Anämie, die selten vorkommt
und durch regelmäßige Blutbildkontrollen ausgeschlossen werden muss. Carbamazepin kann eine latente Psychose aktivieren.

— 2. Wahl:
  — **Gabapentin** 300–3.600 mg/Tag p.o.
  — **Pregabalin** 150–600 mg/Tag p.o.
  — **Baclofen** (z. B. Lioresal) initial 3×5 mg/Tag p.o., lang-
    same Steigerung in 5-mg-Schritten auf Tagesdosierun-
    gen von max. 70 mg/Tag p.o.
  — **Phenytoin** initial 2×300 mg/Tag p.o., Zieldosierung
    300–500 mg/Tag p.o., effektiv bei bis zu 60 % der Pa-
    tienten, jedoch mit vielen NW behaftet, z. B. Nystag-
    mus, Ataxie und Dysarthrie. In höhere Dosierungen
    Ophtalmoplegie und kognitive Störung möglich.
    Vorteilhaft ist die Möglichkeit der i.v.-Gabe bei thera-
    pieresistenten Trigeminusneuralgien oder zur Akut-
    behandlung (250 mg i.v. unter weitere Aufsättigung mit
    3 mg/kgKG i.v./p.o verteilt auf 3 ED). **Cave**: Kontrolle
    des Serumspiegels!

— Weitere Alternativen sind:
  — **Oxcarbazepin** (z. B. Trileptal) in einer Dosierung von
    900–1.200 mg/Tag. Vorteile sind besseres Nebenwir-
    kungsprofil und die fehlende Notwendigkeit von Blut-
    bildkontrollen (keine Agranulozytosen).
  — **Lamotrigin** 150–400 mg/Tag (v. a. als Kombinations-
    partner verwendet).
  — **Misoprostol** (z. B. Cytotect) ist zur Therapie von Trige-
    minusneuralgie bei multipler Sklerose wirksam.
  — Auch topische Behandlungsmethoden sind im Einzelfall
    wirksam: Capsaicin (NNT 10,6), Benzocain, Lidocain.

■ ■ **Nichtmedikamentöse Therapie**
- Chirurgische Intervention (MVD, mikrovaskuläre Dekompression) bei nachgewiesener Gefäß-Nerv-Nachbarschaft. Erfolgsaussichten der chirurgischen Interventionen sind nicht durch Studien belegt.
- Destruktive Techniken (Rhizotomie) mit Injektion von höherprozentigem Alkohol (Glycerin), Ballonkompressionsverfahren bzw. Radiofrequenzablation des Ganglion Gasseri (Ganglion trigeminale).
- Ganglionäre lokale Opioidanalgesie (GLOA).
- Osteopathie (keine ausreichende Evidenz!).

■ **Sonstiges**
Im Verlauf der Erkrankung sind sowohl Schmerzexazerbationen und extrem häufige Schmerzattacken als auch Remissionsphasen mit kompletter Schmerzfreiheit möglich. Bei mehrmonatiger Schmerzfreiheit unter der Therapie sollte eine Reduktion und Pausierung der Medikation in Betracht gezogen werden.

Bei Auftreten von Trigeminusneuralgien bei Patienten unter 40 Jahren, muss eine demyelinisierende Erkrankung (multiple Sklerose) unbedingt ausgeschlossen werden.

Anhaltender idiopathischer Gesichtsschmerz
■ **Allgemeines**
- Inzidenz beträgt 4,4/100.000 Personenjahre, Lebenszeitprävalenz 0,03 %, ca. 11 % der Gesichtsschmerzen, in ca. 90 % Frauen betroffen, mittleres Alter bei Diagnosestellung 45 Jahren.
- Angst und Depression kommen als Komorbiditäten besonders häufig vor.
- Häufig keine spezifische Ursache, allerdings müssen Verletzungen des N. trigeminus, Demyelinisierungen und entzündliche Prozesse als in Frage kommende Ursachen ausgeschlossen werden.

— Eine effektive Schmerztherapie ist häufig schwer erreichbar. Interventionelle Verfahren, inklusive chirurgische Interventionen, sind kontraproduktiv und sollten möglichst vermieden werden.

▪ **Klinik**

— Orofaziale Schmerzen ohne neuralgieformen (einschießenden) Charakter, meist brennend, dumpf-druckend mit punctum maximum im Wangenbereich. Die Schmerzen sind zumeist einseitig, episodisch oder lang anhaltend/ganztägig und ohne vegetative Begleiterscheinungen, sensible oder motorische Auffälligkeiten.

— Patienten führen ihre Beschwerden häufig auf vorangegangene zahnärztliche Prozeduren/Eingriffe oder Traumata zurück.

— Die Ergebnisse der klinischen Untersuchungen sind häufig unauffällig.

▪ **Diagnostik**

Diagnosekriterien der anhaltenden idiopathischen Gesichtsschmerzen (IHS 2004)

A. Gesichtsschmerz, der täglich auftritt und in der Regel den ganzen Tag bzw. die meiste Zeit vorhanden ist und der die Kriterien B und C erfüllt

B. Der Schmerz ist anfangs auf ein begrenztes Gebiet einer Gesichtshälfte beschränkt, sitzt tief und ist schwer zu lokalisieren

C. Der Schmerz wird nicht begleitet von einem sensiblen Defizit oder anderen körperlichen Befunden

D. Untersuchungen einschließlich Röntgendiagnostik des Gesichts und des Kiefers zeigen keine relevanten pathologische Befunde

- **Therapie**

Multimodale Schmerztherapie

- - **Medikamentöse Therapie**
- Trizyklische Antidepressiva, z. B. Amitrptylin 10–150 mg p.o., (vorwiegend zur Nacht, langsam auftitrieren), Doxepin 10–150 mg p.o. (vorwiegend zur Nacht, langsam auftitrieren) oder Nortriptylin.
- Antikonvulsiva, z. B. Carbamazepin 400–1.200 mg p.o. (langsam auftitrieren), Gabapentin, Pregabalin, Lamotrigin oder Phenytoin.
- Duloxetin,
- Baclofen,
- Topiramat 25 mg zur Nacht, langsam auftitrierend auf bis zu 125 mg 2-mal täglich,
- Lidocain (z. B. Versatis 5 % Pflaster).

- - **Nichtmedikamentöse Therapie**
- Psychotherapie (kognitiv-basierte Verhaltenstherapie),
- TENS,
- medizinische Hypnose.

5.9   Multiple Sklerose

- **Allgemeines**

Die häufigsten schmerztherapeutischen Probleme bei den Patienten mit multipler Sklerose resultieren aus den zentralen neuropathischen Schmerzen und der Spastizität. Zusätzlich leiden die bei Diagnosestellung häufig jungen Patienten im Krankheitsverlauf an Depressionen (bis zu 50 %).

MS-Patienten klagen am ehesten über: Dysästhesien/Parästhesien, Kopfschmerzen, Trigeminusneuralgien, muskuloskelettale Beschwerden inklusive Rücken- und Gelenkschmerzen.

■   **Klinik**

Schmerztherapeutisch relevante, funktionell besonders ein-
schränkende Beschwerden im Krankheitsverlauf sind: Spastik,
Muskelschwäche und damit verbundenen Schmerzen, Sensibilitätsstörungen, kognitive Störungen, Fatigue und Depression.
Insbesondere eine begleitende Depression hat einen enormen
Einfluss auf die Lebensqualität und kann die Symptome der Müdigkeit und Abgeschlagenheit deutlich verstärken.

■   **Therapie**

■ ■ **Medikamentöse Therapie**

— Antispastische Therapie mit Baclofen (15–30 mg/Tag p.o.
  verteilt auf 3 ED). Alternativ Tizanidin (initial 2 mg/Tag,
  p.o. Dosissteigerung in halbwöchentlichen Schritten um
  jeweils 2 mg auf 12–24 mg/Tag verteilt auf 3–4 Einzelgaben; maximale ED 12 mg, täglicher Maximaldosis 36 mg)

— Weitere Alternativen sind: Gabapentin 1.200–3.600 mg/Tag
  p.o., Levetiracetam, Lamotrigin (Off-Label-Use!)

— Zusätzliche Gabe von Cannabinoide (Sativex) bei nicht
  ausreichender Wirkung bzw. zur Erhöhung der antispasti-
  schen Wirksamkeit. Cannabinoide (oral, inhalativ) können
  auch bei schweren neuropathischen Schmerzen von Nutzen sein.

— Bei schweren spastischen Zuständen sind Botoxinjektionen
  bzw. die intrathekale Baclofengabe zu erwägen.

— NSAR (z. B. Ibuprofen, Naproxen) sind von begrenzter
  Wirksamkeit.

— Paracetamol v. a. bei therapiebedingte Schmerzen
  (z. B. nach subkutane Injektion von Interferon),

— Amitriptylin, niedrigdosiert z. B. zur Behandlung von
  Schlafstörungen,

— Misoprostol (Cytotect) ist zur Therapie von Trigeminusneuralgie bei Multipler Sklerose wirksam.

■■ **Nichtmedikamentöse Therapie**
- Physiotherapie, v. a. zur Behandlung der Spastizität ist eminent wichtig.
- Ergotherapie,
- Psychotherapie,
- invasive Therapiemaßnahmen, wie die intrathekale Medikamentenapplikation (Baclofen, Opioide).

5.10 Muskuloskelettale Schmerzen

5.10.1 Nackenschmerzen

■ **Allgemeines**
- Die zervikalen Radikulopathien sind von den muskuloskelettalen und myofaszialen Schulter-/Nackenschmerzen abzugrenzen. Die Letzteren sind durch das Vorhandensein von Triggerpunkte und Myogelosen gekennzeichnet.
- Nackenschmerzen stehen weltweit an 4. Stelle in der Statistik der invalidisierenden Faktoren. Die Prävalenz ist bei Frauen, Menschen mit Büro- und Computerarbeitsplätzen, in den Industrieländern und städtischen Räumen deutlich höher.
- Prädisponierende Faktoren sind: Beruflicher Stress, Konflikte am Arbeitsplatz, vorbestehende Verletzungen/Operationen an der HWS, lumbale Rückenschmerzen, psychosoziale Belastungsfaktoren.
- Die Bedeutung psychosozialer Faktoren, z. B. Sorgen und Stress, ist eminent wichtig.
- Vorbeugende Maßnahmen wie Muskeltraining sind empfehlenswert.
- Die Stärke und Intensität des Beschwerdebilds steht nicht in direktem Zusammenhang mit den strukturellen, ggf. in Bildgebung sichtbaren, degenerativen Veränderungen.

━ Akute Schmerzen haben häufig einer myofaszialen Genese, bei chronischen Schmerzen spielt die Irritation myofaszialer Strukturen immer eine aggravierende Rolle.

Red flags
- ━ Spodylodiszitis
- ━ Trauma/Frakturen
- ━ Tumoren/Metastasen
- ━ HWS-Schmerzen mit radikulärer Symptomatik und neurologischer Ausfallsymptomatik (Sensibiltätsstörung, motorische Schwäche)

◾ **Klinik**
- ━ Dumpf-drückende Schmerzen im Nacken mit allmählichem Beginn und Zunahme der Beschwerden über die Zeit,
- ━ schmerzbedingte Bewegungseinschränkung der HWS,
- ━ radikuläre oder pseudoradikuläre Schmerzausstrahlung, Kopfschmerzen,
- ━ Verschwinden der HWS-Lordose,
- ━ Myogelosen.

◘ Abb. 5.13 und ◘ Abb. 5.14 zeigen die Schmerzausdehnungs- bzw. Ausstrahlungsmuster bei Facettengelenkarthrosen im HWS-Bereich bzw. radikulärer HWS-Syndrom.

◾ **Diagnostik**
- ━ Anamnese,
- ━ klinische Untersuchung (Palpation, Identifikation der Bewegungseinschränkungen, Ausschluss von Paresen, Muskelatrophien, Reflexabschwächung/-ausfälle, Sensibilitätsausfälle),
- ━ bildgebende Verfahren.

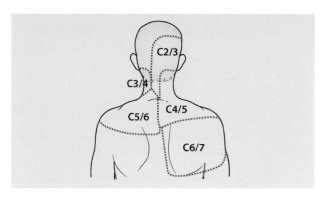

■ **Abb. 5.13** Schmerzen bei HWS-Facettengelenkarthrosen

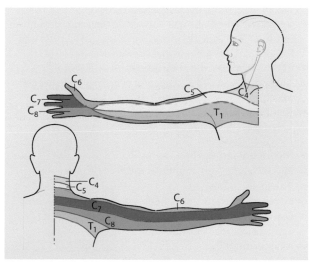

■ **Abb. 5.14** Radikuläres HWS-Schmerzsyndrom

Schmerzauslösung/-ausstrahlung in den Armen durch axiale Kompression deutet auf eine zervikale Radikulopathie hin.

■ **Differenzialdiagnose**

Arthritis/Arthrose, Frakturen, Spondylodiszitis, Zervikobrachialgien, Knochenmetastasen.

■ **Therapie**

■ ■ **Medikamentöse Therapie**

- NSAR, z. B. Ibuprofen oder Diclofenac zeitlich befristet (1. Wahl)!
- Metamizol, ggf. in Kombination mit NSAR, zeitlich befristet
- Paracetamol: Bei Kontraindikation für NSAR oder in Kombination, zeitlich befristet.
- Ggf. zusätzliche Gabe schwacher Opioidanalgetika, z. B. Tilidin oder Tramadol als Kurzzeittherapie.
- Ggf. zusätzliche Gabe von Muskelrelaxanzien, z. B. Methocarbamol (bei Unwirksamkeit von NSAR, Metamizol und Paracetamol, Effektivität nicht bewiesen!).
- COX-2-Hemmer wie z. B. Celecoxib oder Etoricoxib,
- Antikonvulsiva, z. B. Gabapentin oder Pregabalin bei neuropathischem Schmerzcharakter,
- Antidepressiva, z. B. Amitriptylin, Nortriptylin, Duloxetin, Venlafaxin.

■ ■ **Nichtmedikamentöse Therapie**

- Physiotherapie, ggf. Ergotherapie,
- Patientenschulung,
- therapeutische Lokalanästhesie, z.B. Triggerpunktinfiltration (am häufigsten M. trapezius und M. sternocleidomastoideus) oder Quaddelung,
- Akupunktur,
- TENS,
- Biofeedback,
- Osteopathie (keine ausreichende Evidenz!),

- diagnostische Facettengelenksblockade, bei Effektivität Neurolyseverfahren (z. B. Radiofrequenztherapie),
- periradikuläre Infiltrationstherapie (PRT) mit Steroid und/ oder Lokalanästhetikum.

5.10.2 Schulterschmerzen

- **Allgemeines**

Lebenszeitpävalenz ca. 66 %.

Die häufigsten Ursachen von Schulterschmerzen sind:
- Impingement-Syndrom (Bursitis, Tendinitis, Rotatoren-manschettenruptur),
- Arthritis/Arthrose,
- SLAP (Superior labrum anterior posterior)-Läsion,
- adhäsive Kapsulitis (frozen schoulder),
- zervikale Diskopathien und muskuloskelettale Schmerzen.

Auch Schmerzausstrahlung in den Bereich der Schulter bei HWS-Beschwerden, Gallenblasenerkrankungen und postoperativ nach Zwerchfellreizung (Head'sche Zonen) sind möglich.

Die Rotatorenmanschette besteht aus den 4 Muskeln: M. supraspinatus, M. infraspinatus, M. teres minor und M. subscapularis. Die Verletzungen der Rotatorenmanschette sind entweder akut traumatisch oder langsam, progredient verlaufend (ältere Patienten). Schmerzen sind über der dorsalen Schulter lokalisiert und werden bei Überkopfarbeiten stärker.

Schultergelenkarthritis und -arthrose können sowohl das Glenohumoral- als auch das Akromioklavikulargelenk betreffen. Hierbei nimmt der (bewegungsabhängige) Schmerz über einen längeren Zeitraum zu und führt zu erheblichen Bewegungseinschränkungen.

Schulter-Arm-Syndrom

Synonym verwendete Begriffe sind Periarthritis humeroscapularis (PHS) und „painful shoulder syndrome".

■ **Klinik**

Schmerzhafte Bewegungseinschränkung z. B. beim Schließen und Öffnen eines Kleidungsstücks hinter dem Rücken (Schürzengriff), Schmerzen bei Überkopfarbeiten und liegen auf der betroffenen Seite

■ **Diagnose**

Anamnese und klinische Untersuchung (Painful-Arc, Neer-Test, Hawkins-Test, ► Anhang).

Ultraschall- und Röntgendiagnostik sowie MRT-Untersuchungen sind nur dann sinnvoll, wenn die Ätiologie unklar ist oder die therapeutische Vorgehensweise dadurch beeinflusst werden kann.

Die Diagnose einer Bursitis subacromialis wird klinisch gestellt (schmerzhafte Abduktion des Arms, insbesondere über 60° bis zu 120°, ► Anhang: ► Abb. 11), die Therapie besteht in (kurzzeitiger) Ruhigstellung, Gabe von NSAR und Kortisoninjektion.

■ **Therapie**
■ ■ **Medikamentöse Therapie**
— NSAR, z. B. Ibuprofen oder Diclofenac,
— Coxibe, z. B. Celecoxib oder Etoricoxib.

■ ■ **Nichtmedikamentöse Therapie**
— Therapeutische Lokalanästhesie, z. B. Triggerpunktinfiltration,
— intraartikuläre Injektionen,
— Physiotherapie,
— Psychotherapie,
— Akupunktur,

- Radiotherapie (keine ausreichende Evidenz!),
- Osteopathie (keine ausreichende Evidenz!).

5.11 Rückenschmerzen

- **Allgemeines**

80 % aller Menschen haben irgendwann einmal in ihrem Leben
Rückenbeschwerden. 7–10 % der Rückenpatienten bleiben trotz
intensiver Diagnostik und Therapie längere Zeit arbeitsunfähig.
Die sozialmedizinische Bedeutung dieser Erkrankungen lässt
sich allein daran messen, dass Rückenschmerzen in Deutschland
derzeitig hinsichtlich

- Arbeitsunfähigkeitstagen bei GKV-Versicherten an erster
  Stelle stehen,
- 17 % aller Neuzugänge der Berufs- und Erwerbsunfähig-
  keitsrenten und 26 % aller Fälle stationärer Rehabilitations-
  maßnahmen ausmachen.

Wichtigste Risikofaktoren: Mangelnde Bewegung, Adipositas,
Rauchen.

Die Ursache der Beschwerden kann in bis zu 80 % der Fälle
durch klinische Untersuchung nicht festgestellt werden. Zu den
Ursachen der Rückenschmerzen, v. a. in der unteren LWS, gehören:

1. diskogene Ursachen, z. B. bei Bandscheibenprotrusionen,
2. vertebrogene Ursachen, z. B. pathologische Frakturen bei
   Osteoporose,
3. ligamentäre Ursachen,
4. muskuläre Ursachen, z. B. Iliopsoas-Syndrom oder
   Spasmen der Rückenmuskulatur,
5. Spinalkanalstenosen,
6. Arthritis und Arthrose der Wirbel- oder Facettengelenke.

Über 90 % aller Rückenschmerzen im Lumbalbereich (Kreuz-schmerzen) sind jedoch als „nicht-spezifisch" einzustufen. Die lokalisierbaren Schmerzen im Rückenbereich haben in den meisten Fällen eine myofaszialen Genese. Wird der Rücken-schmerz zusätzlich von ausstrahlenden Schmerzen in den Ex-tremitäten begleitet, so wird von einer zusätzlichen neuropathi-schen Komponente ausgegangen. Das Nebeneinander von nozi-zeptiven und neuropathischen Schmerzen wird dann „mixed pain syndrome" bezeichnet.

Über 90 % aller Rückenschmerzen verschwinden nach 2 Wo-chen und bedürfen keiner spezifischen Diagnostik. Wichtig ist dabei, die Gefahr einer möglichen Chronifizierung rechtzeitig zu erkennen und eine adäquate multimodale Therapie einzuleiten.

Eine Immobilisierung zur Behandlung von chronischen Rü-ckenschmerzen ist, im Gegensatz zu einer kurzzeitigen Phase bei akuten, exazerbierten Beschwerdebildern, kontraproduktiv!

■ **Chronifizierung von Rückenschmerzen**

Chronifizierung bezeichnet den Übergang vom akuten zum chronischen Rückenschmerz. Kennzeichen sind:

▶ Länger als 3 Monate anhaltendes Schmerzgeschehen, Verlust der Alarmfunktion, zunehmende psychologische Begleiterscheinungen mit veränderter Schmerzwahrneh-mung und Schmerzverarbeitung.

Risikofaktoren für die Chronifizierung nichtspezifischer Kreuz-schmerzen sind:

- **Biologische Faktoren**: Höheres Alter, degenerative Pro-zesse, (Mikro)traumen, vorangegangene Operationen.
- **Psychische Faktoren**: Psychosoziale Überforderung/Trauma-tisierungen, emotionale Beeinträchtigungen (Depression, Angst), passive Grundeinstellung, Arbeitsunfähigkeit >4 Mo-nate, Vermeidungsverhalten oder übertriebene Durchhalte-strategie, inadäquate Krankheitsmodellvorstellungen, ope-rante Faktoren (sog. „Krankheitsgewinnaspekte").

- **Berufliche Faktoren**: Schwerarbeit (Tragen, Heben schwerer Lasten), monotone Körperhaltung, Vibrationsexposition, geringe berufliche Qualifikation, geringe Arbeitsplatzzufriedenheit.
- **Lebensstil**: Rauchen, Übergewicht, geringe körperliche Kondition.
- **Iatrogene Faktoren**: Mangelhafte Respektierung des bio-psycho-sozialen Krankheitsmodells, Förderung passiver Therapiekonzepte, inadäquater Einsatz diagnostischer Maßnahmen.

Die Anamneseerhebung und Untersuchung hat bei Rückenschmerzen das Ziel, akute Pathologien („red flags") mit der Notwendigkeit einer Sofortintervention auszuschließen und die Rückenschmerzen einzuteilen in:

1. nichtspezifische Rückenschmerzen,
2. spezifische Rückenschmerzen mit radikulärer/pseudo-radikulärer Symptomatik.

Red flags
- Spondylodiszitis
- Wirbelfraktur
- Tumoren und Metastasen der Wirbelsäule
- Retroperitoneales Hämatom
- Alarmierende Zeichen sind: starke lokale Druckschmerzen, Fieber, Gewichtsverlust, Blasen-/Mastdarmfunktionsstörung

---

- Das Vorliegen von Pathologien bei bildgebenden Verfahren führt nicht zum automatischen Ausschluss psychologischer, schmerzverstärkender Faktoren und das Vorliegen von Pathologen nicht zur automatischen Kausalität.
  Durch Bandscheiben verursachte radikuläre Rückenschmerzen sind weitaus seltener als vermutet. Eine Band-

scheibenprotrusion an sich, ohne zusätzliche Schwellung und Entzündung der betroffenen Wurzel, verursacht keine Schmerzen.

— Die routinemäßige Anwendung bildgebender Verfahren ist weder hilfreich noch sinnvoll. Lediglich in den Fällen mit schwerwiegenden, progredienten neurologische Symptomen ist die Anfertigung von Röntgen, CT- und MRT-Bilder zur Diagnosesicherung bei vermuteten spinalen Pathologien indiziert.

— Der frühzeitige und ausschließliche Einsatz von Analgetika ohne begleitende physikalische und psychotherapeutische Therapie ist bei chronischen Rückenschmerzen kontraproduktiv.

— Operative Eingriffe zur Behandlung von Rückenschmerzen sind nur dann indiziert, wenn die zugrundeliegende Pathologie nicht konservativ befriedigend behandelt werden kann, bzw. eine Akutneurologie vorliegt.

— Ein wichtiges, vielleicht das wichtigste Behandlungsziel bei Therapie von Rückenschmerzen, ist die Verhinderung der Chronifizierung; ◘ Abb. 5.15 zeigt, wie degenerativ-

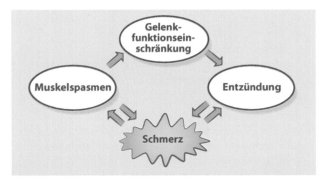

◘ **Abb. 5.15** Circulus vitiosus aus muskulären und gelenkbezogenen Faktoren bei Entstehung und Chronifizierung von Rückenschmerzen

entzündliche und myofasziale Ursachen Schmerzen ver-ursachen und sich gegenseitig unterhalten können.

> Nur 50 % der Patienten mit chronischen Rückenschmerz (>6 Monate bestehende Schmerzsymptomatik) werden wieder in ihren Arbeitsprozess eingegliedert. Hierdurch entstehen für das deutsche Gesundheitssystem enorme direkt und indirekt Kosten. Eine adäquate Behandlung von Rückenbeschwerden muss früh einsetzen.

Hinweis Zur Chronifizierung von Rückenschmerzen kann sei-tens der behandelnden Ärzte entscheidend beitragen durch
- mangelhafte Information des Patienten über den gutartigen Verlauf der Erkrankung,
- Überbewertung radiologischer Befunde,
- Krankschreibung über lange Zeit,
- Empfehlung, Verordnung und Anwendung vorwiegend passiver therapeutischer Maßnahmen,
- Vernachlässigung prophylaktischer Maßnahmen (z. B. Rückenschule),
- unreflektiertes Verschreiben von Medikamenten über längere Zeiträume,
- übermäßige und ungezielte lokale Injektionen,
- Nichtbeachtung psychosozialer Belastungsfaktoren (geringe Arbeitsplatzzufriedenheit ist der höchste prognos-tische Faktor für die Chronifizierung von Rückenschmer-zen),
- Vernachlässigung der kognitiven Verhaltenstherapie zur Behandlung von Angst- und Vermeidungsverhalten,
- Inaussichtstellen unrealistische Therapieziele.

- ■ **Einteilung**

Ursache

- ▬ **Nichtspezifische Rückenschmerzen**, bei denen sich im Gegensatz zu den spezifischen keine Hinweise auf ursächliche Erkrankungen, wie z. B. Frakturen, Tumoren oder Entzündungsprozesse, finden lassen. Die meisten Rückenbeschwerden beruhen auf keiner strukturellen, sondern einer funktionellen Störung des Stütz- und Bewegungsapparats. Eine vorübergehende akute Lumbalgie/Lumboischialgie bedarf daher nur in Ausnahmesituationen einer intensiven Diagnostik: Schmerzanamnese und klinische bzw. symptomorientierte neurologische Untersuchung zum Ausschluss von Warnsymptomen aufgrund spezifischer Erkrankungen im Bereich der WS, welche eine intensivere Abklärung bedürften, reichen völlig aus.
- ▬ **Spezifische Rückenschmerzen** (meist mit Ausstrahlung) aufgrund degenerativer Veränderungen vertebraler und/oder extravertebraler (Muskel- und Bindegewebe) Strukturen sowie spezifische Erkrankungen, wie z. B. Frakturen, entzündliche Prozesse und primäre oder sekundäre Knochentumoren. Letztere sind selten (<1 %), sollten jedoch zu Therapiebeginn anamnestisch (Gewichtsverlust etc.), laborchemisch oder radiologisch (Knochendestruktionen) ausgeschlossen werden.

Lokalisation (bei degenerativen Veränderungen)

- ▬ **Zervikal-, Thorakal- und Lumbalsyndrome**: Die Lokalisation von Rückenschmerzen verteilt sich wie folgt: 65 % im lumbalen, 35 % im zervikalen und 2 % im thorakalen Bereich.
- ▬ Strahlen die Schmerzen durch Wurzelkompression in die unteren Extremitäten aus, so bezeichnet man dies als **lumbales Wurzelsyndrom**, wobei je nach Anzahl der betroffenen Nervenwurzeln weiterhin zwischen einem mono- und polyradikulären Syndrom unterschieden werden kann.

Auch ohne Wurzelkompression kann es jedoch zu ausstrahlenden Schmerzen kommen, häufig sind pseudoradikuläre Schmerzen, deren Ausbreitung nicht den Dermatomen beteiligter Nervenwurzeln entspricht.

— Das **Kaudasyndrom** stellt eine besonders schwere Form des polyradikulären lumbalen Wurzelsyndroms mit unterschiedlichen neurologischen Ausfällen dar.

Dauer und somatische sowie psychosozial komplizierende Faktoren

— Akute Rückenschmerzen (Dauer < 2 Wochen).
— Subakute Rückenschmerzen (Dauer 2 Wochen bis 12 Wochen).
— Rezidivierende und chronische bzw. chronifizierte Rückenschmerzen (Dauer >12 Wochen).

- **Klinik**
— Radikuläre (Schmerzausstrahlung und sensorische Defizite entlang eines Dermatoms, motorische Schwäche im Kennmuskel, Reflexabschwächung/-ausfall) oder pseudoradikuläre Symptomatik (Schmerzen ausgehend von einem Bewegungssegment, keine oder umschriebene Sensibilitätsausfälle, keine motorische-/Reflexausfälle).

> Bei Kreuzschmerzen (sog. Low-back Pain) werden radikuläre Schmerzen durch Wurzelreizung, als solche bezeichnet, die distal des Kniegelenks ausstrahlen, wohingegen der pseudoradikulären Schmerzen keine Wurzelreizung zugrundeliegen und daher keine distal des Kniegelenks ausstrahlenden Schmerzen auftreten.

— Die häufigsten Wurzelreizsyndrome betreffen die Wurzel L3, L4, L5 und S1 (■ Abb. 5.16), die jeweils durch Bandscheibenvorfälle in Höhe L2/3, L3/4, L4/5 und L5/S1 verursacht werden können. Allerdings können im lumbalen Bereich Bandscheibenvorfälle auch 2 Nachbarwurzeln reizen

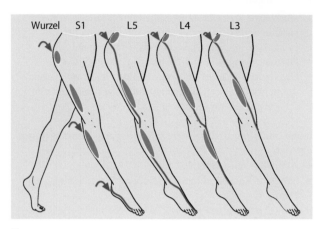

▣ Abb. 5.16   Radikuläre Schmerzausstrahlung im lumbosakralen Übergang

(z. B. Bandscheibe L4/5 kann Ausfälle und Schmerzen sowohl im Versorgungsgebiet der Wurzel L4 als auch L5 verursachen), im zervikalen Bereich ist hingegen nur ein Nervenwurzel betroffen (C6 bei Vorfälle in Höhe C5/6, C7 bei Vorfälle in Höhe C6/C7 und C8 bei Vorfälle in Höhe C7/Th1).

— Myofasziale Schmerzen durch Verspannung aufgrund von Fehl- und Überbelastung, Muskelhartspann. Auffallend ist das Vorhandensein von Triggerpunkte im Bereich der folgenden Muskeln: M. quadratus lumborum, M. iliocostalis lumborum, M. iliopsoas, M. longissimus thoracis und M. multifidus (▣ Abb. 5.17).

— Bei der klinischen Untersuchung kann zudem eine Aufhebung oder Akzentuierung der Lendenlordose festgestellt werden.

— Diskogene Beschwerden infolge von Bandscheibenprotrusionen und -prolaps. Bevor die Entwicklung einer

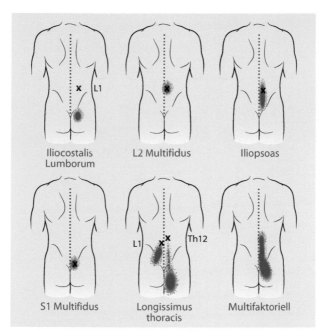

◘ Abb. 5.17 Triggerpunkte bei myofasziale Schmerzen im unteren Rückenbereich

Anunuls-fibrosus-Läsion mit Rissbildung und Bandscheibenprolaps durch Wurzelkompression/-irritationen und Entzündungsprozesse zum Auftreten radikulärer Symptome führen kann, verursachen degenerative Diskopathien durch Scherkräfte im Bereich des, im Gegensatz zu Nucleus pulposus innervierten Anulus fibrosus, lokale Schmerzen, die ebenfalls im Stehen und Sitzen sowie bei Valsalva-Manöver zunehmen.

- Spondylogene Schmerzsyndrome bei Spondylarthrosen und -arthritis: Häufig lokal begrenzte dumpf-drückende

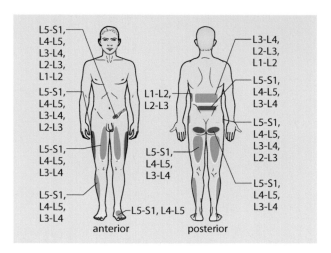

◘ Abb. 5.18 Schmerzausstrahlung bei lumbalen Facettengelenk-arthropathien. (Nach Cohen 2007)

Schmerzen mit Verschlechterung bei längerem Stehen/ Gehen/Sitzen und nachlassend beim Liegen. Eine Ausstrahlung findet sich erst im Verlauf der Beschwerdesymptomatik. In ◘ Abb. 5.18 findet sich eine schematische Darstellung des Schmerzausstrahlungsmusters bei lumbalen Facettengelenkarthropathien.

- **Diagnose**
- Die Diagnose der jeweiligen Schmerzursache erfolgt häufig ausschließlich anhand der Anamnese und klinischen Untersuchung. Ein bildgebendes Verfahren ist selten indiziert und bei der Wahl des geeigneten Therapieverfahrens wenig hilfreich (Beachtung der red flags).
- Nachweis von Triggerpunkte bei myofaszialem Schmerzsyndrom: Die Linderung der Beschwerden nach Injektion

von Lokalanästhetikas im Bereich der Triggerpunkte wird als positives diagnostisches Zeichen angesehen.

— Eine reduzierte Thoraxexkursion (Thoraxumfangsdifferenz <4 cm zwischen tiefer Inspiration und endexpiratorisch) sowie positives Schober-Zeichen weisen auf eine Spondylitis ankylosans als mögliche Differenzialdiagnose hin.

Die **Basisdiagnostik** bei Rückenschmerzen besteht aus:

— **Inspektion/Tastbefund**: Aufgehobene oder akzentuierte Lordose/Kyphose, Beinlängendifferenz, Schulter-/Beckenschiefstand, Muskelatrophie, Myogelosen, Klopfschmerzen.

— **Bewegungsumfang**: Finger-Boden-Abstand, Schober-Test (Prüfung des Beweglichkeitsumfangs ist bei akuten Beschwerden weder sinnvoll möglich noch zielführend).

— Lasegue-Test: Sensibilität ca. 85 %, Spezifität ca. 50–60 %, Patrick-Test (▶ Anhang).

— Neurologische Untersuchung: Prüfung der groben Kraft, Reflexstatus, Sensibilitätsprüfung.

■ **Therapie**

■ ■ **Medikamentöse Therapie**

— NSAR, z. B. Ibuprofen oder Diclofenac zeitlich befristet (1. Wahl),

— Metamizol, ggf. in Kombination mit NSAR,

— Paracetamol: Bei Kontraindikation für NSAR oder in Kombination.
Hinweis: Es gibt nicht ausreichend Evidenz für die Wirksamkeit von Paracetamol als Monosubstanz bei Rückenschmerzen!

— Muskelrelaxanzien, z. B. Methocarbamol (bei Unwirksamkeit von NSAR, Metamizol und Paracetamol, Effektivität nicht bewiesen!).

— COX-2-Hemmer wie z. B. Celecoxib oder Etoricoxib,

— Opioide, z. B. Tramadol als Kurzzeittherapie,

- trizyklische Antidepressiva, z. B. Amitriptylin, oder SSRI wie z. B. Duloxetin,
- ggf. Antikonvulsiva, wie z. B. Gabapentin oder Pregabalin bei radikulärer Schmerzsymptomatik.

- **Nichtmedikamentöse Therapie**
- Physiotherapie, Rückenschule,
- Psychotherapie, z. B. verhaltensbasierte Therapieansätze,
- Biofeedback,
- TENS,
- diagnostische, bei Effektivität therapeutische, Facetten-gelenksblockade.

5.11.1 Bandscheibenprotrusion/-prolaps, Spinalkanalstenose

- **Allgemeines**
- Protrusion beschreibt die Vorwölbung der Bandscheiben-kontur bei intaktem äußerem Bandscheibenring, wohin-gegen bei Bandscheibenprolaps der Anulus fibrosus per-foriert und Bandscheibengewebe in den Epiduralraum vordringt.
- Die Prävalenz von Bandscheibenvorfällen (Prolaps) ist sehr hoch. Diese kommen am häufigsten in dem zervi-kalen und lumbaren Abschnitt vor, seltener in den thora-kalen.
- Es existiert keine Korrelation zwischen der durch Bildge-bung festgestellten Pathologie und dem Schweregrad der Beschwerden. Je nach Stärke der lokalen Entzündung und Schwellung können gelegentlich kleinere Bandscheiben-vorfälle erhebliche Schmerzen verursachen, wohingegen größere Befunde manchmal asymptomatisch sein können.
- Wurzelsyndrome betreffen häufig die Segmente L4/5 und L5/S1 (Wurzeln L5 und S1).

- Spinalkanalstenosen sind Folge einer Verengung des Spinalkanals durch Facettengelenkarthrosen, ligamentäre Verhärtungen und Spondylolisthese.

■ **Klinik**
- Belastungsabhängige Schmerzen mit teilweise pseudoradikulärer Ausstrahlung.
- Im Falle der Spinalkanalstenose kann eine radikuläre Symptomatik mit uni- oder bilateralen Schmerzausstrahlung, Sensibilitätsstörungen und motorische Schwäche in dem Versorgungsgebiet des jeweiligen Nervenwurzels nach einer kurzen Gehstrecke, **Claudicatio spinalis**, auftreten, die typischerweise bei Entlastung der Stenose durch Entlordosierung der Lendenwirbelsäule (z. B. beim Radfahren oder beim Vorbeugen des Oberkörpers) nicht auftreten bzw. verschwinden.

■ **Diagnostik**
- Anamnese und klinische Untersuchung.

■ **Therapie**
- Entscheidend ist eine zu Beginn regelmäßige Einnahme von Analgetika, um die Durchführung konservativer Therapiemaßnahmen (darunter insbesondere die Physiotherapie) zu ermöglichen.
- Weiterhin kommt der Gewichtsreduktion einer besonderen Bedeutung zu.
- Bei der Therapie von chronischen Rückenschmerzen kommt das bio-psycho-soziale Schmerzmodell zur Anwendung.

■■ **Medikamentöse Therapie**
- NSAR (z. B. Ibuprofen, Diclofenac, Dexketoprofen), COX-2-Hemmer (z. B. Celecoxib, Etoricoxib).
- Muskelrelaxanzien wie Methocarbamol, Tizanidin (insbesondere bei Nachweis von Muskelverspannungen).

- Eine niedrigdosierte Opioidtherapie mit retardierten Präparate wie Tramadol, Tilidin oder Oxycodon ist kurzfristig bei akuten und im Einzelfall auch bei chronischen Rückenschmerzen, allerdings nur im Rahmen eines multimodalen Therapiekonzepts, sinnvoll (S3-Leitlinie „Langzeitanwendung von Opioiden bei nicht tumorbedingten Schmerzen – LONTS". Deutsche Schmerzgesellschaft 2015).
- Bei neuropathischem Schmerzcharakter ist die zusätzliche Gabe von Antikonvulsiva, z. B. Pregabalin zu erwägen.
- Epidurale Kortikosteroidgabe, z. B. Dexamethason 10–40 (–80) mg in Kombination mit Lokalanästhetika sind nur im Einzelfall einzusetzen (Off-Label-Use!).

■ ■ **Nichtmedikamentöse Therapie**
- Physikalische Therapie,
- Physiotherapie,
- TENS,
- Biofeedback,
- Yoga,
- Achtsamkeitstraining.

5.11.2 Failed Back-Surgery-Syndrom (FBSS)

■ **Allgemeines**

Die beiden häufigsten Grunde für das Fehlschlagen der interventionellen Option bei Behandlung von vermeintlich oder tatsächlichen operationswürdigen Pathologien sind:
- Außerachtlassen von psychosozialen Belastungsfaktoren und bedeutsamen Psychopathologien, v. a. Depression und Angst,
- iatrogene Faktoren im Sinne von intraoperativen Schädigungen und/oder postoperativen Narbenbildungen bzw. fibrotischen Veränderungen.

Die Diagnose FBSS wird nicht allgemein anerkannt. Unbestritten ist jedoch, dass die zur postoperativen Schmerzexazerbation führenden operativen Eingriffe beinahe ausschließlich ohne vorherige ausreichende psychologische Beurteilung/Betreuung der Patienten und mit der Fokussierung auf durch Bildgebung nachgewiesenen Pathologien stattfinden.

Weitere Faktoren, die in der präoperativen Beurteilung der zur Operation geeigneten Patienten häufig zu wenig Beachtung finden, sind:

- Zielkonflikte, z. B. Rentenbegehren, sekundärer Krankheitsgewinn,
- Adipositas,
- Nikotinabusus,
- mangelnde körperliche Aktivität.

Zu den postoperativen Faktoren gehören u. a. eine veränderte Biomechanik, muskuläre Dysbalancen, Anschlusssegmentpathologien (bei Spondylodesen), Sakroiliitis bei Spondylodese im lumbosakralen Übergang und neu aufgetretene knöcherne Verengungen/Bandscheibenvorfälle.

■ **Klinik**

Anhaltende Schmerzsymptomatik 6–12 Monaten nach dem operativen Wirbelsäuleneingriff. Die Schmerzen können unverändert, wie präoperativ, oder in veränderter, häufig gesteigerter Intensität auftreten. Auch ein Wiederbeginn der Beschwerden nach initialer, kurzzeitiger Linderung ist möglich.

■ **Diagnose**

Zu der postoperativen Diagnostik gehören:

- MRT-Bildgebung,
- CT-Myelographie (bei Artefaktbildung durch Osteosynthesematerial).

> **Red flags**
> — Fehllage von Osteosynthesematerial (z. B. bei postopera-
>   tiv weiterbestehender radikulärer Symptomatik, Paresen)
> — Abzess-/Hämatombildung

▪▪ Therapie
▪ Medikamentöse Therapie
- Nichtopioidanalgetika, u. a. NSAR, initial möglichst hochdosiert,
- ggf. niedrig-dosierte Opioidtherapie,
- trizyklische Antidepressiva, z. B. Amitriptylin,
- Antikonvulsiva, z. B. Pregabalin,
- ggf. Muskelrelaxanzien, z. B. Tizanidin,
- epidurale Steroidinjektionen (nicht mehr als 3 Injektionen in einem Zeitraum von 6 Monaten), allerdings keine Evidenz!

▪ Nichtmedikamentöse/invasive Therapien
- Spinal cord Stimulation (SCS),
- intrathekale Morphinapplikation,
- Physiotherapie zur Kräftigung der Rückenmuskulatur,
- TENS,
- Biofeedback,
- Psychotherapie,
- Yoga,
- Achtsamkeitstraining.

5.11.3 (Lumbo)ischialgie

▪ Allgemeines
- Klinische Beschreibung einer Beschwerdesymptomatik im Bereich der Lendenwirbelsäule (Lumbago) und/oder Reiz-zustand des N. ischiadicus (Ischialgie).

— Akut auftretende Lumbalgien haben fast immer eine muskuläre Ursache. Chronische Beschwerdebilder können durch degenerative Wirbelsäulenveränderungen mit nachfolgender Spinalkanalstenose, Bandscheibenprotrusionen/ -prolaps, Piriformis-Syndrom, ISG-Syndrom, Reizung der Glutealmuskulatur oder eine Kombination aus mehreren Faktoren mitverursacht werden.

— Häufig fehlendes bildmorphologisches, strukturelles Korrelat.

■ **Klinik**

Rückenschmerzen im Bereich der unteren LWS mit (häufig) pseudoradikulärer, d. h. nicht dermatombezogener, Ausstrahlung in die Gesäßmuskulatur bzw. das Bein.

■ **Diagnose**

— Anamnese und klinische Untersuchung (FABER-Test, Lasegue-Zeichen),

— Ausschluss von red flags (▶ Abschn. 5.11).

■ **Therapie**
■■ **Medikamentöse Therapie**

— NSAR, z. B. Ibuprofen,

— Paracetamol,

— Metamizol,

— ggf. kurzzeitige Gabe von niedrigpotententen Opioide (z. B. Tramadol),

— ggf. kurzzeitige Gabe von Glukokortikoiden.

■■ **Nichtmedikamentöse Therapie**

— Manualmedizinische Therapie (Manipulation, Mobilisation, Weichteiltechniken), in der Akutsituation im Rahmen der multimodalen Schmerztherapie,

— physikalische Therapie, z. B. Wärmeapplikation,

— Physiotherapie,

- Akupunktur,
- therapeutische Lokalanästhesie, z. B. Triggerpunkt-infiltration,
- sonographisch-gesteuerte Blockaden, z. B. bei Piriformis-Syndrom,
- lokale Infiltration, z. B. bei ISG-Syndrom.

5.11.4 Piriformis-Syndrom

- **Allgemeines**
- Inzidenz von 5–8 % bei Patienten mit „Kreuzschmerzen".
- Wird der Gruppe der myofaszialen Schmerzen zuge-ordnet.

In ◘ Abb. 5.19 ist die anatomische Nachbarschaft des M. piri-formis dargestellt.

- **Klinik**

Chronische Schmerzen im Bereich der Gesäßmuskulatur mit Ausstrahlung ins Bein, die beim Laufen/Sitzen verstärkt auftre-ten, beim Liegen häufig vollständig verschwinden und eine Bandscheibensymptomatik imitieren können. Die Schmerzen können durch Druck auf den M. piriformis hervorgerufen wer-den (◘ Abb. 5.20).

- **Diagnose**
- Ausschlussdiagnose!
- Patrick-Test, auch FABER (Flexion, Abduction, External Rotation) -Test genannt (▸ Kap. Anlage)
- Freiberg-Test (Patient in Rückenlage, Innenrotation des Oberschenkels über eine Außendrehung des, über die Kante der Untersuchungsliege hängenden Unter-schenkels).

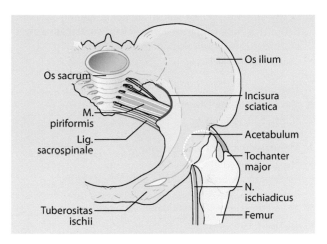

□ Abb. 5.19 Klinisch relevante anatomische Nachbarschaft des M. piriformis

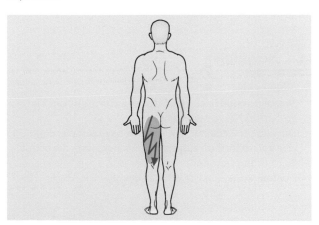

□ Abb. 5.20 Schmerzausstrahlung bei Piriformis-Syndrom

— Beatty-Test: Patient liegt seitlich auf der gesunden Seite. Betroffenes Bein wird nach vorne gebeugt und abduziert. Dadurch Schmerzprovokation im Gesäßbereich.
— Diagnosescore: ◘ Tab. 5.11.

▪ Therapie
▪▪ Medikamentöse Therapie
— NSAR, z. B. Ibuprofen.

▪▪ Nichtmedikamentöse Therapie
— Physiotherapie,
— therapeutische Lokalanästhesie, z. B. Triggerpunkt-infiltration,
— Akupunktur,
— manuelle Therapie,
— Osteopathie (keine ausreichende Evidenz!),
— sonographisch-gesteuerte Infiltration des M. piriformis mit Lokalanästhetika zu diagnostischen, bei Effektivität auch zu therapeutischen Zwecken.

5.12 Neuralgien

▪ Allgemeines
— Neuralgien sind häufig die Folge von chirurgischen Eingriffen mit Nervenverletzung.
— Die variable Anatomie der nervalen Strukturen bedingt eine unterschiedlich ausgeprägte Ausbereitung des betroffenen Schmerzareals.
— Zur Interkostal- und Trigeminusneuralgie: ► Abschn. 5.14.1 bzw. ► Abschn. 5.8.6.

◧ **Tab. 5.11** Diagnosescore Piriformis-Syndrom. (Nach Michel 2013)

Kriterium	Punkte
Ein-/beidseitige Gesäßschmerzen fluktuierend mit schmerzfreien Intervallen im Tagesverlauf	1
Kein lumbaler Schmerz	1
Kein Tast-/Klopfschmerz über der LWS	1
Keine perineale Ausstrahlung	1
Lasègue-Zeichen negativ	1
Längeres Sitzen triggert Gesäß-/Ischiasschmerz	1
Ischiasschmerz, schmerzfreie Intervalle im Tagesverlauf	1
Gesäßschmerzen in Projektion auf M. piriformis auslösbar durch:	
– Patrick-Test und/oder Freiberg-Test (Tests positiv)	1
– Anspannung gegen Widerstand (Beatty-Test)	1
– Palpation	1
Ischiasschmerz (durch klinische Untersuchung reproduzierbar):	
– Dehnung	1
– Anspannung gegen Widerstand	1
Maximale Punktzahl	**12**

Auswertung: ≥8 Punkte: Piriformis-Syndrom wahrscheinlich, 6–7 Punkte: Piriformis-Syndrom unwahrscheinlich, <6 Punkte: Piriformis-Syndrom ausgeschlossen

5.12.1 Glossopharyngeus-Neuralgie

- **Allgemeines**

Folge von Tumorwachstum und/oder postoperativ nach Oropharynxtumorresektion, nach Traumatisierung infolge von Verkehrsunfällen (z. B. Schädelbasisfrakturen), Kompression durch vaskuläre Nachbarschaft oder idiopathisch.

- **Klinik**

Einseitige, seltenst auch beidseitige, kurz anhaltende (bis zu einigen Minuten), paroxysmale, elektrisierend-stechende Schmerzen im Bereich des Kiefers, Ohr, Pharynx, Larynx und Zungengrund, gelegentlich spontan, häufig aber getriggert durch Sprechen, Kauen, Schlucken (Odynophagie) und Gähnen.

Glossopharyngeal-Neuralgien können von Bradykardien, Hypotension und kurzzeitige Asystolien begleitet werden, die zur Synkope oder Krampfanfälle führen können.

- **Diagnose**
- Entscheidend ist zunächst der Ausschluss von Tumoren oder Entzündungsprozessen als kausale Ursache.
- Anamnese und klinische Untersuchung stellen die Diagnose am zuverlässigsten.
- Eine diagnostische Blockade des N. glossopharyngeus kann die Diagnose untermauern.

- **Therapie**
- **Medikamentöse Therapie**
- Antikonvulsiva, z. B. Carbamazepin, Oxcarbazepin, Gabapentin oder Pregabalin.
- Trizyklische Antidepressiva, z. B. Amitriptylin, als Begleitmedikation. Ggf. SSRI/Duloxetin.
- Vitamin B_{12},
- bei Ineffektivität ggf. Opioidtherapie.

■■ Nichtmedikamentöse Therapie

━ Transorale Blockade der N. glossopharyngeus mittels
submukosaler Gabe von Lokalanästhetika im kaudalen
Ende des Arcus palatinopharyngeus (z. B. 2–3 ml Ropivacain 1 %) und Kortikosteroide (z. B. 4 mg Dexamethason)
unter Durchleuchtungskontrolle.

━ Neurolyse,

━ mikrovaskuläre Dekompression (MVD), Gammaknife-
Chirurgie.

5.12.2 N.-cutaneus-femoris-lateralis-Neuralgie

■ Allgemeines

Synonym: Meralgia paraesthetica.

━ Verletzung bei Hüftgelenksoperationen, Beckenkamm-
biopsien bzw. Knochenentnahmen, abdominelle Hysterektomien (durch Retraktor), mechanische Schädigung
durch Kompression bei engen Kleidungsstücken, Gurten
oder bei Hängebauch. Auch intraoperative, lagerungs-
bedingte Kompressionsschäden sind möglich.

■ Klinik

Sensibilitätsausfall im ventrolateralen Oberschenkel (◻ Abb.
5.21), Parästhesien und brennenden Schmerzen (Meralgia para-
aesthetica). Keine motorische Schwäche, keine Reflexausfälle/
-abschwächung. Schmerzverstärkung durch Stehen, Laufen und
Hüftadduktion.

■ Diagnose

━ Anamnese und klinische Untersuchung,

━ sonographisch-gesteuerte Blockade zur Diagnosesicherung.

━ Bei unklaren Befunden (Sensibilitätsausfallsareal größer als
das Innervationsgebiet des N. cutaneus femoris lateralis,
motorische Ausfälle, Erlöschung der Patellarsehenreflexes),

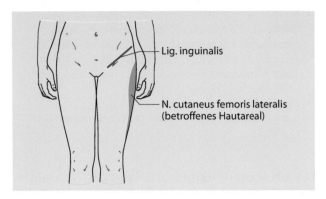

Abb. 5.21   Meralgia paraesthetica

Patienten unter Antikoagulation oder Risiko einer malignen Erkrankung, müssen Differenzialdiagnosen wie retroperitoneales Hämatom bzw. Tumorerkrankungen ausgeschlossen werden.

- **Therapie**
- **Medikamentöse Therapie**
- Trizyklische Antidepressiva wie z. B. Amitriptylin als Koanalgetika und zur Verbesserung der begleitenden Schlafstörungen.
- Die Gabe von antineuropathischer Medikation (Gabapentin, Pregabalin, Carbamazepin) wenig hilfreich und selten erforderlich.
- Lidocain-Pflaster (Versatis 5 %)

- **Nichtmedikamentöse Therapie**
- Das Tragen enge Kleider (Hosen) und Gurten vermeiden.
- Gewichtsreduktion,

- Psychotherapie beim Vorliegen von begleitenden Psychopathologien/Chronifizierung im Rahmen einer multimodalen Schmerztherapie.
- Therapeutische Blockadeserie mit Lokalanästhetika (ggf. mit Zusatz von Kortikosteroiden) gilt als sehr effektiv.
- (Chirurgische) neurolytische Therapie nur in Einzelfällen indiziert.

5.12.3 N.-femoralis-Neuralgie

- **Allgemeines**
- Vorkommen am häufigsten nach Hüftgelenkersatz.
- Verletzung auch bei anderen operativen Eingriffen, wie offene Appendektomien, Herniotomien, abdominellen Hysterektomien und inguinale Lymphadenektomien sowie bei Diabetes, Bestrahlung Nervenkompression durch Blutungen und Tumoren möglich.

- **Klinik**

Motorischer Ausfall der Kniestrecker, Kraftminderung der Hüftbeuger (Ausfall des M. quadrizeps), Sensibilitätsausfälle, Allodynie, Parästhesie/Dysästhesie im Bereich des ventralen Oberschenkels sowie des ventromedialen Unterschenkels.

- **Diagnose**
- Anamnese und klinische Untersuchung,
- sonographisch-gesteuerte Blockade zur Diagnosesicherung.

- **Therapie**
- **Medikamentöse Therapie**
- Antineuropathische Medikation mit Antikonvulsiva wie z. B. Gabapentin, Pregabalin oder Carbamazepin,
- trizyklische Antidepressiva wie z. B. Amitriptylin als Koanalgetika und zur Verbesserung der Schlafqualität.

Nichtmedikamentöse Therapie

- Psychotherapie beim Vorliegen von begleitenden Psychopathologien/Chronifizierung im Rahmen einer multimodalen Schmerztherapie.
- Therapeutische Blockadeserie mit Lokalanästhetika (ggf. mit Zusatz von Kortikosteroiden).
- (Chirurgische) neurolytische Therapie nur in Einzelfällen indiziert.

5.12.4 N.-genitofemoralis-Neuralgie

Allgemeines

Läsion nach Kaiserschnitt, Lagekorrektur des Uterus, pelvine Lymphadenektomie aber auch nach Leistenhernienchirurgie möglich.

Klinik

Brennende-stechende Schmerzen, häufig einschießender Charakter, in Begleitung von Allodynien, Parästhesie/Dysästhesien im Versorgungsgebiet des Nerven (◘ Abb. 5.22).

Diagnose

Sonographisch-gesteuerte Blockade zur Diagnosesicherung.

Therapie

Medikamentöse Therapie

- Trizyklische Antidepressiva wie z. B. Amitriptylin als Koanalgetika und zur Verbesserung der Schlafqualität.
- Antineuropathische Medikation mit Antikonvulsiva wie z. B. Gabapentin, Pregabalin oder Carbamazepin.

Nichtmedikamentöse Therapie

- Psychotherapie beim Vorliegen von begleitenden Psychopathologien/Chronifizierung im Rahmen einer multimodalen Schmerztherapie.

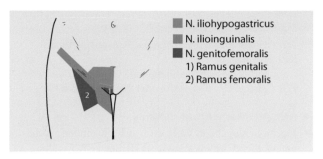

■ N. iliohypogastricus
■ N. ilioinguinalis
■ N. genitofemoralis
  1) Ramus genitalis
  2) Ramus femoralis

▣ Abb. 5.22 Versorgungsgebiet der Nn. Iliohypogastricus, ilioinguinalis und genitofemoralis (große individuelle Abweichungen möglich!)

━ Therapeutische Blockadeserie mit Lokalanästhetika.
━ (Chirurgische) neurolytische Therapie nur in Einzelfällen indiziert.

5.12.5 N.-Ilioinguinalis-Neuralgie

■ **Allgemeines**
Häufig nach offener Leistenhernienoperationen und nach Nephrektomien, entweder primär durch Nervenverletzung oder sekundär durch Granulombildung.

■ **Klinik**
Sensibilitätsausfälle in der Leistenregion, Innenseite des Oberschenkels und des Skrotums bzw. Labium majus. Leichte Flexion und Innenrotation des Hüftgelenkes im Sinne einer Schonhaltung zur Schmerzlinderung (▣ Abb. 5.22).

■ **Diagnose**
Sonographisch-gesteuerte Blockade zur Diagnosesicherung.

- **Therapie**
- ■ ■ **Medikamentöse Therapie**
- ▬ Trizyklische Antidepressiva wie z. B. Amitriptylin als Koanalgetika.
- ▬ Antineuropathische Medikation mit Antikonvulsiva wie z. B. Gabapentin, Pregabalin oder Carbamazepin.

■ ■ **Nichtmedikamentöse Therapie**
- ▬ Psychotherapie beim Vorliegen von begleitenden Psychopathologien/Chronifizierung im Rahmen einer multimodalen Schmerztherapie.
- ▬ Therapeutische Blockadeserie mit Lokalanästhetika.
- ▬ (Chirurgische) neurolytische Therapie nur in Einzelfällen indiziert.

5.12.6 N.-Iliohypogastricus-Neuralgie

- ■ **Allgemeines**

Verletzung bei Nephrektomien, Appendektomien (retrozökal), laparoskopische Eingriffen (Trokareinstichstelle), durch Kompression (enge Hosen) oder bei gynäkologischen Operationen mit Pfannenstilschnitt durch Hackenblätter des Retraktors.

- ■ **Klinik**

Hypästhesie, Parästhesie/Dysästhesie im Versorgungsgebiet des Nervens (■ Abb. 5.22).

- ■ **Diagnose**

Sonographisch-gesteuerte Blockade zur Diagnosesicherung.

- ■ **Therapie**
- ■ ■ **Medikamentöse Therapie**
- ▬ Trizyklische Antidepressiva wie z. B. Amitriptylin als Koanalgetika.

- Antineuropathische Medikation mit Antikonvulsiva wie
  z. B. Gabapentin, Pregabalin oder Carbamazepin.

■ ■ **Nichtmedikamentöse Therapie**
- Psychotherapie beim Vorliegen von begleitenden Psycho-
  pathologien/Chronifizierung im Rahmen einer multimodalen Schmerztherapie.
- Therapeutische Blockadeserie mit Lokalanästhetika.
- (Chirurgische) neurolytische Therapie nur in Einzelfällen
  indiziert.

5.12.7 N.-nasociliaris-Neuralgie

■ **Allgemeines**
- Verletzung bei Orbita-/Nasenbeinfrakturen aber auch
  durch chronische Entzündungsprozessen der Nasennebenhöhlen.

■ **Klinik**
Häufig einseitige, stechend-elektrisierende Schmerzen in Bereich von Stirn, des inneren Augenwinkel, Augenbrauen, häufig
begleitet von Tranenfluss, Schwellung der Nasenschleimhaut
und Konjunktivitis. Getriggert werden die Schmerzattacken u. a.
durch Berührung der Haut und Schleimhäute im Versorgungsgebiet des Nervens und Kaubewegungen.

■ **Diagnose**
- Anamnese und klinische Untersuchung.

■ **Therapie**
■ ■ **Medikamentöse Therapie**
- Intranasale Oberflächenanästhesie mit Lidocain.
- Antineuropathische Medikation z. B. mit Gabapentin,
  Pregabalin oder Carbamazepin.

▬ Gabe von Antidepressiva wie z. B. Amitriptylin bei Schlaf-
  störungen/Depression.

▪▪ **Nichtmedikamentöse Therapie**
▬ Therapeutische Blockadeserie der Nn. supratrochlearis,
  supra- und infraorbitalis mit Lokalanästhetika.
▬ Psychotherapie beim Vorliegen von begleitenden Psycho-
  pathologien/Chronifizierung im Rahmen einer multimodalen Schmerztherapie.

5.13   Polyneuropathien

▪ **Allgemeines**
Polyneuropathien finden sich am häufigsten bei:
▬ Diabetes mellitus,
▬ Chemotherapien (z. B. mit Cisplatin, Vinkaalkaloide,
  Procarbazin),
▬ Alkohol- und ernährungsbedingt,
▬ Vitaminmangel (z. B. Niacin, Vitamin B_{12} oder B_6),
▬ M. Fabry,
▬ Amyloidablagerungen,
▬ Urämien,
▬ Hypothyreoidismus,
▬ toxisch/Drogenkonsum,
▬ Karzinomerkrankungen,
▬ Guillain-Barre-Syndrom,
▬ Dysproteinämien.

Von schmerztherapeutischer Bedeutung sind v. a. die diabetische, chemotherapieinduzierte und toxische sowie Polyneuropathien bei Karzinomerkrankungen.

■ **Klinik**

In ◘ Abb. 5.23 sind die typische Lokalisationen der diabetischen Neuropathie dargestellt.

■ **Therapie**
■ ■ **Medikamentöse Therapie**

In ◘ Abb. 5.24 ist beispielhaft ein medikamentöser Behandlungs-algorithmus aufgezeigt.

▬ Trizyklische Antidepressiva, z. B. Amitriptylin
    25–100 mg/d p.o.
▬ Duloxetin, initial 30 mg/d p.o., Steigerung auf 60 mg/d p.o.
    nach einer Woche.
▬ Antikonvulsiva, z. B. Gabapentin beginnend mit 300 mg/d
    p.o. und Steigerung auf 900 bis maximal 3.600 mg/d p.o.
▬ Capsaicin-Pflaster (Qutenza),
▬ Steroide,
▬ Opioide, z. B. Tramadol retard 200–400 mg/d p.o.,
    Oxycodon 10–20 mg/d p.o.
▬ Weitere, nicht evidenzbasierte, Optionen sind:
    ▬ Doxepin 5 %-Creme, vermutete Wirkung über H_1- und
        H_2-Rezeptoren,
    ▬ Nitroglycerin-Spray,
    ▬ Clonidin-Gel bzw. -Pflaster (in Deutschland nicht
        erhältlich),
    ▬ Ketamin- bzw. Clonidin-Salbe (keine ausreichende
        Erfahrung, Rezeptur muss in Apotheken hergestellt
        werden).

■ ■ **Nichtmedikamentöse Therapie**
▬ Bei chemotherapieinduzierten Polyneuropathien ggf.
    Dosisreduktion/Therapieabbruch, Karenz der Noxe!
▬ Wärmeapplikation, sportliche Aktivitäten, Yoga, Massage,
    Akupunktur.

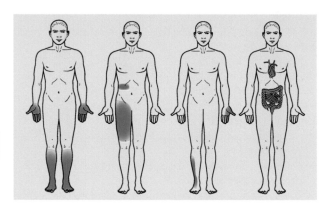

◘ Abb. 5.23   Klinische Manifestationen der diabetischen Neuropathie

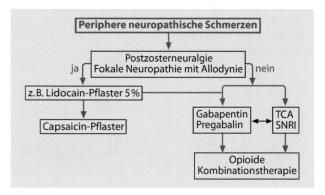

◘ Abb. 5.24   Algorithmus medikamentöser Therapie neuropathischer Schmerzen. (Mod. nach Finnerup 2005)

5.14 **Thoraxschmerzen**

- **Allgemeines**

Akute Thoraxschmerzen sind nicht die alleinige Domäne der Schmerztherapie und bedürfen einer sofortigen diagnostischen Abklärung, die eine ursächliche Behandlung ermöglicht.

> **Red flags**
> - Akutes Koronarsyndrom, akuter Myokardinfarkt
> - Aortendissektion/-aneurysma

Die häufigsten Ursachen chronischer/chronifizierter Thoraxschmerzen sind:
- Interkostalneuralgien/Zoster- und Postzosterneuralgie,
- Postthorakotomiesyndrom,
- nicht oder nichtsuffizient analgetisch behandelte Rippen(serien)frakturen,
- Herzneurose (Herzangstneurose).

5.14.1 **Interkostalneuralgie**

- **Allgemeines**
- Auftreten nach Rippen(serien)frakturen, bei Postzosterneuralgie oder postoperativ nach Thorakotomien/Mastektomien
- Charakterisiert durch brennenden Schmerzen und begleitende Allodynie

- **Therapie**

Invasive Schmerztherapeutische Interventionen (sonographisch-gesteuerte Interkostalblockade)

5.14.2 **Postmastektomie-Syndrom**

- **Allgemeines**
- Der Pathomechanismus beruht häufig auf einer Interkostobrachialneuralgie bei Verletzung des Nervens in der Axilla im Rahmen einer Radikaloperation, oder Nervenläsionen nach Bestrahlung, Chemotherapie, Tumorrezidiv oder eine Kombination aus den genannten Faktoren.
- Die Inzidenz beträgt nach operativen Eingriffen bis zu 50 % und verringert sich im Verlauf auf ca. 20 % nach einem Jahr. Insbesondere nach Axilladissektion, Rekonstrutionseingriffe und Einsatz von Implantaten ist mit einer höheren Rate chronischen Schmerzen zu rechnen.
- Differenzialdiagnostisch kommen auch Phantomschmerzen nach Mastektomien in Betracht.

- **Klinik**

Neuropathische Schmerzen in der ipsilateralen Axilla, Thoraxwand, Brust oder Arm (Oberarminnenseite) auf der betroffenen Seite nach einer Mastektomie bei Mammakarzinom oder nach Rekonstruktionschirurgie. Begleitende Phänomene wie Taubheitsgefühl, Kribbelparästhesien oder Juckreiz kommen gehäuft vor.

In ◘ Abb. 5.25 sind die durch den operativen Eingriff gefährdeten Nerven dargestellt.

- **Therapie**
- ■ **Medikamentöse Therapie**
- Antidepressiva, wie z. B. Amitriptylin 10–75 mg/d p.o. oder Trimipramin 25–50 mg/d p.o.
- Antikonvulsiva, wie z. B. Gabapentin 900–1.800 (im Einzelfälle 3.600) mg/d p.o. in 3 ED, Pregabalin 150–600 mg/d p.o. in 2 ED oder Carbamazepin 200–1.200 mg/d p.o. in 2 ED (Eindosierungsschema ▶ Abschn. 5.8.3)
- Opioide, wie z. B. Oxycodon, allerdings als 2. Wahl und zeitlich limitiert.

- Topische Behandlungen mit Lokalanästhetika, wie z. B. Lidocain (EMLA-Creme, Versatis-Pflaster 5 %) oder Capsaicin 8 % (Qutenza-Pflaster).

■ ■ **Nichtmedikamentöse Therapie**
- TENS,
- Interkostalblockaden,
- sonographisch-gesteuerte Serratus-Plane-Blockade,
- Akupunktur,
- Biofeedback.

5.14.3 **Postthorakotomie-Syndrom**

■ **Allgemeines**
- Stechende-brennende Schmerzen entlang einer Thorako-tomienarbe, die auf Läsionen der Interkostalnerven nach Thorakotomien aufgrund des Retraktoreinsatzes oder Rip-penresektionen zurückgeführt werden, häufig direkt nach dem Eingriff auftreten und Monate, sogar Jahre anhalten können.
- Die Inzidenz beträgt 3 Monate nach dem Eingriff ca. 80 %, nach einem Jahr immer noch ca. 60 %. 3–5 % der Patienten klagen noch Jahre später über schwerewiegende chronische Schmerzen.
- Der verspätete Schmerzbeginn muss bei Patienten mit malignen Erkrankungen bis zum Beweis des Gegenteils, als ein Rezidiv gedeutet und unbedingt ausgeschlossen werden.
- Videoassisstierte Thorakoskopien scheinen die Inzidenz nicht sicher zu verringern.
- Angst und Depression spielen, wie bei allen chronischen Schmerzzuständen, eine bedeutende Rolle.

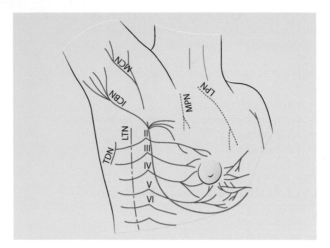

◻ **Abb. 5.25**   Anatomische Lage der bei der (radikalen) Mastektomie durch intraoperative Läsionen gefährdeten Nerven. *ICBN*: N. intercostobrachialis (sensorisch), *II–VI*: Laterale, kutane Äste des 2. bis 6. Interkostalnerven (sensorisch), *LPN*: N. pectoralis lateralis (gemischt sensorisch-motorisch), *LTN*: N. thoracicus longus (motorisch), *MCN*: N. cutaneus medialis (sensorisch), *MPN*: N. pectoralis medialis (gemischt sensorisch-motorisch), *TDN*: N. thoracodorsalis (motorisch). (Mod. nach Wijayasinghe 2014)

▪ **Klinik**

Neuropathische Schmerzen der mittleren bis höheren Intensität mit einem beträchtlichen Risiko der Chronifizierung.

▪ **Diagnose**
━ Anamnese, klinische Untersuchung,
━ ggf. diagnostische Blockade.

■ **Therapie**
■■ **Medikamentöse Therapie perioperativ**
— Patientenkontrollierte Analgesie mit Piritramid bzw.
  Morphin in der postoperativen Phase,
— Opioide, zeitlich begrenzt z. B. Oxycodon p.o.
— Antikonvulsiva, z. B. Gabapentin bzw. Pregabalin,
— Magnesium-Infusion (30 mg/kgKG als Bolus i.v., gefolgt
  von 10 mg/kgKG/h über 48 Stunden postoperativ),
— Lidocain-Infusionen, z. B. 5 mg/kgKG i.v. (bezogen auf das
  Idealgewicht) über 30 min unter kardialem Monitoring.
  Repetitive Gaben können ggf. einen Langzeiteffekt hervor-
  rufen. Nicht ausreichend evidenzbasiert!

■■ **Nichtmedikamentöse/invasive Therapie**
— Die Fortführung der epiduralen Analgesie über den Opera-
  tionszeitraum in die postoperative Phase gehört zu den
  effektivsten Behandlungsmethoden.
— Postoperative, sonographisch-gesteuerte Interkostal- bzw.
  Paravertebralblockaden,
— intrathekale Opioidgabe, z. B. Morphin,
— TENS.

5.14.4 Zoster- und Postzosterneuralgie

■ **Allgemeines**
— Neurodermale Infektionskrankheit infolge einer Reakti-
  vierung latenter Varizella-Zoster-Viren in den Spinal- und
  Hirnnervenganglien, am häufigsten in den thorakalen
  Segmenten (◖ Abb. 5.26).
— Als (akute)Zosterneuralgie werden die Schmerzen
  bezeichnet, die unmittelbar vor und während des Aus-
  bruch der herpetiforme Hautefloreszenzen auftreten.
  Die Postzosterneuralgie (PZN) hingegen sind die
  schmerzhaften Folgen eines stattgehabten Herpes Zosters,

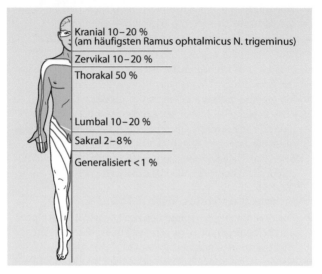

◻ Abb. 5.26   Segmentale Häufigkeit von Herpes Zoster und Postzosterneuralgie

die innerhalb von 3 Monaten neu aufgetretenen sind oder
persistieren.
— Die Inzidenz der PZN wird mit ca. 5 % (2–23 %) angegeben.

■   **Klinik**
Akuter Zoster
— Typische Hauteffloreszenzen mit Bläschenbildung sowie
gemischt nozizeptiv-neuropathische Schmerzen im Bereich des betroffenen Hautdermatoms.

Postzosterneuralgie
— Unilaterale, dermatombezogene neuropathische Schmerzen (brennend-bohrend, einschießend).

- Segmentale Hautveränderungen, Sensibilitätsstörungen und Narbenbildung mit pigmentierten Randsaum.
- Allodynien, Hyperalgesien, Hypästhesien, Parästhesie/Dysästhesien, Juckreiz.

- **Diagnose**
- Anamnestische Angabe typischer Hauteffloreszenzen.
- Der akute Herpes zoster wird durch das Vorhandensein der Hauteffloreszenzen, Virusnachweis (Tzanck-Test) bis zu 10 Tage nach Ausbruch, bzw. IgM-Antikörpernachweis (nicht in der Akutphase) diagnostiziert.

- **Therapie**
- **Akute Zosterneuralgie**
- Bei akuter Zosterneuralgie kausale Therapie mit Aciclovir (z. B. Zovirax) 4- bis 5-mal 800 mg p.o. oder 3-mal 5–10 mg/kgKG i.v. über 5–7 Tage.
- Alternativ:
    - Valciclovir (z. B. Valtrex) 3×1.000 mg p.o. über 5–7 Tage,
    - Famciclovir (z. B. Famvir) 3×250 mg p.o. über 5–7 Tage.
- Zusätzlich können folgende Therapiemaßnahmen eingesetzt werden:
    - Lokale Kühlung,
    - Applikation von Pasta zinci (3- bis 5-mal/d dünn auftragen) oder Lotio alba aequosa unter Zusatz von 1 %-igem Aeromycin,
    - NSAR (z. B. Ibuprofen), Metamizol und Opioide (z. B. Tramadol),
    - Antikonvulsiva, z. B. Gabapentin oder Pregabalin,
    - Regionalanästhesieverfahren wie sonographisch-gesteuerte Interkostalblockaden oder Periduralanalgesie,
    - Sympathikusblockaden wie Ganglion-stellatum-Blockade oder GLOA (ganglionäre Opioidanalgesie) des Ganglion cervicale superius (GCS-GLOA).

— Im Einzelfall kann, bei immunkompetenten Patienten, auch eine Glukokortikoid-Stoßtherapie, z. B. mit Dexamethason (1. Tag 32 mg, 2. Tag 16 mg, 3. Tag 8 mg, 4. und 5. Tag 4 mg p.o., danach absetzen) versucht werden.

▪ ▪ Postzosterneuralgie

— Therapie der 1. Wahl ist eine lokale Applikation von Lidocain-Pflaster (z. B. Versatis). Pflaster über 12 Stunden aufkleben, danach 12 Stunden pausieren.

— Capsaicin-Pflaster (z. B. Qutenza) kann ebenfalls eingesetzt werden, die Applikation ist jedoch aufwändiger und wird nicht immer gut vertragen (▶ Kap. 2).

— Antikonvulsiva, z. B. Gabapentin, Pregabalin oder alternativ auch Carbamazepin.

— Trizyklische Antidepressiva wie z. B. Amitriptylin oder Doxepin jeweils 10–75 mg/d p.o.

— Opioidtherapie z. B. mit Tramadol, Tapentadol oder Oxycodon.

— Invasive Therapiemaßnahmen wie sonographisch-gesteuerte Interkostal- oder Sympathikusblockaden insb. zur Chronifizierungsprophylaxe oder bei extrem starker Beschwerdesymptomatik.

— TENS und Akupunktur.

In ◘ Abb. 5.27 sind die bei Postzosterneuralgie zum Einsatz kommenden Therapiemaßnahmen zusammengefasst.

5.15   Verbrennung/Verbrühung

▪ Allgemeines

— Je nach Ausmaß der Verbrennung/Verbrühung nozizeptive und neuropathische Schmerzen bzw. Phantomschmerzen.

— Unterschieden werden Verbrennungsschmerzen (Ruhe- und Bewegungsschmerzen) von den eingriffsbedingten

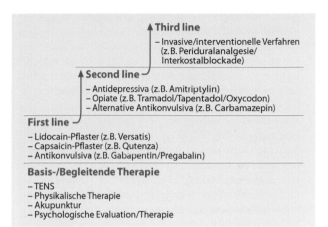

Third line
– Invasive/interventionelle Verfahren
  (z. B. Periduralanalgesie/
  Interkostalblockade)

Second line
– Antidepressiva (z. B. Amitriptylin)
– Opiate (z. B. Tramadol/Tapentadol/Oxycodon)
– Alternative Antikonvulsiva (z. B. Carbamazepin)

First line
– Lidocain-Pflaster (z. B. Versatis)
– Capsaicin-Pflaster (z. B. Qutenza)
– Antikonvulsiva (z. B. Gabapentin/Pregabalin)

Basis-/Begleitende Therapie
– TENS
– Physikalische Therapie
– Akupunktur
– Psychologische Evaluation/Therapie

◻ Abb. 5.27 Analgetische Stufentherapie bei Postzosterneuralgie

und postoperativen Schmerzen. Bei den letzteren ist ein
kurzfristig hoher Analgesiebedarf vorhanden, der fast ausschließlich mit Opioiden gedeckt wird, wohingegen bei
chronischen Schmerzen eine multimodale Schmerztherapie zum Einsatz kommt.

— Schmerzen bei Verbrennung/Verbrühung sind schwer zu
behandeln, verschlechtern/verstärken sich häufig mit der
Zeit oder werden durch die notwendigen Wundbehandlun-
gen wiederholt erlebt, können zu posttraumatischer Belas-
tungsreaktion und je nach Folgen auch zur Angst und
Depression führen.

— Beachtet werden soll auch das Phänomen der „sekundären
Hyperalgesie" durch kontinuierliche oder wiederholte
periphere Stimulation der afferenten nozizeptiven Fasern,
die eine Überempfindlichkeit auch der umgebenden, nicht
verbrannten Hautareale bewirkt.

— Frühzeitige Anwendung von Regionalanästhesieverfahren
(auch als präventive Analgesie) und nichtpharmakolo-

gische Interventionen (psychologische Unterstützung/
Betreuung) sind indiziert.

— Opioide bilden einen festen Bestandteil der medikamentö-
sen Therapie und sollten ausreichend hochdosiert jedoch
möglichst kurzzeitig und nach gründlicher Abwägung des
Nutzen-Risiko-Verhältnisses zur Anwendung kommen.
Insbesondere die evtl. vorhandenen psychologischen
Komorbiditäten müssen bei einer Langzeitanwendung
Beachtung finden.

— Bei schwerverbrannten Patienten ist die enterale Resorption, auch der Medikamente, gestört, sodass eine intravenöse Analgesie häufig unumgänglich ist. Anderseits ist
die Inzidenz katheterassoziierter Infektion/Sepsis bei den
immungeschwächten Verbrennungspatienten Patienten
besonders hoch, sodass intravenöse Zugänge möglichst
nicht lange liegen bleiben sollten.

— Nach einer initialen Phase, in der eine i.v.-Analgesie
indiziert sein kann, sollte diese auf eine orale Gabe von
retardierten Präparaten mit zusätzlicher Verordnung von
Bedarfsmedikation umgestellt werden.

— Die Behandlung von Verbrennungsschmerzen bei Kindern
ist besonders anspruchsvoll und erfordert eine multidisziplinäre Vorgehensweise.

▪ **Klinik**

Die klinischen Manifestationen von Verbrennungsfolgen sind
vielfältig und beschränken sich nicht nur auf Schmerzen
(❏ Tab. 5.12). Anderseits sind die angegebenen Schmerzen nicht
selten durch psychologische Faktoren verursacht und/oder
aggraviert.

— Nozizeptive und neuropathische Schmerzen, häufig
stechend, brennend und ziehend,

— Juckreiz,

— Schlafstörung,

— Funktionseinschränkungen,

◻ **Tab. 5.12** Chronischen Schmerzsensationen abheilender Verbrennungswunden (nach Choiniere1991)

Schmerzsensation	Prozent der Betroffenen
Kribbelparästhesien	58
Steifheit	52
Kälte	42
Taubheit	33
Wärme	26
Stechen	23
Elektrische	13
Andere (Krampf, Juckreiz, etc.)	13

— kosmetische Defekte,
— psychische Reaktionen wie z. B. Depression.

◾ **Therapie**
◾◾ **Medikamentöse Therapie**
— Bei schweren Verbrennungen ist eine Opioidtherapie unumgänglich. Die Behandlung der Dauerschmerzen erfordert den Einsatz von Retardpräparate eingesetzt (z. B. Tramadol, Tilidin, Morphin, Oxycodon) bzw. Opioide mit Langzeitwirkung (z. B. Methadon). Die Therapie von Durchbruchschmerzen bzw. Schmerzen während Verbandswechsel, Lagerung, etc. erfolgt mit schnellwirkenden Substanzen (z. B. Piritramid i.v., Oxycodon i.v./p.o., Fentanyl i.v.).
— Metamizol initial evtl. hochdosiert (**Cave**: Blutbildveränderungen!).
— Paracetamol i.v./p.o.
— NSAR (z. B. Ibuprofen p.o.)

- Anxiolytika wie z. B. Lorazepam i.v./p.o.
- Antihistaminika, z. B. Diphenhydramin p.o.
- Antikonvulsiva, z. B. Gabapentin oder Pregabalin p.o.
- Antidepressiva, z. B. Amitriptylin p.o.
- Ketamin, z. B. in einer Dosierung von 1 mg/kgKG i.v. bei schmerzhaften Eingriffen (in Kombination mit Benzodiazepinen) zur Analgosedierung.
- Lidocain, z. B. 1,5 mg/kgKG kontinuierlich i.v., beginnend ca. 30 min vor und während schmerzhaften Eingriffen (Evidenz nicht ausreichend!).

Bei Schmerzexazerbationen im Rahmen operativer Eingriffe (plastische Rekonstruktionen oder andere nicht mit Verbrennungsfolgen in Verbindung stehenden Eingriffe) sowie zur Schmerztherapie während und nach Verbandswechsel, ist der Einsatz von PCA-Verfahren (z. B. Piritramid-PCA) eine sinnvolle Alternative. Ebenfalls wichtig ist die Gabe von Anxiolytika.

☐ Tab. 5.13 zeigt Beispiele eines Therapieplans zur Behandlung von Verbrennungsschmerzen auf Intensiv- und Normalstationen.

▪▪ Nichtmedikamentöse Therapie

- Regionalanästhesieverfahren, möglichst als Katheterverfahren,
- psychologische Betreuung insbesondere bei großflächigen Verbrennungen mit kosmetischen Begleitproblemen,
- Physiotherapie,
- physikalische Therapie, v. a. moderate Kühlung,
- Hypnose.

◻ **Tab. 5.13** Beispiel eines Therapieplans zur Behandlung von Verbrennungsschmerzen. [Mod. nach Waldman SD (2011) Pain Management, Elsevier]

	Intensivstation	Intensivstation	Normalstation
	Keine orale Gabe möglich	Orale Gabe möglich	
Dauerschmerzen	Morphin i.v. kontinuierlich Ketamin i.v. kontinuierlich	MST/Methadon p.o.	Oxycodon p.o.
Durchbruchschmerzen	Morphin/Fentanyl i.v.	Oxycodon p.o.	Oxycodon/NSAR/ Paracetamol p.o.
Eingriffsassoziierte Schmerzen	Morphin/Fentanyl i.v.	Oxycodon p.o.	Oxycodon p.o.
Anxiolyse	Lorazepam i.v. (fest angesetzt)	Lorazepam p.o. (fest angesetzt)	Lorazepam p.o.
Eingriffsassoziierte Anxiolyse	Lorazepam/Midazolam i.v.	Lorazepam p.o.	Lorazepam p.o.

5.16   **Zentrale neuropathische Schmerzen**

- **Allgemeines**
- Zentrale neuropathische Schmerzen kommen nach Apoplex oder intrazerebraler Blutung, multiple Sklerose oder Rückenmarksverletzungen/-läsionen vor.
- Von den zentralen neuropathischen Schmerzen, früher auch als Thalamusschmerzen bezeichnet, sind bis ca. 12 % aller Patienten nach Schlaganfall betroffen.
- Auch 25 % der MS-Patienten und bis zu 96 % der Patienten nach Rückenmarkläsionen sind von zentralen neuropathischen Schmerzen betroffen.

- **Klinik**
- Keine pathognomonischen Schmerzqualitäten, häufig aber eiskalt-brennendheiße, pulsierende, stechende oder einschießende Schmerzsensationen, Parästhesien (Nadelstiche und Taubheitsgefühle in dem betroffenen Körpergebiet), Dysästhesie, Allodynie. Häufig Beginn nach Monaten (kann aber auch sofort nach der Hirn-/Rückenmarkläsion beginnen).
- Nach einem Hirnstamminfarkt häufig einseitige Gesichtsschmerzen mit Schmerzen in der kontralateralen Körperhälfte sowie periorbital.
- Zusätzlich Schlafstörungen, Depression und Reizbarkeit.

- **Therapie**
- **Medikamentöse Therapie**
- **Therapie der ersten Wahl**: Kombination aus **Antikonvulsiva** (Gabapentin oder Pregabalin, bei Unwirksamkeit ggf. Lamotrigin bzw. Topiramat) **und Antidepressiva** (Amitriptylin, Nortriptylin, Imipramin bzw. Duloxetin). Auch Carabamazepin, Phenytoin und Valproat können als antineuropathische Medikation der 2. Wahl zum Einsatz kommen.

- Zentrale neuropathische Schmerzen sind häufig opioidtherapierefraktär. Dennoch ist die Hinzunahme von Opioiden in die Kombinationstherapieschemata bei zentralen, antineuropathischen Schmerzen, insbesondere bei MS-Patienten, berechtigt.
- Die intrathekale Medikamentenapplikation (Morphin) kann im Einzelfall in Betracht gezogen werden.
- Baclofen,
- cannabisbasierte Therapieschemata (z. B. Sativex Mundspray) sind zur Behandlung von Spastizität etabliert und können frühzeitig zum Einsatz kommen.
- Intravenöse Lidocain-Infusionen: 5 mg/kgKGi (bezogen auf das Idealgewicht) über 30 min unter kardialem Monitoring. Repetitive Gaben können ggf. einen Langzeiteffekt hervorrufen (keine ausreichende Evidenz!).

■■ **Nichtmedikamentöse Therapie**
- Kognitive-Verhaltenstherapie, Hypnose, ggf. Neurostimulations-/Neuromodulationsmethoden,
- Spiegeltherapie.

■■ **Sonstiges**
- Bei Patienten mit neurologischen Folgeschäden nach Läsionen des zentralen Nervensystems kommt es im Verlauf häufig zu muskuloskelettalen Schmerzen, die aus der einseitigen Belastung der nichtbetroffenen Extremitäten und Fehlhaltung resultieren. Daher ist ein rechtzeitiger Beginn physiotherapeutischer Behandlungen eminent wichtig.
- Die Effektivität der Cannabis-Behandlung bei der Therapie zentraler, neuropathischer Schmerzen ist nicht bewiesen. Dennoch wird ein Therapieversuch bei Versagen andere, medikamentöse und nichtmedikamentöse Therapien, als gerechtfertigt erachtet.

Literatur

Anandacoomarasamy A (2010) Current Evidence for Osteoarthritis Treatments. Ther Adv Musculoskelet Dis 2: 17–28

Atal N et al. (2000) Intravenous lidocaine in central pain. Neurology 54: 543–564

Poree L (2013) Spinal Cord Stimulation as a Treatment for Complex Regional Pain Syndrom. Neuromodulation16: 125–141

Battaglia PJ et al. (2016) Posterior, Lateral and Anterior Hip Pain Due to Musculoskeletal Origin: A Narrative Literature Review of History, Physical Examination and Diagnostic Imaging. J Chirop Med 15: 281–293

Benoliel R, Gaul C (2017) Persistent idiopathic facial pain. Cephalgia 37: 680–691

Bergmans S et al. (2002) Methadone for phantom limb pain. Clin J Pain 18: 203–205

Blackburn-Munro G (2001) Chronic pain, chronic stress and depression: coincidence or consequence? J Neuroendocrinol 13: 1009–1023

Casser HR et al. (2016) Akuter lumbaler Rückenschmerz, Diagnostik, Differential-diagnostik und Therapie. Dtsch Arztebl Int 113: 223–234

Cheong Y, Stones WR (2006) Chronic pelvic pain: aetiology and therapy. Best Pract Res Clin Obstet Gynaecol 20: 695–711

Choiniere M et al. (1991) Pain and Paresthesia in patients with healed burns: an exploratory study. J Pain Sympt Manage 66: 437–444

Chou R et al. (2007)Diagnosis and Treatment of Low Back Pain: A Joint Clinical Practice Guideline from the American College of Physicians and the American Pain Society. Ann Intern Med 147: 478–491

Cohen SP et al. (2013) Sacroiliac joint pain: a comprehensive review of epidemiology, diagnosis and treatment. Expert Rev Neurother 13: 99–116

Cohen SP, Raja SN (2007) Pathogenesis, Diagnosis and Treatment of Lumbar Zygapophysial (Facet) Joint Pain. Anesthesiology 106: 591–614

Daykin H (2017) The efficacy and safety of intravenous lidocaine for analgesia in the older adult: a literature review. Br J Pain 11: 23–31

Drenckhahn C (2010) Leitsymptom Kopfschmerz: Rasche Einordnung durch den Hausarzt. Allgemeinarzt 32: 33–38

Eich W et al. (2012) Das Fibromyalgiesyndrom, Definition, Klassifikation klinische Diagnose und Prognose. Schmerz 26: 247–258

Erdös J, Mayer J (2015) Stimulation des Ganglion Sphenopalatinum (SPG) bei therapie-refraktären Clusterkopfschmerz. Decision Support Document 86.

Ferrari MD et al. (2001) Oral triptans in acute migraine treatment: a meta-analysis of 53 trials. Lancet 358: 1668–1675

Finnerup NB et a (2015) Pharmacotherapy for neuropathic pain in adults. A systematic review and meta-analysis. Lancet Neurol 14: 162–173

Finnerup NB et al. (2005) Algorithm for neuropathic pain treatment: An evidence based proposal. Pain 118: 289–305

Göbel H et al. (2014) Klassifikation und Therapie des Medikamenten-Übergebrauch-Kopfschmerzes (MÜK). Schmerz 28:191–206

Hagen K et al. (2012) Risk factors for medication-overuse headache: An 11-year follow-up study. The Nord-Trondelag Health Studies. Pain 153: 56–61

Kajih RN et al. (2015) Management of Chemothrapy-Induced Peripheral Neuropathy. US Pharm 40: HS5–HS10

Kang SS et al. (2011) The Dosages of Corticosteroid in Transforaminal Epidural Steroid Injections for Lumbar Radicular Pain Due to a Herniated Disc. Pain Physician 14: 361–370

Keilholz L et al. (1995) Periarthritis humeroscapularis (PHS). Indications, technique and outcome of radiotherapy. Strahlenther Onkol 171: 379–384

Kern KU, Schwickert M (2017) Ambroxol for treatment of fibromyalgia: science or fiction? J Pain Res 10: 1905–1929

Kidd BL et al. (2007) Arthritis an Pain. Current approaches in the treatment of arthritic pain. Arthritis Res Ther 9: 214

Krames ES et al. (2011) Using the SAFE principles when evaluating electrical stimulation therapies for the pain of failed back surgery syndrome. Neuromodulation 14: 299–311

Krames ES (1999) Interventional pain management appropriate when less invasive therapies fail to provide adequate analgesia. Med Clin North Am 83: 787–780

Kuch K (1991) Chronic pain in panic disorder. J BehavTher Exp Psychiatry 22: 255–259

Lauper U, Schlatter C (2005) Adnexitis und „Pelvic Inflammatory Disease". Gynäkol Geburtshilfliche Rundsch 45: 14–18

Lee J et al. (2014) Chronic Widespread Pain, including Fibromyalgia, Br J Anaesth 112: 16–24

May A et al. (2016) Leitlinie zur Diagnostik, Therapie und Prophylaxe von Clusterkopfschmerz, anderen trigeminoautonomen Kopfschmerzen, schlafgebundenem Kopfschmerz und idiopathisch stechenden Kopfschmerzen. Nervenheilkunde 35: 137–151

Maier M et al. (2001) Periarthritis humeroscapularis. Radiotherapy for Pain. MMW Fortschr Med 143: 12

Martinez-Martinez LA et al. (2017) Ambroxol for Fibromyalgia: one group pretest-posttest open-label pilot study. Clin Rheumatol August 36: 1879–1884

Mechsner S (2016) Endometriose, eine oft verkannte Schmerzerkrankung. Schmerz 30: 477–490

Michel F et al. (2013) Piriformis muscle syndrome: Diagnostic criteria and treatment of a monocentric series of 250 patients. Ann Phys Rehabil Med 56: 371–383

Ness T et al. (2013) The Diagnosis and Treatment of Giant Cell Arteritis. Dtsch Arztebl Int 110: 376–386

Norman AT, Judkins KC (2014) Pain in patients with burns. Continuing Education in Anaesthesia. Critical Care Pain 4: 57–61

Padilla M (2000) Topical medications for orofacial neuropathic pain. areview. J Am Dent Assoc 131: 184–195

Pountos I et al. (2016) Safety of Epidural Corticosteroid Injections, Drugs R D 16: 19–34

Reuter E et al. (2016) Treatment of fibromyalgia syndrome with gamma-hydroxy-butyrate : A randomized controlled study. Schmerz 31: 149–158

Saragiotto BT et al. (2016) Paracetamol for low back pain. Cochrane Database Sys Rev CD012230. doi: 10.1002/14651858.CD012230.

Scott MA et al. (1999) Use of transdermal amitriptyline gel in a patient with chronic pain and depression. Pharmacotherapy 19: 236–239

Sielski R, Glombiewski JA (2016) Biofeedback as a psychological treatment option for chronic back Pain. Pain Manag 7: 75–79

Staats P, Wallace MS (2015) Pain Medicine & Management, 2nd ed. McGraw-Hill, NewYork, NY, USA

Tharmanathan P et al (2012) Diagnosis and treatment of failed back surgery syndrome in the UK: mapping of practice using a cross-sectional survey. Br J Pain 6: 142–152

Thomson S (2013) Failed back surgery syndrome-definition, epidemiology and demographics. Br J Pain 7: 56–59

Waldmann SD (2011) Pain Management, 2.ed. Elsevier, München

Wall GC (1999) Calcitonin in phantom limb pain. Ann Pharmacother 33: 499–501

Wasiak J et al. (2012) Intravenous lidocaine for the treatment of background or procedural burn pain. Cochrane Database Syst Rev CD005622

Weiss AL et al. (2017) Atypical Facial Pain: A Comprehensive, Evidence-based Review. Curr Pain Headache Rep 21: 8. doi: 10.1007/s11916-017-0609-9.

Wijayasinghe N et al. (2014) Neural Blockade for Persistent Pain after Breast Cancer Surgery. Reg Anesth Pain Med 39: 272–278

Wilder-Smith CH et al. (2005) Postamputation pain and sensory changes in treat-ment-naïve patients: chracteristics and responses to treatment with tramadol, amitriptyline and placebo. Anesthesiology 103: 619–628

William A et al. (2016) Trigeminal and sphenopalatine ganglion stimulation for intractable craniofacial pain-case series and literature review. Acta Neurochir (Wien) 158: 510–520

Wolfe F et al. (2016) 2016 Revisions to the 2010/2011 fibromyalgia diagnostic criteria. Semin Arthritis Rheum 46: 319–329

Zakrzewska JM (2016) Chronic/Persistent Idiopathic Facial Pain. Neurosurg Clin N Am 27: 345–351

Zagami AS, Goddard SL (2012) Recurrent Headaches with visual disturbance. Med J Aust 196: 178–183

Empfehlenswerte websites

http://www.ihs-klassifikation.de/de/ IHS (International Headache Society)

www.awmf.org: Hier finden sich alle wichtigen Leitlinien

www.dmkg.de: Deutsche Migräne- und Kopfschmerzgesellschaft e.V.

www.nationalmssociety.org: National Multiple Sclerosis Society

www.rheumatology.org: American College of Rheumatology (ACR)

www.schmerzklinik.de: Schmerzklinik Kiel

www.stroke.org.uk: Stroke Association

Wichtige Leitlinien

Nationale VersorgungsLeitlinien „Nicht-spezifischer Kreuzschmerz" https://www. leitlinien.de/mdb/downloads/nvl/kreuzschmerz/kreuzschmerz-2aufl-vers1-lang.pdf. (Letzter Zugriff 14.05.2018)

S1-Leitlinie „Anhaltender idiopathischer Gesichtsschmerz" der Deutschen Gesellschaft für Neurologie. Stand 2014. http://www.awmf.org/uploads/tx_szleitlinien/030-032l_S1_Anhaltender_idiopathischer_Gesichtsschmerz_2012-abgelaufen.pdf. (Letzter Zugriff 14.05.2018)

S1-Leitlinie „Clusterkopfschmerz und trigeminoautonome Kopfschmerzen" der Deutschen Gesellschaft für Neurologie. Stand 2015. http://www.awmf.org/uploads/tx_szleitlinien/030-036l_S1_Clusterkopfschmerz_trigeminoautonome_Kopfschmerzen_2015-06.pdf. (Letzter Zugriff 14.05.2018)

S1-Leitlinie „Diagnostik und apparative Zusatzuntersuchung bei Kopfschmerzen" der Deutschen Gesellschaft für Neurologie. Stand 2012. https://www.dgn.org/images/red_leitlinien/030-110l_S1_Diagnostik_Zusatzuntersuchungen_bei_Kopfschmerzen_2012_verlaengert.pdf. (Letzter Zugriff 14.05.2018)

S1-Leitline „Diagnostik und Therapie komplexer regionaler Schmerzsyndrome (CRPS)" der Deutschen Gesellschaft für Neurologie. Stand 2012. http://www.awmf.org/leitlinien/detail/ll/030-116.html. (Letzter Zugriff 14.05.2018)

S1-Leitlinie „Pharmakologisch nichtinterventionelle Therapie chronisch neuropathischer Schmerzen" der Deutschen Gesellschaft für Neurologie. Stand 2015. https://www.dgn.org/images/red_leitlinien/LL_2014/PDFs_Download/030-114l_S1_Neuropathischer_Schmerzen_Therapie_2014-verlaengert.pdf. (Letzter Zugriff 14.05.2018)

S1-Leitlinie „Therapie der Migräne" der Deutschen Gesellschaft für Neurologie. Stand 2013. http://www.dmkg.de/files/dmkg.de/patienten/Empfehlungen/Leitlinie-Migränee-Therapie_2015-2017.pdf. (Letzter Zugriff 14.05.2018)

S1-Leitlinie „Trigeminusneuralgie" der Deutschen Gesellschaft für Neurologie. Stand 2012. https://www.dgn.org/leitlinien/2287-ll-58-2012-trigeminusneuralgie. (Letzter Zugriff 14.05.2018)

S2-Leitlinie „Chronischer Unterbauchschmerz der Frau", Satnd 2015, http://www.awmf.org/leitlinien/detail/ll/016-001.html (Letzter Zugriff 14.05.2018)

S3-Leitlinie „Definition, Pathophysiologie Diagnostik und Therapie des Fibromyalgiesyndroms" der Deutschen interdisziplinären Vereinigung für Schmerztherapie (DIVS). Stand 2017. http://www.awmf.org/leitlinien/detail/ll/145-004. html. (Letzter Zugriff 14.05.2018)

S3-Leitlinie „Epidurale Rückenmarkstimulation zur Therapie chronischer Schmerzen". Stand 2013. http://www.awmf.org/uploads/tx_szleitlinien/041-002k_S3_ Epidurale_Rückenmarkstimulation_2013-07_verlaengert.pdf. (Letzter Zugriff 14.05.2018)

S3-Leitlinie „Reizdarmsyndrom: Definition, Pathophysiologie, Diagnostik und Therapie". Stand 2010. http://www.awmf.org/leitlinien/detail/ll/021-016.html. (Letzter Zugriff 14.05.2018)

S2-Leitlinie „Spezifischer Kreuzschmerz" der Deutschen Gesellschaft für Orthopädie und Orthopädische Chirurgie". Stand 2017. http://www.awmf.org/uploads/ tx_szleitlinien/033-051l_S2k_Spezifischer_Kreuzschmerz_2018-02.pdf. (Letzter Zugriff 14.05.2018)

Postoperative Schmerztherapie

© Springer-Verlag GmbH Deutschland,
ein Teil von Springer Nature 2019
H. Taghizadeh, J. Benrath, *Pocket Guide Schmerztherapie*
https://doi.org/10.1007/978-3-662-55156-1_6

6.1 Grundsätzliches zur postoperativen Schmerztherapie

- **Allgemeines**
- Eine suffiziente postoperative Schmerztherapie verringert das Risiko postoperativer (kardiorespiratorischer) Komplikationen und Morbidität und verkürzt die Dauer des Krankenhausaufenthalts.
- Grundsätzlich gilt es, dass ein Nebeneinander von nichtmedikamentösen und medikamentösen Maßnahmen effektiver und daher sinnvoller ist. Die postoperative medikamentöse Schmerztherapie wird am besten durch Kombination von Analgetika mit additiver und/oder synergistischer Wirkung im Rahmen einer sog. balancierten Analgesie durchgeführt. Dabei werden folgende Ziele verfolgt:
  - Verbesserung der Analgesiequalität,
  - Reduktion von Nebenwirkungen,
  - Verbesserung der Funktionalität und Verminderung des Chronifizierungsrisiko.
- Die Prophylaxe von akuten postoperativen Schmerzen beginnt bereits präoperativ mit der Aufklärung über die Art und Intensität der zu erwartenden Schmerzen und setzt sich mit Erkennung und Behandlung von Angst-

störungen, Minimierung des Operationstraumas, vorsichtiger und korrekter Lagerung, Wahl des geeigneten Anästhesieverfahrens und Wundinfiltrationen fort.

- Besonderes Augenmerk sollte auf die Behandlung der postoperativen Schmerzen bei Patienten mit chronischen Schmerzen, psychiatrischen und psychischen Komorbiditäten sowie Suchterkrankungen gelegt werden. Hier ist eine multidisziplinäre präoperative Evaluation und mögliche Optimierung der laufenden Therapien unabdingbar.

- In den letzten Jahren hat sich das Konzept des „Procedure Specific Postoperative Pain Management" zunehmend etabliert. Dabei werden verfahrensspezifische, anästhesiologische und operative Besonderheiten bei der Auswahl der geeigneten postoperativen Schmerztherapietechniken und Medikamente berücksichtigt, ohne wichtige und individuelle Aspekte wie Alter und Begleiterkrankungen außer Acht zu lassen (vgl. www.postoppain.org).

- Die Erstellung von Therapiekonzepten anhand der bereits vorhandenen Empfehlungen und Leitlinien für die häufigsten, typischen und großen Operationen unter Beteiligung aller betroffenen Fachdisziplinen und Berufsgruppen, erhöht deren Akzeptanz, erleichtert die Umsetzung und führt im Ergebnis zu einer lückenlosen und suffizienten postoperativen Schmerztherapie.

- In der postoperativen Akutschmerztherapie weicht das Konzept der präemptiven Analgesie im Sinne einer analgetischen Behandlung vor Eintritt der Schmerzen, dem der präventiven Analgesie, bei der nicht der Zeitpunkt der analgetischen Intervention, sondern die Dauer und Effektivität der Maßnahme im Vordergrund steht. Die Umsetzung einer effizienten, präventiven Schmerztherapie ist nur durch einen multimodalen Ansatz zu erreichen.

- Nicht suffizient und konsequent behandelte postoperative Schmerzen wirken, insbesondere – aber nicht nur – im Kindesalter traumatisierend erhöhen das Chronifizierungsrisiko und müssen daher unbedingt vermieden werden.

- **Therapie**
- ■ **Nichtmedikamentöse Therapie**

Folgende nichtmedikamentöse Therapien sind perioperativ einsetzbar:

— Physiotherapie,
— physikalische Maßnahmen,
— Akupunktur,
— transkutane elektrische Nervenstimulation (TENS),
— psychologische Verfahren,
— operationstechnische Verfahren.

■ ■ **Medikamentöse Therapie**

Die medikamentöse Therapie wird vornehmlich durchgeführt mit:

— Metamizol p.o./i.v.
— Nichtsteroidalen Antirheumatika (NSAR), z. B. Ibuprofen, Diclofenac p.o.
— Paracetamol p.o./i.v.
— COX-2-Hemmer, z. B. Parecoxib (z. B. Dynastat) i.v.
— Lokalanästhetika, z. B. Bupivacain oder Ropivacain bei Regionalanästhesieverfahren
— Opioide, z. B. Piritramid, Morphin, Tramadol und Oxycodon p.o./i.v.
— Lidocain i.v.
— Magnesiumsulfat i.v.

Die Kombination von synergistisch wirkenden Analgetika bei gleichzeitiger, situationsgerechter Einsatz von nichtpharmakologischen Schmerztherapieverfahren wird als „balancierte, multimodale Analgesie", bezeichnet. Beispiele für die medikamentös sinnvollen Kombinationen sind die gleichzeitige Gabe von NSAR/COX-2-Hemmer und Metamizol und/oder Opioiden.

Der Nutzen einer Kombination von Paracetamol und NSAR ist dagegen nicht ausreichend belegt. Im Einzelfall kann der Einsatz nichtsteroidaler Antirheumatika eine klinisch relevante COX-2-Hemmung zur Folge haben, die das Risiko postoperativer Blutungen erhöhen kann.

Der Einsatz von Opioiden, v. a. Piritramid, Morphin, Tramadol und Oxycodon erfolgt in der postoperativen Phase häufig zunächst intravenös, später auch als Retardpräparate. Unter den genannten Opioiden hat Tramadol die geringste (atemdepressive) Wirkung. Von einer kontinuierlichen intravenösen Gabe der Opioide wird, von Ausnahmefällen abgesehen, wegen der Gefahr der Atemdepression abgeraten.

Die Anwendung von Ketamin in niedriger Dosierung, Gabapentin, Pregabalin, Dexmedetomidin und Clonidin scheint ebenfalls bei einigen Eingriffen, insbesondere bei Patienten mit chronischen Schmerzen, von Vorteil zu sein.

Von herausragender Bedeutung sind die Regionalanästhesieverfahren (z. B. Plexusblockaden, Periduralanästhesie, Paravertebral- und Interkostalblockaden) sowie Wundinfiltrationen und intraartikuläre Medikamentengaben, die je nach Art und Schwere des Eingriffes zum Einsatz kommen können.

◼ Tab. 6.1 gibt eine Übersicht über einige Grundsätze, Verfahren und Medikamente in der postoperativen Schmerztherapie.

Nachfolgend werden Schmerztherapiekonzepte in einigen operativen Disziplinen gesondert erörtert. Diese basieren nur z. T. auf dem Konzept des „Procedure-specific postoperative pain therapy, PROSPECT). Auf die erneute Aufzählung der allgemein zur postoperativen Schmerztherapie verwendeten Medikamente wird jedoch verzichtet (▶ Kap. 2).

Die empfohlenen Dosierungen, soweit hier angegeben, beziehen sich auf eine kurze, maximal 3-tägige postoperative Phase bei Erwachsenen und sind bei längerer Therapiedauer entsprechend anzupassen. Des Weiteren muss angemerkt werden, dass einige der angegebenen Medikamente (z. B. Lidocain, Magne-

◧ **Tab. 6.1**   Postoperative Schmerztherapie: Grundsätze, Auswahl der Verfahren und Medikamente

Prä-operativ	Aufklärung (Patienten, Eltern, Angehörige)	Keine unrealistischen Erwarten wecken!
		Ängste der Patienten bezüglich der Diagnose/Operation/Anästhesie ernst nehmen, ansprechen und ggf. therapieren
	Beachtung von Begleiterkrankungen und Dauermedikation mit schmerztherapeutischer Relevanz	Anpassung von Dosierungen, Kontrolle von relevanten Laborparametern
	Identifikation der besonders gefährdeten Patientengruppen (psychische und psychiatrische Komorbiditäten, Sucht, chronische Schmerzen)	Multidisziplinäre Vorgehensweise bereits präoperativ einleiten
		Ist-Zustand dokumentieren
		Laufende Therapie auf Effektivität und Optimierungspotenzial überprüfen
		Angst und Depression, soweit nicht vorbehandelt, therapieren
Peri-/Intra-operativ	(Thorakale) Periduralanalgesie	z. B. bei Thorakotomien, großen viszeral-/unfallchirurgischen, gynäkologischen und urologischen Eingriffen
	Plexusblockaden (interskalenär, supraklavikulär, axillär), Femoralis-Blockaden, etc	z. B. in der Extremitätenchirurgie/Amputationen

◼ **Tab. 6.1**   (Fortsetzung)

Peri-/ Intra-operativ	Interkostalnerven-blockaden	z. B. in der Thoraxchirurgie
	Paravertebralblockaden	z. B. in der Thoraxchirurgie
	Transversus-abdominis-Plane-Blockade	z. B. bei Laparotomien, Sectio caesarea
	Wundinfiltrationen	z. B. bei offenen Appendektomien, Herniotomien
	Intrapleurale Analgesie	z. B. in der Thoraxchirurgie
	Intraartikuläre Analgesie	z. B. in der Kniechirurgie
Post-operativ	Behandlung der zu erwartenden Schmerzen anhand der Art, Lokalisation und Schwere des Eingriffes	Keine reine „bei Bedarf-Therapie"
	Erstellung eines Therapieplans	Geplante, schrittweise Reduktion der Analgetika
	Kombination von synergistisch wirkende Analgetika	
	Multimodaler Therapieansatz	Nichtpharmakologische Therapien berücksichtigen (z. B. physikalische Therapien, Physiotherapie, TENS)
		Psychologische und psychiatrische Mitbetreuung
	Bevorzugte i.v.-Analgesie	z. B. unmittelbar postoperativ
	Rechtzeitige Umstellung auf orale Therapie	Standardapplikationsroute

◘ Tab. 6.1 (Fortsetzung)

Post-operativ	Berücksichtigung alternativer Applikationsrouten	z. B. bei Schluckstörungen, Übelkeit/Erbrechen
	NSAR	Bevorzugtes postoperatives Analgetikum
		Beachtung der möglichen Kontraindikationen
	Metamizol	Stärkstes Nichtopioid-analgetikum
		Kombination mit NSAR sinnvoll
	Paracetamol	Schwaches Analgetikum
		Kombination mit NSAR sinnvoll
	COX-2-Hemmer	z. B. bei unfallchirurgisch-orthopädischen Eingriffen
	Ketamin	z. B. bei Patienten mit chronischen Schmerzen, V. a. OIH
		Ggf. bei großen viszeral-, thorax-, und unfallchirurgisch orthopädischen Eingriffen
	Gabapentin	z. B. bei Patienten mit chronischen Schmerzen, V. a. OIH
		Ggf. bei großen viszeral-, thorax-, und unfallchirurgisch orthopädischen Eingriffen

▣ **Tab. 6.1** (Fortsetzung)			
Post-operativ	Opioide		Standardtherapie bei starken postoperativen Schmerzen
			Bevorzugte intravenöse Gabe
			Im Verlauf Umstellung auf orale Zufuhr (retardierte Formen)
			Einschränkung der Therapiedauer, keine automatische Weitergabe
			Aufklärung über mögliche Nebenwirkungen/Komplikationen

sium, Ketamin) nicht für einen routinemäßigen Einsatz empfohlen werden können.

6.2   Operationsspezifische postoperative Schmerztherapie

6.2.1   Nach abdominalchirurgischen Eingriffen

- **Allgemeines**
- ▬ Die postoperative Schmerztherapie nach großen abdominalchirurgischen Eingriffen wird am effektivsten mittels thorakaler Periduralanalgesie (auch als PCEA-Verfahren) durchgeführt (▸ Abschn. 6.3).
- ▬ Andere Regionalanästhesieverfahren, die bei allgemein-/viszeralchirurgischen Eingriffen Anwendung finden: Transversus-abdominis-plane-Blockade

- Bei Kontraindikationen für die Anlage eines Periduralkatheters kann auf ein patientenkontrolliertes, intravenöses Analgesieverfahren (PCA) ausgewichen werden (▶ Abschn. 6.3).

■ **Therapie**
■■ **Medikamentöse Therapie**

Metamizol
- Bevorzugtes Mittel,
- Einzeldosis postoperativ 1–2,5 g als Kurzinfusion i.v., anschließend 3- bis 4-mal 1 g i.v. als Kurzinfusion bzw. 4-mal 30–40 Tropfen p.o. fest angesetzt.
- Maximaldosierung pro 24 Stunden: 4–6 g.

Piritramid (z. B. Dipidolor)
- Dosierung: 0,1–0,2 mg/kgKG i.v.

Lidocain 2 % (Xylocain)
- Dosierung: Bolus 1,5 mg/kgKG i.v. über 2 min., anschließend 2 mg/kgKG/h (basierend auf Idealgewicht) bis zu einer Stunde postoperativ.
- Maximaldosierung pro 24 Stunden: 12 mg/kgKG.

Ketamin
- Dosierung: Bolus zur Narkoseeinleitung 0,5 mg/kgKG i.v., anschließend 0,1 mg/kgKG/h i.v. bis zum OP-Ende.

■■ **Weitere mögliche Therapieansätze**
- Wundinfiltration mit Lokalanästhetika

6.2.2   **Nach intrathorakalen Eingriffen**

- **Allgemeines**
- Die effektivsten Methoden zur postoperativen Schmerztherapie nach thoraxchirurgischen Eingriffen sind die thorakale Periduralanalgesie (auch als PCEA-Verfahren) und die thorakale paravertebrale Blockade.
- Eine weitere, sinnvolle Möglichkeit zur Ergänzung der medikamentösen Therapie ist u.a. die Interkostalblockade.
- Ca. 75 % der Patienten nach Thorakotomien klagen über ipsilaterale Schulterschmerzen, die sowohl lagerungsbedingt als auch übertragen (N. phrenikus) sein könnten. Diese werden am effektivsten durch eine intraoperative Infiltration und/oder interskalenäre Blockade behandelt.

- **Therapie**
- **■ Medikamentöse Therapie**

Metamizol
- Bevorzugtes Mittel.
- Einzeldosis postoperativ 1–2,5 g als Kurzinfusion i.v., anschließend 3- bis 4-mal 1 g i.v. als Kurzinfusion bzw. 4-mal 30–40 Tropfen p.o. fest angesetzt.
- Maximaldosierung pro 24 Stunden: 4–6 g.

Paracetamol
- Wenn Metamizol allein nicht ausreichend oder in Kombination mit NSAR (4×1 g i.v. als Supp. oder oral als Tablette/Saft).

NSAR
- Ibuprofen oder Diclofenac p.o. nur in Kombination mit systemischer Opioidgabe.

COX-2-Hemmer
- Celecoxib bzw. Etoricoxib p.o. oder Parecoxib i.v. nur in Kombination mit systemischer Opioidgabe.

Piritramid (z.B. Dipidolor®)
- Dosierung: 0,1–0,2 mg/kgKG i.v.

Oxycodon
- Dosierung: 2-mal 5–10 mg p.o./Tag.

Magnesium (Magnesiumsulfat 50 %)
- Potenzierung der Wirkung anderer Analgetika, Einsatz als Koanalgetikum.
- NMDA-Rezeptor-Blockade.
- Dosierung: Initialer Bolus 30–50 mg/kgKG i.v., anschließend 6–20 mg/kgKG/h i.v. als kontinuierliche Infusion bis zum OP-Ende. Alternativ kann die Magnesiumgabe mit 10 mg/kgKG/h i.v. über 48 Stunden verlängert werden.

Dexmetedomidin
- Dosierung: 0,2–1,0 µg/kgKG/min.
- In dem üblichen Dosisbereich praktisch keine atemdepressive Wirkung.
- Stark sedierender Effekt, verursacht anterograde Amnesie.

■ ■ **Weitere mögliche Therapieansätze**
- PCA-Verfahren mit Piritramid, Oxycodon oder Morphin.
- Transkutane elektrische Nervenstimulation (TENS).
- Infiltration der Trokar- bzw. Drainageeinstichstelle

6.2.3 Nach unfallchirurgisch/orthopädischen Operationen

- **Allgemeines**
- Regionalanästhesieverfahren, wie z. B. interskalenäre Blockaden, axilläre, infra- und supraklavikuäre Plexusblockaden, Blockade des N. suprascapularis, Femoralisblockaden, distale- und proximale Ischiadikusblockade, Fascia-iliaca-Kompartmentblock haben einen enorm positiven Einfluss auf postoperative Schmerzstärke, schmerzbedingte Funktionseinschränkungen, Rehabilitation und Dauer des stationären Aufenthalts.

- **Therapie**
- **Medikamentöse Therapie**

NSAR (z. B. Ibuprofen)
- Bevorzugtes Analgetikum.
- Einzeldosis 600–800 mg p.o. bzw. als Supp.

COX-2-Hemmer
- Alternativpräparate
- Parecoxib (z. B. Dynastat) 40 mg i.v.
- Celecoxib 100–200 mg bzw. Etoricoxib 60–90(–120) mg p.o.

Metamizol
- Einzeldosis postoperativ 1–2,5 g als Kurzinfusion i.v., anschließend 3- bis 4-mal 1 g i.v. als Kurzinfusion bzw. 4-mal 30–40 Tropfen p.o. fest angesetzt.
- Maximaldosierung pro 24 Stunden: 4–6 g.

Paracetamol
- Wenn Metamizol alleine nicht ausreichend (4-mal 1 g i.v., als Supp. oder oral als Tablette/Saft).

Piritramid (z.B. Dipidolor®)
- Dosierung: 0,1–0,2 mg/kgKG i.v.

Tramadol
- Initial 4 × 50 mg als Kurzinfusion i.v. bzw. 2-mal 50–100 (–200) mg p.o. als Retardpräparat, ggf. in Kombination mit Paracetamol.

Oxycodon
- 2-mal 5–10 mg p.o. als Retardpräparat.

■ ■ **Weitere mögliche Therapieansätze**
- Präventive Gabe von Gabapentin vor Wirbelsäulen-/Bandscheiben-/Hüft- und Knieoperationen zur Reduzierung postoperativer Schmerzen entweder als eine Einmalgabe von 1.200 mg p.o. präoperativ oder Weitergabe von 2×600 mg p.o. bis 4 Tage postoperativ.
- Pregabalin 300 mg p.o. präoperativ gefolgt von 2×150 mg p.o. über die postoperative Periode zur Reduzierung der postoperativen Schmerzen und Prophylaxe einer möglichen Schmerzchronifizierung.
- Ketamin bei Amputationen (keine ausreichende Evidenz!).
- Intraartikuläre Gabe von Lokalanästhetika (z. B. Bupivacain 0,25–0,5 %) oder Opioide (z. B. Morphin).
- Physikalische Therapie (z. B. Kälteapplikation).

6.2.4 Nach neurochirurgischen Operationen

■ **Therapie**
■ ■ **Medikamentöse Therapie**
Metamizol (Novalgin)
- Bevorzugtes Mittel.
- Einzeldosis postoperativ 1–2,5 g als Kurzinfusion i.v., anschließend 3- bis 4-mal 1 g i.v. als Kurzinfusion bzw. 4-mal 30–40 Tropfen p.o. fest angesetzt.
- Maximaldosierung pro 24 Stunden: 4–6 g.

Paracetamol (Perfalgan)

- Wenn Metamizol alleine nicht ausreichend ist.
- Dosierung: 4×1 g i.v., als Supp. oder oral als Tablette/Saft.

Piritramid (z.B. Dipidolor)

- Dosierung: 0,1–0,2 mg/kgKG i.v.

Gabapentin (Neurontin)

- Perioperative Gabe reduziert postoperative Schmerzen.
- Dosierung: Einmalgabe von 1.200 mg p.o. präoperativ oder Weitergabe von 2×600 mg p.o. bis 4 Tage postoperativ.

Dexamethason (Fortecortin)

- Dosierung: 3x 4 mg i.v. perioperativ.

Lidocain 2 % (Xylocain)

- Dosierung: Bolus 1,5 mg/kgKG i.v. über 2 min, anschließend 2 mg/kgKG/h (basierend auf Idealgewicht) bis zu einer Stunde postoperativ.

6.2.5 Medikamentöse Therapie nach HNO-Eingriffen

- **Allgemeines**
- Schmerzen nach HNO-Operationen sind nicht nur häufig, sondern werden aufgrund begleitender Umstände wie z. B. Schluckstörung, als besonders unangenehm empfunden.
- Intravenöse PCA-Verfahren, z. B. mit Piritramid, sind in den ersten postoperativen Tagen nach großen HNO-chirurgischen Eingriffen effektiv.
- Die Anwendung parenteraler Applikationsrouten ist in der postoperativen Phase eminent wichtig.
- Der Einsatz von NSAR bei Tonsillektomien ist generell nicht kontraindiziert, auch wenn deren Gabe in vielen Ein-

richtungen mindestens bis zum 2. postoperativen Tag aufgrund des mutmaßlich höheren postoperativen Blutungsrisikos vermieden wird.

— Anxiolytische Begleitmedikation kann, v. a. bei großen karzinomchirurgischen, rekonstruktiven Eingriffen vom Vorteil sein.

- **Therapie**
- - **Medikamentöse Therapie**

Paracetamol (z. B. Perfalgan)
— Postoperativ 1 g als Kurzinfusion, weiter 3- bis 4-mal 0,5–1 g i.v., als Supp. oder oral als Tablette/Saft).

NSAR (z. B. Ibuprofen)
— Einzeldosis Ibuprofen 5–10 mg/kgKG p.o. bzw. als Supp. in 6-stdl. Abstand, ggf. im Wechsel mit Paracetamol 10 mg/kgKG bei Tonsillektomien.

Piritramid (z. B. Dipidolor)
— Dosierung: 0,1–0,2 mg/kgKG i.v.

Morphin
— Dosierung: 0,2–0,3 mg/kgKG p.o.

- - **Weitere mögliche Therapieansätze**
- Verzehr von kalten Getränken und/oder Eis, z. B. nach Tonsillektomien.
- Gabe von Honig (z. B. stündlich ein Teelöffel) bei Schmerzen nach Tonsillektomien (Evidenz nicht ausreichend).

6.2.6 Medikamentöse Therapie nach gynäkologischen-Eingriffen

- ■ Therapie
- ■ ■ Medikamentöse Therapie

NSAR (z. B. Ibuprofen)
- ▬ Bevorzugtes Analgetikum.
- ▬ Einzeldosis Ibuprofen 600–800 mg p.o. bzw. als Supp.

Metamizol (z. B. Novalgin)
- ▬ Einzeldosis postoperativ 1–2,5 g als Kurzinfusion i.v., anschließend 3- bis 4-mal 1 g i.v. als Kurzinfusion bzw. 4-mal 30–40 Tropfen p.o. fest angesetzt.
- ▬ Maximaldosierung pro 24 Stunden: 4–6 g.

Piritramid (z. B. Dipidolor)
- ▬ Dosierung: 0,1–0,2 mg/kgKG i.v.

Oxycodon
- ▬ 2-mal 5–10 mg p.o. als Retardpräparat.

Gabapentin (z. B. Neurontin)
- ▬ Perioperative Gabe reduziert postoperativer Schmerzen (z. B. in der Mammachirurgie).
- ▬ Dosierung: Einmalgabe von 1.200 mg p.o. präoperativ oder Weitergabe von 2×600 mg p.o. bis 4 Tage postoperativ.

Pregabalin
- ▬ Gabe zur präventiven Analgesie 75 mg ca. 1 Stunde präoperativ (z. B. in der Mammachirurgie).

- ■ ■ Weitere mögliche Therapieansätze
- ▬ Serratus-Plane-Blockade bei Mastektomien.
- ▬ Thorakale Epiduralanalgesie als PCEA-Verfahren.
- ▬ Paravertebralblockaden

- Wundinfiltration mit Lokalanästhetika
- Topische Anwendung von Lokalanästhetika, z. B. Emla-Creme.

6.3   Postoperative patientenkontrollierte Analgesie

6.3.1   Postoperative patientenkontrollierte Analgesie (PCA) bei Erwachsenen

- **Allgemeines**

Voraussetzung für die Anwendung von PCA:
- Der Patient muss körperlich und psychisch in der Lage sein, das Prinzip der PCA zu verstehen und für sich umzusetzen.
- Untere Altersgrenze ca. 7 Jahre, abhängig von kognitiven Fähigkeiten.
- Algorithmen als Handlungsanweisung bei Komplikationen.
- Medikamente und Hilfsmittel zur Behandlung der Atemdepression (Sauerstoff, Maske, Ambu-Beutel, Naloxon) müssen auf Station/im AWR vorhanden sein.
- Bei postoperativem Einsatz in der Initialphase ggf. besondere Überwachung (AWR, Wachstation, Pulsoxymetrie).
- Überwachung auf Station innerhalb der vorgegebenen Zeitintervalle mit besonderem Augenmerk auf Atemfrequenz und Sedierungsgrad (Beurteilung der Sedierungstiefe).
- Qualitätssicherung: Dokumentation der Effektivität (Schmerzscore), der Nebenwirkungen (Vigilanzscore) und der Kreislaufparameter.
- Begleitmedikation zur Bedarfssenkung: NSAR, Paracetamol, Metamizol.

❶ Cave

Die patientenkontrollierte Analgesie gilt nur dann als sicher, wenn die PCA-Pumpe von Patienten selbst bedient wird. Die sog. „Nurse controlled analgesia" kommt als Alternative nur dann in Frage, wenn das Pflegepersonal im Umgang mit subkutanen, intravenösen oder epiduralen Pumpen geschult und zur Beurteilung der Sedierung in der Lage ist.

■ **Indikationen**

▬ Intravenös zur postoperativen Schmerztherapie nach Operationen, bei welchen mit einem hohen Analgetikaverbrauch zu rechnen ist – sofern die Anlage eines Periduralkatheters nicht indiziert sein sollte oder nicht möglich ist.

▬ Wiederholte schmerzhafte Interventionen (intravenös z. B. bei schmerzhaftem Verbandswechsel etc.).

▬ Ermittlung des Opioidbedarfs in der Therapie chronischer Schmerzen (intravenös).

▬ Tumorschmerztherapie (z. B. subkutan).

■ **Kontraindikationen**

▬ Unkooperativität und/oder Unfähigkeit des Patienten, die Wirkweise der PCA zu verstehen.

▬ Ausgeprägte Hypovolämie.

▬ Respiratorische Insuffizienz.

▬ Erhöhte Gefahr einer Atemdepression unter Opioidtherapie: Adipositas per magna, Schlaf-Apnoe-Syndrom.

■ **Komplikationen**

▬ Falsche Indikationsstellung, bzw. Übersehen von Kontraindikationen.

▬ Überdosierung durch sekundäre Hypovolämie: Umverteilung des Bluts zugunsten der zerebralen Perfusion bei gleichzeitig reduzierter hepatischer Perfusion kann zu verstärkter Opioidwirkung führen.

- Falsche Programmierung der PCA-Pumpe.
- Unkorrekt durchgeführter Spritzenwechsel mit versehentlicher Bolusapplikation.
- Unzureichende Analgesie bei nichtfunktionierendem intravenösem Zugang.
- Gerätedefekt.

■ **Programmierung**

Programmierung der PCA-Pumpe zur postoperativen und/oder Tumorschmerztherapie (Erwachsene ab ca. 60 kgKG): ❏ Tab. 6.2

■ **Hinweise**

❶ **Cave**
Vorsicht bei
- **kachektischen Patienten,**
- **niereninsuffizienten Patienten,**
- **geriatrischen Patienten,**
- **Volumenmangel und/oder niedrigem Hb-Wert.**

- Bei postoperativem Einsatz kurze Einweisung des Patienten in wachem Zustand im AWR.
- Am gleichen intravenösen Zugang, an dem die PCA-Pumpe angeschlossen wird, sollte eine Parallelinfusion mit Rückschlagventil langsam mitlaufen.
- Vor Anschluss Programmierung überprüfen!
- Bei unzureichender Analgesie zuerst PCA-Dosis erhöhen, dann Sperrintervall verkürzen.
- Bei Sedierung oder Übelkeit PCA-Dosis verkleinern, dann Sperrintervall verlängern.
- Bei kontinuierlicher subkutaner Gabe des Opioids über eine Infusionspumpe sollte die Konzentration so hoch gewählt werden, dass möglichst keine großen Flüssigkeitsmengen appliziert werden müssen und das Reservoirvolumen für einen angemessenen Zeitraum (mindestens >24 Stunden) ausreicht.

□ Tab. 6.2 Programmierungsbeispiele für patientenkontrollierte, postoperative, intravenöse Analgesie im Erwachsenenalter

Substanz	Konzentration	Evtl. Initialdosis	Bolus	Sperrzeit	4h-Max[a]	Basalrate
Piritramid (z. B. Dipidolor)	1 mg/ml	3–5 mg	1,5–2(–3 mg)	5–10 min	30 mg	–
Morphin	1 mg/ml	4 mg	1–2 mg	5–10 min	20 mg	–[b]
Oxycodon	2 mg/ml	2 mg	30 µg/kg	10 min	0,3 mg/kgKG	–
Hydromorphon	0,2 mg/ml	0,4–0,8 mg	0,05–0,25(–0,5) mg	5–10(–15) min	–	–[b]
Tramadol	20 mg/ml	–	10–20 mg	10 min	100 mg	–[b]
Methadon	1 mg/ml	–	0,5–2,5 mg	10–20 min	–	–

[a] Höchstdosis in der Regel 4 Bolusgaben/Stunde bzw. 10 Boli/4 Stunden außer bei Methadon.

[b] Bei Patienten mit chronischen Schmerzen/Tumorschmerzen bzw. Opioidtoleranz ist die Einstellung einer Basalrate (z. B. Morphin 0,5–2,5 mg/h, Hydromorphon 0,1–0,4 mg/h oder Methadon 0,5–2,5 mg/h) häufig erforderlich. Keine Basalrate bei opioidnaiven Patienten!

— Subkutane PCA-Systeme können auch ergänzend zur
  Behandlung von Durchbruchschmerzen und/oder bei
  Schmerzexazerbationen eingesetzt werden. Das typische
  Beispiel hierfür ist die Anwendung in der Finalphase bei
  Patienten, die mit einem transdermalen Opioid behandelt
  sind.

▪ **Beendigung der PCA**

Voraussetzung für die Beendigung der PCA beim Einsatz in der
Akutschmerztherapie:
— Niedriger Analgetikabedarf (z. B. <20 mg Piritramid/d),
— festes Analgetikaregime für die Zeit danach.

6.3.2 Postoperative patientenkontrollierte Analgesie (PCA) bei Kindern

▪ **Allgemeines**
— Ab Schulalter,
— bei kleineren Kindern in Einzelfällen auch durch Eltern
  bzw. Pflegepersonal zu bedienen.

▪ **Indikation**
— Mittelschwere bis schwere postoperative Schmerzen,
— Verbrennungen,
— Schmerztherapie bei malignen Erkrankungen (ggf. sub-
  kutan).

▪ **Programmierung**

In ◻ Tab. 6.3 sind Beispiele für mögliche Bestückung und Programmierung der PCA-Pumpe zur postoperativen und/oder
Tumorschmerztherapie bei Kindern aufgezählt.

□ Tab. 6.3 Programmierungsbeispiele für patientenkontrollierte, postoperative, intravenöse Analgesie bei Kindern

Substanz	Konzen-tration	Evtl. Initial-dosis	Bolus	Bolusrate (falls vor-handen)	Sperrzeit	4h-Max[a]	Basalrate
Piritramid (z. B. Dipidolor)	0,5 mg/ml	0,05–0,1 mg	20–30 µg/kgKG	400 mg/h	5–15 min	0,2–0,3 mg/kgKG oder 10 Boli	Keine
Morphin	0,5 mg/ml	30 µg/kgKG	10–20 µg/kgKG	–	5–15 min	0,25–0,35 mg/kgKG	[a] 5–10(–30) µg/kgKG/h
Hydromorphon	0,2 mg/ml	–	3–5 µg/kgKG (max. 20 µg/kgKG/h)	–	5–10 min		[a] 3–5 µg/kgKG/h

[a] Nur bei entsprechender Indikation!

6.3.3 Patientenkontrollierte epidurale Analgesie (PCEA) bei Erwachsenen

- **Allgemeines**

Die Anlage des Periduralkatheters muss genau dokumentiert werden. Dabei ist es besonders wichtig, die Punktionshöhe, Punktionsmethode (LOR, loss of resistance oder hängender Tropfen) und -tiefe, mögliche Mehrfachpunktionen, blutige Punktionen und Duraperforation festzuhalten.

- **Vorteile:**
  - Hohe Patientenzufriedenheit,
  - individualisiertes Therapieregime.
- **Nachteile:**
  - Nebenwirkungen: Hypotension, motorische Blockade, Übelkeit, bei Zusatz von Opioiden zusätzlich Juckreiz, Sedierung und Atemdepression.
- **Medikamente:**
  - Lokalanästhetika wie z. B. Ropivacain (0,1–0,2 %), Bupivacain (0,0625–0,125 %),
  - Opioide: z. B. Sufentanil (0,5–1,0 µg/ml), Fentanyl (1–3 µg/ml), Morphin 10–20 µg/ml).

Die am häufigsten verwendeten Opioide zur epiduralen Applikation sind Sufentanil, Morphin und Fentanyl.

Für eine kontinuierliche Gabe als Zusatz zum Lokalanästhetikum eignet sich Sufentanil am ehesten, eine kontinuierliche epidurale Morphinapplikation kann hingegen nicht empfohlen werden. Hingegen sind für die Single-shot-Gabe die lipophilen Opioide Sufentanil und Fentanyl ungeeignet.

- **Programmierung**

In ☐ Tab. 6.4 sind Programmierungsbeispiele für die patientenkontrollierte epidurale Analgesie angegeben.

Eine sichere Anwendung der patientenkontrollierten epidurale Analgesie setzt das entsprechende Monitoring von Kreislauf-,

□ Tab. 6.4 Programmierungsbeispiele für patientenkontrollierte epidurale Analgesie (PCEA) zur postoperativen Schmerztherapie

Substanz	Konzentration	Evtl. Initialdosis	Basalrate	Bolus	Sperrzeit (min)	4h-Max[a]
Lokalanästhetika						
Ropivacain	2 mg/ml	4–6 ml	5–10 ml/h	3–6 ml	20–30	4
Bupivacain	1,25 mg/ml	4–6 ml	5–10 ml/h	3–6 ml	20–30	4
Opioide (als Zusatz zum Lokalanästhetikum)						
Sufentanil: 0,5–1,0 µg/ml						
Fentanyl: 1–3 µg/ml						
Morphin: 10–20 µg/ml						
Hydromorphon: 10 µg/ml						

[a] Anzahl der Boli

Atmung und Sedierungstiefe sowie Beachtung der zulässigen Maximaldosierungen der Lokalanästhetika voraus. Für die postoperative Gabe der Opioide als Zusatz zur Lokalanästhetika können niedrigere Dosierungen, bei Therapie chronischer Schmerzen höhere Konzentrationen und Dosierungen gewählt werden.

In ◘ Tab. 6.5 ist das Michigan Sedation Score (UMSS) als ein mögliches Instrument zur Überwachung der Sedierung aufgeführt.

6.3.4 Patientenkontrollierte epidurale Analgesie (PCEA) bei Kindern

■ **Allgemeines**

▬ Die Anlage eines PDK im Kindesalter ist erfahrenen Anästhesisten vorbehalten. Mitunter beträgt der Abstand Haut-Periduralraum weniger als 1 cm, sodass große Sorgfalt bei der Punktion sowie anatomische Kenntnisse über die Besonderheiten der Periduralanästhesie/-analgesie bei Kindern vonnöten ist.

▬ Von längeren Laufzeiten (>3 Tage) wird bei Neugeborenen aufgrund der Kumulationsgefahr des Lokalanästhetikums abgeraten.

■ **Medikamente und Dosierungen**
■ ■ **Lokalanästhetika**

Die lang wirksamen Lokalanästhetika Bupivacain, Levobupivacain sowie Ropivacain eignen sich für kontinuierliche Infusionstechniken bei epiduralen Kathetern. Das am häufigsten verwendete Lokalanästhetikum zur Periduralanalgesie ist Ropivacain 0,2 %.

Bedingt durch eine langsame Elimination der Lokalanästhetika ist eine maximale Dosisbegrenzung innerhalb eines 4-Stunden-Intervalls auf 2,0 mg/kgKG bei Neonaten und auf 2,5 mg/kgKG bei Säuglingen und Kleinkindern sinnvoll.

Tab. 6.5 Beurteilung der Sedierungstiefe nach University of Michigan Sedation Scale (UMSS)

Score	Beschreibung	Maßnahmen
0	Wach, ansprechbar	
1	Leicht sediert (müde/leicht schläfrig, ansprechbar, konversationsfähig	
2	Moderate Sedierung (schläfrig, aber leicht weckbar, längere Gespräche werden nicht befolgt)	
3	Tief sediert (tief schlafend, reagiert nur auf starke Reize)	Medikamentenzufuhr beenden bis Sedierungsgrad 2 erreicht wird, O$_2$-Gabe
4	Komatös (keine Reaktion auf starke Reize)	Medikamentenzufuhr beenden, Patienten stimulieren/zum Atmen auffordern, O$_2$-Gabe. Notfallteam alarmieren

□ Tab. 6.6 Dosierungsempfehlung für patientenkontrollierte epidurale Analgesie mit Ropivacain im Kindesalter

Alter der Kinder		Volumen Ropivacain 0,2 % [ml/kgKG]	Dosis Ropivacain [mg/kgKG]
0–6 Monate	Aufspritzen	0,25	0,5
	Rate	0,1 ml/kgKG/h	0,2 mg/kgKG/h
	Bolusoption (1×/h)	0,05	0,1
6–12 Monate	Aufspritzen	0,25	0,5
	Rate	0,2 ml/kgKG/h	0,4 mg/kgKG/h
	Bolusoption (1×/h)	0,1	0,2
>1. Lj	Aufspritzen	0,5	1
	Rate	0,2 ml/kgKG/h	0,4 mg/kgKG/h
	Bolusoption (1×/h)	0,1	0,2

In ◨ Tab. 6.6 sind beispielhafte Dosierungsempfehlungen für die epidurale Analgesie mit Ropivacain (z. B. Naropin) im Kindesalter angegeben.

▪▪ Opioide

━ Am häufigsten Sufentanil (Zusatz von 0,1–0,2 µg/ml Sufentanil epidural zu Ropivacain 0,2 %). Bei Säuglingen <10 kgKG ggf. Anwendung von Ropivacain 0,1 % und Verzicht auf Sufentanilzusatz.

━ Verbesserung der Analgesiequalität.

━ Laufraten und Dosierungen von Ropivacain bleiben identisch.

━ Anwendung erfolgt off label.

Literatur

Baugh R et al. (2011) Clinical practice guideline: tonsillectomy in children. Otolaryngol Head Neck Surg 144: S1–S30

Bingham R, Lloyd-Thomas A, Sury M (2008) Hatch & Sumners Textbook of paediatric anaesthesia. 3rd ed. Hodder Arnold, London

Chou R et al. (2016) Management of Postoperative Pain: A Clinical Practice Guideline. J Pain 17: 131–157

Fösel T et al. (2005) Postoperative pain therapy after tonsillectomy in children. HNO 53: 722–726

Kehlet H et al. (2007) PROSPECT: evidence-based, pocedure-specific pain management. Best Parct Res Clin Anaesthesiol 21: 149–159

Lal A et al. (2017) Role of honey after tonsillectomy: a systematic review and meta-analysis of randomised controlled trials. Clin Otolaryngol 42: 651–660

Liu C, Ulualp SO (2015) Outcomes of an alternating ibuprofen and acetaminophen regimen for pain relief after tonsillectomy in children. Ann Otol Rhinol Laryngol 124: 777–781

Pogatzki-Zahn E (2013) Update postoperative Schmerztherapie. Refresher Course Nr. 39. https://www.ai-online.info/abstracts/pdf/dacAbstracts/2013/2013-18-RC282.2.pdf (Letzter Zugriff 15.05.2018)

Sebastian H (2014) Patientenkontrollierte i.v.-Analgesie mit Piritramid vs. Oxycodon. Schmerz 28: 614–621

Korczak D, Kuczera C, Rust M (2013) Akutschmerztherapie auf operativen und konservativen Stationen. Deutsches Institut für Medizinische Dokumentation und Information (DIMDI). https://portal.dimdi.de/de/hta/hta_berichte/hta346_bericht_de.pdf (Letzter Zugriff 15.05.2018)

Sang-Hwan Do (2013) Magnesium: a versatile drug for anesthesiologist. Korean J Anaesthesiol 65: 4–8

Send T et al. (2013) Management of postoperative pain in ear-nose-throat surgery. HNO 61: 883–891

Tanskanen P et al. (1999) Patient-controlled analgesia with oxycodon in the treatment of postcraniotomy pain. Acta Anaesthesiol Scand 43: 42–45

Leitlinien und Websites

S3-Leitlinien „Behandlung akuter perioperativer und posttraumatischer Schmerzen", Stand 2009. Deutsche Interdisziplinäre Vereinigung für Schmerztherapie e.V. http://www.dgni.de/images/stories/Leitlinien/behandlung_akuter_perioperativer_und_posttraumatischer_schmerzen.pdf (Letzter Zugriff 15.05.2018)

www.postopain.org

Tumorschmerztherapie

© Springer-Verlag GmbH Deutschland,
ein Teil von Springer Nature 2019
H. Taghizadeh, J. Benrath, *Pocket Guide Schmerztherapie*
https://doi.org/10.1007/978-3-662-55156-1_7

7.1 Grundsätze der Tumorschmerztherapie

- **Allgemeines in Stichwörtern**
- Opioidtherapie bevorzugen.
- Zusätzliche Gabe von Nichtopioidanalgetika.
- Einnahme der Analgetika nach Zeitplan.
- Verordnung der Bedarfsmedikation in ausreichender Höhe für Durchbruchschmerzen.
- Orale Einnahme der Schmerzmedikamente bevorzugen, alternative Applikationsrouten (z. B. Pflaster oder PCA-Verfahren) je nach Situation und Stadium der Erkrankung.
- Individuelle Titration der wirksamen Dosis
- Begleitsymptome (Obstipation, Übelkeit, Appetitlosigkeit, Juckreiz, etc.) konsequent behandeln.
- Psychoonkologische Betreuung sicherstellen.
- Falls erforderlich, frühzeitige Anbindung an SAPV (spezialisierte ambulante Palliativversorgung) anbieten.

> Toleranzentwicklung ist bei Tumorschmerzen selten, daher bei Opioidmehrbedarf oder Schmerzverstärkung immer zuerst an Tumorprogress denken!

- **Ätiologie der Tumorschmerzen**
- Osteodestruktion und Weichteilinfiltration,
- Kompression von Nerven und Gefäßen,

- Ulzeration von Schleimhäute,
- Kapselspannung parenchymatöser Organe,
- Dehnung von Hohlorganen,
- meningeale Reizung,
- Z. n. operativem Eingriff (Nervenläsion, Narbe, Lymph-ödem),
- Z. n. Strahlentherapie (Mukositis, Osteonekrose, Fibrose),
- Z. n. Chemotherapie (Mukositis, Neuropathie, Paravasat).

7.1.1 Stufenplan der medikamentösen Tumorschmerztherapie

◘ Abb. 7.1 zeigt die schematische Darstellung eines Stufenplans bei der medikamentösen Tumorschmerztherapie.

- **Auswahl der Medikamente**
- Bei leichter Schmerzen alleinige Gabe von NSAR, Parace-tamol oder Metamizol, ggf. in Kombination, ausreichend.
- Bei mittlerer bis starker Schmerzintensität Einsatz von starken Opioiden als Retardpräparat.

- **Applikationsroute**
- Vorzugsweise oral, bei Erfordernis buccal/sublingual, nasal, transdermal, subkutan, intravenös oder rektal.

- **Berechnung der Initialdosierung**
- Abhängig vom Alter, Begleiterkrankungen,
- niedrige Initialdosierung bei opioidnaiven Patienten.

- **Berechnung der Bedarfsmedikation**
- Bei oraler Opioidtherapie: Gabe von ca. 10–15 % der Dosis des retardierten Präparats.
- Bei intravenöser Opioidtherapie: Äquivalenz einer Stundendosis.

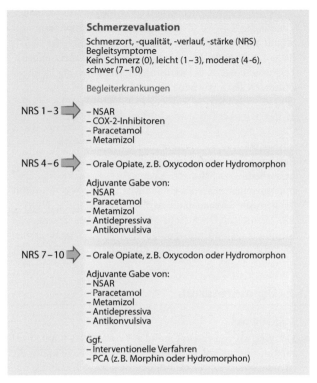

Schmerzevaluation

Schmerzort, -qualität, -verlauf, -stärke (NRS)
Begleitsymptome
Kein Schmerz (0), leicht (1–3), moderat (4-6),
schwer (7–10)

Begleiterkrankungen

NRS 1–3 ➡ – NSAR
– COX-2-Inhibitoren
– Paracetamol
– Metamizol

NRS 4–6 ➡ – Orale Opiate, z.B. Oxycodon oder Hydromorphon

Adjuvante Gabe von:
– NSAR
– Paracetamol
– Metamizol
– Antidepressiva
– Antikonvulsiva

NRS 7–10 ➡ – Orale Opiate, z.B. Oxycodon oder Hydromorphon

Adjuvante Gabe von:
– NSAR
– Paracetamol
– Metamizol
– Antidepressiva
– Antikonvulsiva

Ggf.
– Interventionelle Verfahren
– PCA (z.B. Morphin oder Hydromorphon)

◻ **Abb. 7.1**   Beispiel eines Stufenplans zur medikamentösen Tumorschmerztherapie

■ **Kotherapeutika zur Behandlung von Neben-
wirkungen**
━ Laxanzien zur Prophylaxe von opioidinduzierter
Obstipation obligat!
━ Ggf. Ulkusprophylaxe,
━ Ggf. Antiemetika.

- **Behandlung von Schmerzen bei Knochenmetastasen**
- Zusätzliche Gabe von NSAR oder COX-2-Inhibitoren.
- Strahlentherapie (Schmerzreduktion in 50–80 % der Patienten, in ⅓ der Fälle eine vollständige Schmerzfreiheit).
- Bisphosphonate, z. B. Pamidronat (Aredia) 90 mg i.v. über 2 Stunden alle 4 Wochen.
- Glukokortikoide z. B. Fortecortin 1. Tag 32 mg, 2. Tag 16 mg, 3. und 4. Tag je 8 mg, 5. Tag 4 mg p.o./i.v.

- **Sonstiges**
- Bei stationären opioidnaiven Patienten mit sehr starken tumorbedingten Schmerzen kann eine „Schnelleinstellung" mit Morphin intravenös sinnvoll sein. Dabei wird Morphin 2 mg i.v. alle 5 Minuten bis zur Schmerzlinderung (NRS ≤3) verabreicht. Die 6-fache Menge des verbrauchten Morphins stellt die notwendige intravenöse Tagesdosis, die 18-fache Menge die orale Tagesdosis dar.

7.1.2 Opioidrotation

- **Allgemeines**
- Der Wechsel von einem Opioid auf ein anderes (Opioidrotation) setzt Kenntnisse über Phamarkokinetik und -dynamik der verordneten Präparate voraus. Es gibt zunehmende Hinweise darauf, dass Fehldosierungen nach Opioidrotation zu (tödlichen) Überdosierungen führen.
- Die Äquivalenzdosierungen der Opioide sind Richtwerte und können stark schwanken (Tab. 7.1). Zudem haben die Opioide bei gleicher analgetischen Dosis unterschiedlich stark ausgeprägte Nebenwirkungsprofile.

- **Indikationen**
- Unzureichende Analgesie trotz begleitender Nebenwirkungen, Verbesserung der Analgesie.

◨ **Tab. 7.1** Wirkpotenz der gängigen Opioide im Vergleich zu Morphin oral

Opioid	Relativer Potenz im Vergleich zu Morphin p.o.
Buprenorphin (sublingual)	40
Buprenorphin (transdermal)	70–100
Fentanyl i.v.	100
Hydromorphon p.o.	5–10
Hydromorphon s.c./i.v.	10–25
Morphin i.m.	2
Morphin s.c./i.v.	2–3
Oxycodon p.o.	1,5–2
Oxycodon i.v.	2–3
Tapentadol p.o.	0,3–0,4
Tramadol p.o.	0,1–0,2

- Verringerung der Nebenwirkungen, v. a. Übelkeit, Erbrechen, Müdigkeit und Obstipation.
- Opioidinduzierte Hyperalgesie.
- Nieren- und/oder Leberfunktionsstörung.
- Wechsel der Applikationsform.

- **Notwendige Schritte bei der Opioidrotation**
1. Tagesgesamtdosis des jetzigen Opioids in mg berechnen (inklusive Bedarfsmedikation).
2. Auswahl eines neuen, geeigneten Opioids, Festlegung der Applikationsroute.
3. Kalkulation der äquipotenten Analgetikadosis anhand der Äquivalenzdosistabelle unter Beachtung der Applikationsform.

4. Dosisreduktion des neuen Analgetikums um 25–50 %.
    Keine Dosisreduktion bei nicht ausreichender Analgesie
    unter bestehender Therapie.
    25 % Reduktion bei Wechsel der Applikationsroute, stabile
    Analgesie, junge/gesunde Patienten.
    50 % Reduktion bei hochdosierter Therapie, bei älteren
    Patienten bzw. multimorbide Patienten.
    Im Falle einer Rotation zu Methadon kann eine Reduktion
    der kalkulierten Äquivalenzdosis von bis zu 90 % erforder-
    lich sein, da die Wirkung starken individuellen Schwan-
    kungen unterliegt.
5. Berechnung der Einzeldosis und des Dosisintervalls.
6. Verordnung von Bedarfsmedikation zum Ausgleich evtl.
    analgetischer Unterversorgung, bzw. bei Durchbruch-
    schmerzen.
7. Beendigung der bisherigen Therapie, Beginn der neuen
    Opioidtherapie in zeitlichem Abstand zu der letzten Gabe
    des bisherigen Opioidanalgetikums (bei transkutanen
    Pflaster).

- **Sinnvolle Beispiele von Opioidrotationen**
- Wechsel der Applikationsroute von oral auf transdermal
  bei unsicherer Resorption/erschwerter Einnahme (z. B. bei
  Kurzdarmsyndrom oder bei Schluckstörung), anhaltende
  Übelkeit bzw. Erbrechen.
- Wechsel des Präparats bei Übelkeit.
- Wechsel des Präparats und/oder Applikationsroute bei
  chronischer hochdosierter Opioidtherapie.
- Wechsel zur kombinierten Gabe von Hydromorphon und
  Ketamin bei opioidinduzierter Hyperalgesie.
- Wechsel zu Oxycodon bei neuropathischen Schmerzen.
- Wechsel zu Methadon bei unzureichender Wirkung
  anderer Opioide.
- Wechsel zu Buprenorphin bei Opioidabhängigkeit.

- Wechsel zu Hydromorphon-PCA (subkutane Applikation) bei Palliativpatienten zur Steigerung der Selbständigkeit und zur kurzfristigen Anpassung der Analgesie.
- Wechsel von Morphin- zur Hydromorphon-PCA bei starkem Juckreiz.

In ◘ Tab. 7.2 sind einige Beispiele für Opioidrotationen aufgezählt.

7.1.3 Total pain

Das Konzept des „total pain" wurde erstmalig von Saunders beschrieben. Die Grundlage dazu bilden Beobachtungen bei Patienten mit einem eindeutig somatischen Schmerz (häufig Tumorschmerzen), die über unverhältnismäßig starke Schmerzen und/oder Exazerbationen klagen, und bei denen folgende Faktoren eine entscheidende Rolle spielen:

- psychologische Faktoren, wie Anpassungsstörungen aufgrund der Krebsdiagnose und/oder kurzer Lebenserwartung,
- soziale Faktoren, wie Trauer darüber, dass man Familie und Freunde verliert/verlässt,
- spirituelle Faktoren, wie die Wut über Gott und darüber, dass ausgerechnet man selbst – z. B. trotz eines gesunden Lebensstils – betroffen sei.

Die ◘ Abb. 7.2 zeigt die 4 Aspekte des Total-pain-Modells.

Total pain manifestiert sich als Ganzkörperschmerzen.

Die Therapie des „total pain" kann nur durch einen multidisziplinären Ansatz mit besonderem Augenmerk auf die psychologische Unterstützung gelingen.

◘ Tab. 7.2 Beispiele von Opioidrotation und ihrer Indikationen. (Mod. nach Smith u. Peppin 2014)

Opioidrotation		Indikation unter anderem	Kommentar
Von	Zu		
Hydromorphon	Hydromorphon und Ketamin	Opioidinduzierte Hyperalgesie	Bessere Analgesie, Reduktion der Hydromorphondosierung
Morphin-PCA	Hydromorphon-PCA	Unzureichende Analgesie, Niereninsuffizienz	Bessere Analgesie, keine Kumulationsgefahr
Morphin (oral, parenteral), Fentanyl (oral, parenteral), Oxycodon (oral)	Hydromorphon i.v.	Unzureichende Analgesie, ausgeprägte Nebenwirkungen	Ausreichende Schmerzkontrolle in 83 % der Patienten innerhalb von 5 Tagen
Morphin (oral, parenteral), Fentanyl (oral, parenteral), Oxycodon (oral)	Methadon	Unzureichende Analgesie unter hohe Dosierungen, ausgeprägte Nebenwirkungen	Bessere Schmerzkontrolle, geringe Rate an Nebenwirkungen (Obstipation, Übelkeit)
Morphin (oral)	Methadon	Notwendigkeit des schnellen Morphin-Dosisanstiegs	Vollständige Schmerzkontrolle in 80 % der Fälle, wenige Nebenwirkungen (Delir, Myokloni)
Morphin, Fentanyl	Buprenorphin (transdermal)	Zentrale neuropathische Schmerzen	

Morphin, Fentanyl	Oxycodon	Neuropathische Schmerzen	
Morphin (oral)	Buprenorphin (transdermal)	Patienten mit unzureichender Kontrolle der chronischen Schmerzen (tumor- und nichttumorbedingt) unter hochdosierter Morphindosierung	Steigerung des Anteils der Patienten mit suffizienter Schmerzkontrolle von 5 % auf 76 %
Morphin (oral), Oxycodon (oral), Tramadol (oral), Fentanyl (transdermal), Buprenorphin (sublingual)	Hydromorphon retard (oral)	Unzureichende Analgesie unter laufender Therapie, starke Nebenwirkungen	Erfolgsrate in 64 % der Patienten: 60 % weniger Schmerzen, 32 % weniger gastrointestinale NW und 26 % weniger zentralnervöse NW
Morphin (oral)	Methadon	Unzureichende Analgesie und/oder mäßig bis starke Nebenwirkungen bei Tumorschmerztherapie unter Morphin	Erfolgsrate ca. 80 % (bessere Schmerzkontrolle, weniger Übelkeit, Erbrechen, Obstipation und Schwindel)
Morphin-PCA	Hydromorphon-PCA	Starker Juckreiz	Pädiatrische Patienten, geringe Rate an Pruritus (1 % bei Hydromorphon im Vergleich zu 10 % bei Morphin)

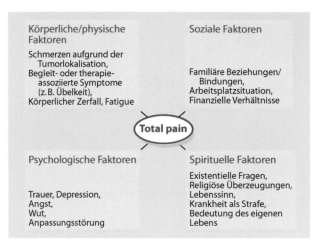

Körperliche/physische
Faktoren

Schmerzen aufgrund der
Tumorlokalisation,
Begleit- oder therapie-
assoziierte Symptome
(z. B. Übelkeit),
Körperlicher Zerfall, Fatigue

Soziale Faktoren

Familiäre Beziehungen/
Bindungen,
Arbeitsplatzsituation,
Finanzielle Verhältnisse

Total pain

Psychologische Faktoren

Trauer, Depression,
Angst,
Wut,
Anpassungsstörung

Spirituelle Faktoren

Existentielle Fragen,
Religiöse Überzeugungen,
Lebenssinn,
Krankheit als Strafe,
Bedeutung des eigenen
Lebens

☐ **Abb. 7.2**   Total-pain-Konzept

7.2   Patientenkontrollierte Analgesie (PCA) in der Tumorschmerztherapie

- **Allgemeines**
- PCA-Pumpen werden zur Behandlung der Tumorschmerzen, bei schmerzhaften Interventionen/Untersuchungen/Behandlungen wie z. B. Lagerung während Strahlentherapiesitzungen, therapiebedingten Komplikationen (z. B. Mukositis) und am Lebensende eingesetzt.
- Die patientenkontrollierte Analgesie erfolgt häufig als kontinuierliche subkutane Opioidgabe mit der Möglichkeit der Bolusapplikation. Auch eine intravenöse Analgesie ist möglich, jedoch in der Regel als Dauertherapie, außer bei stationären Patienten mit zentralvenösen Ports, ungeeignet.

- Die Einstichstelle der Subkutannadel muss regelmäßig (täglich) kontrolliert und die Nadel spätestens alle 5 Tage gewechselt werden.
- Der Behandlungsverlauf (Schmerzintensität, Nebenwirkungen), Pumpenfüllung und Bedarfsmedikation sollten genauestens dokumentiert werden.

In ◻ Tab. 7.3 und ◻ Tab. 7.4 geben Beispiele für eine patientenkontrollierte Analgesie bei Erwachsenen bzw. Kindern.

7.3 Kontinuierliche subkutane Infusion in der Tumorschmerztherapie

▪ **Indikationen**

Indikationen für die kontinuierlichen subkutanen Infusionen in der Schmerztherapie sind:

- Schluckstörungen,
- Störung der Resorption im Magen-Darm-Trakt,
- anhaltende Übelkeit/Erbrechen,
- schnelle und individuelle Anpassung der Opioiddosierung,
- Erhöhung der Selbständigkeit bei Notwendigkeit wiederholter Bolusapplikationen bei Durchbruchschmerzen.

Durch die zusätzliche Möglichkeit einer Bolusapplikation können Schmerzspitzen effektiv und schnell behandelt werden. Individuelle Medikamentenkombinationen erlauben die gleichzeitige Kontrolle der Symptome Schmerz, Übelkeit/Erbrechen, Atemnot und Unruhe.

▪ **Medikamente**

In ◻ Tab. 7.5 sind die am häufigsten eingesetzten Medikamente zur subkutanen Applikation (allein oder in Kombination) aufgeführt.

▢ Tab. 7.3   Patientenkontrollierte, intravenöse/subkutane Analgesie bei Tumorschmerzen (Erwachsene)

	Konzentration	Initialbolus	PCA-Bolus	Sperrzeit	Basalrate[a]	Maximaldosierung pro Stunde[b]	4-Stunden-Limit[b]
Morphin	2 mg/ml[c]	2–5 mg	0,5–2,5 mg	5–10 min.	0,5–1 mg/h	8–15 mg	30–70 mg
Hydromorphon	1 mg/ml[d]	0,4–0,8 mg	0,1–0,4 mg	5–10 min.	0,1–0,4 mg/h	1,2–2,4 mg	2,4–4,8 mg
Fentanyl	20 µg/ml[e]	20–50 µg	10–25 (–50) µg	5–10 min.	10–50 µg/h	80–200 µg	400–800 µg

[a] Höhere Dosierungen bei opioidgewöhnten Patienten

[b] Maximaldosierungen sind individuell festzulegen

[c] Bei opioidtoleranten Patienten/hohem Opioidverbrauch ggf. 5 mg/ml

[d] Bei opioidtoleranten Patienten/hohem Opioidverbrauch ggf. 4 mg/ml

[e] Bei opioidtoleranten Patienten/hohem Opioidverbrauch ggf. 50 µg/ml

□ Tab. 7.4 Patientenkontrollierte, intravenöse/subkutane Analgesie bei Tumorschmerzen (Kinder)

	Konzentration	PCA-Bolus	Sperrzeit	Basalrate	Maximaldosierung pro Stunde[a]	4 Stunden-Limit[a]
Morphin	1 mg/ml	0,01–0,02 mg/kgKG	7–15 min	0,01–0,04 mg/kgKG/h	0,2 mg/kgKG	0,5 mg/kgKG
Hydromorphon[b]	0,2 mg/ml	2–3 µg/kgKG	15 min	1–4(–8) µg/kgKG/h	0,02 mg/kgKG	0,1 mg/kgKG
Fentanyl	10 µg/ml	0,2–0,4 µg/kgKG	7–15 min	0,1–0,5 µg/kgKG/h	3 µg/kgKG	8 µg/kgKG

[a] Maximaldosierungen sind individuell festzulegen
[b] Für Kinder im ersten Lebensjahr nur nach sorgfältiger Indikationsstellung

◻ Tab. 7.5 Beispiele für Medikamente zur kontinuierlichen subkutanen Infusion in der Tumorschmerztherapie

Substanz	Beispiel	Konzentration	Übliche Tagesdosis	Volumen pro Tag
Butylscopolamin[a]	Buscopan	20 mg/ml	24–48 mg	1,2–2,4 ml
Haloperidol[b]	Haldol	5 mg/ml	3–9 mg	0,6–1,8 ml
Hydromorphon	Palladon	10 mg/ml	8 mg	0,8 ml
Ketamin	Ketanest	25 mg/ml	2 mg/kgKG	–
Levomepromazin[c]	Neurocil	25 mg/ml	7,5–60 mg	0,3–2,4 ml
Metamizol[d]	Novalgin	500 mg/ml	2.000 mg	4 ml
Metoclopramid[b]	MCP	5 mg/ml	30 mg	6 ml
Midazolam[e]	Dormicum	5 mg/ml	9–30 mg	1,8–6 ml
Morphin	MSI	20 mg/ml	30 mg	0,6 ml

Die Kombination von Medikamenten bedeutet automatisch einen Off-Label-Use! Mischspritzen maximal 24 Stunden haltbar. Weitere Informationen zur Mischbarkeit von subkutan applizierten Medikamente unter: www.ccc-netzwerk.de.

Die häufigsten Kombinationen sind: Morphin mit Metoclopramid, Butylscopolamin oder Haloperidol, Hydromorphon mit Metoclopramid oder Haloperidol bzw. Mehrfachkombinationen wie z. B. Metamizol, Morphin, Haloperidol und Metoclopramid.

[a] Spasmolytikum zur palliativen Behandlung von schmerzhaften Krämpfen im Bereich des Magen-Darm-Trakts, der ableitenden Harnwege und des weiblichen Genitaltrakts.

[b] Off-Label-Use!

> ◘ **Tab. 7.5** (Fortsetzung)
>
> ^{c} Off-Label-Use! Gefahr von Hautnekrosen bei subkutanen Applikation einer Einzelampulle, ggf. Nachspülen mit NaCl 0,9 %. Alternative zur Kombination von Haloperidol und Metoclopramid bei starker Übelkeit/Erbrechen. Zusätzliche sedierende Eigenschaften.
>
> ^{d} Off-Label-Use! Dosierungen >3 g/Tag s.c. wegen der Gefahr der subkutanen Entzündungsreaktionen vermeiden.
>
> ^{e} Off-Label-Use! Gleichzeitige Anwendung mit Opioiden kann zu einer Atemdepression führen. Wenn einer Sedierung bei laufender Schmerztherapie erwünscht ist, sollte die Initialdosierung möglichst niedrig gewählt und erst nach Beurteilung des individuellen Effekts gesteigert werden.

7.4 Tumortherapieassoziierte Komplikationen

7.4.1 Mukositis nach Chemo-/Strahlentherapie

- **Allgemeines**
- Orale Mukositis und die damit verbundenen Beschwerden (Schluckstörung, Schmerzen) beeinträchtigen das Wohlbefinden der Patienten sehr stark, behindern die orale Nahrungs- und Medikamenteneinnahme, erschweren das Sprechen, begünstigen das Auftreten von Infektionen und stellen eine große schmerztherapeutische Herausforderung dar.
- Auftreten der Beschwerden häufig 5–10 Tage nach Beginn der Chemotherapie. Dauer, bei soliden Tumoren abhängig von Dosis und Dauer der Behandlung, in der Regel 1–6 Wochen, Besserung der Beschwerden zeitgleich mit Anstieg der Granulozyten auf >500/µl.
- Eine strenge Mundhygiene ist die beste Prophylaxe, um das Auftreten von Mukositis zu verhindern.

◘ Tab. 7.6 Einteilung der oralen Mukositis (OM) nach WHO und den Allgemeinen Toxizitätskriterien (CTC) des Nationalen Krebsinstituts der USA (NCI) (nach Peterson et al., 2011)

	WHO	NCI-CTC
Grad 0	Keine OM	–
Grad 1	Erythem und Wundheitsgefühl	Keine OM oder mildere Symptome; kein therapeutisches Eingreifen
Grad 2	Ulzerationen; feste Nahrungsaufnahme möglich	Mäßige Schmerzen; stört die Nahrungsaufnahme nicht, angepasste Kost indiziert
Grad 3	Ulzerationen; flüssige Nahrungsaufnahme möglich aufgrund der OM	Starke Schmerzen, stört die Nahrungsaufnahme
Grad 4	Ulzerationen; keine Nahrungsaufnahme möglich aufgrund der OM	Lebensbedrohliche Konsequenzen; dringend therapeutisches Eingreifen nötig
Grad 5	–	Tod

- **Klinik**

In ◘ Tab. 7.6 ist die Einteilung der oralen Mukositis nach WHO und NCI (National Cancer Institute der USA) aufgeführt.

- **Therapie**
- - **Nichtmedikamentöse Therapie**
- Kryotherapie: Eis lutschen, Eis essen!
- Salbeitee gurgeln. Keine Kamille! (Austrocknung und Reizung der Mundschleimhaut).

■ ■ **Medikamentöse Therapie**
— Topische Behandlung: Lidocain (2 %iges Gel bzw. 0,1 %ige Spüllösung), Benzocain (Lutschpastillen), Dyclonine hydrochlorid und 0,6 % Phenol (Ulcerease, in Deutschland nicht zugelassen).
— Tepilta (Diehl-Lösung): 5–10 ml Suspension 4-mal täglich kurz (5–10 min) vor den Mahlzeiten, bzw. bei Bedarf.
— Dynexan-Mundgel,
— Dolo-Dobendan-Lösung,
— Benzdiamun (Tantum verde): 5-mal täglich 15 ml zum Gurgeln.
— Palifermin (z. B. Kepivance) bei Patienten mit malignen hämatologischen Erkrankungen vor und nach myelo-ablativer Radiochemotherapie.
— Künstlicher Speichel (Glandosane).
— Weitere, nicht evidenzbasierte, Behandlungsmöglichkeiten sind:
    — Doxepin oral 25 mg/5 ml für eine Minute gurgeln und dann ausspucken. 3- bis 6-mal/Tag.
    — Mundspüllösungen mit Fentanyl 0,1 % (0,5 mg in 500 ml Lösung) bzw. Morphin 0,2 %.
    — Ggf. Kortikosteroide, z. B. Dexamethason 8–12 mg/d p.o./i.v.
    — Topische Anwendung von Esketamin (20 mg/5 ml).

Die effektivste Therapie besteht in Verkürzung der neutropenischen Phase mittels G-CSF-Gabe.

Eine erfolgreiche Therapie der oralen Mukositis unter Strahlentherapie setzt die Einhaltung einer strengen Mundhygiene voraus.

Bei Soorstomatitis Amphotericin-Lösung (Ampho-Moronal) 4- bis 8-mal 1 Pipette à 1 ml/d, bei Herpesstomatitis Aciclovir 5×800 mg p.o. oder 3×100 mg i.v.)

7.4.2 Chemotherapie-induzierte Polyneuropathie

■ **Allgemeines**

▬ Inzidenz abhängig von Chemotherapeutikum, Dosis und Dauer der Anwendung.

▬ Höchste Rate bei platinbasierte Chemotherapien, wie z. B. Cisplatin, Oxaliplatin sowie bei Taxane, Vinca Alkaloide und Bortezomib.

▬ Enormer Einfluss auf die Lebensqualität.

▬ Spontanremission nach Beendigung der Chemotherapie, im Einzelfall nach zunächst mehrmonatiger Verschlechterung (wie z. B. bei Oxaliplatin und Cisplatin) möglich.

▬ Persistenz neuropathische Beschwerden in unterschiedlicher Stärke in bis zu 80 % der Patienten, je nach verwendetem Chemotherapeutikum und kumulativer Dosierung.

■ **Klinik**

▬ Symmetrische, sensorische, distale Plus- oder Minussymptome mit handschuh- bzw. strumpfförmiger Ausbreitung.

▬ Selten motorische (z. B. Motorneuron-Neuropathien bei Paclitaxel) oder autonome Neuropathien (z. B. Obstipation bei Vincristin).

■ **Therapie**

▬ **Antikonvulsiva**: Keine ausreichende Evidenz für die Anwendung von Carbamazepin, Oxcarbazepin, Pregabalin, Gabapentin und Lamotrigin.

▬ **Antidepressiva**: Vermutlich positive Effekte durch Duloxetin, ggf. auch Venlafaxin und Amitriptylin (trotz fehlender Evidenz).

Literatur

Argyriou AA et al (2006), Efficacy of oxcarbazepine for prophylaxis against cumulative oxaliplatin-induced neuropathy. Neurology 67: 2253

Bartz L et al. (2014) Subcutaneus Administration of Drugs in Palliative Care: Results of a Systematic Observational Study. JPSM 48: 540–547

Bollig A (2016) Die Krankheitslast der oralen Mukositis. Dissertation an der LMU München. https://edoc.ub.uni-muenchen.de/19389/1/Bollig_Antonia.pdf (Letzter Zugriff: 07.05.2018)

Cheema B et al. (2008) A Prospective Study of Opioid Rotation in Pain Due to Advanced Cancer. Cancer Pain Symptom Palliation 2: 39–46

Clark C (1999) „Total Pain", disciplinary power and the body in the work of Cicely Saunders, 1958–1967. Soc Sci Med 49: 727–723

Hense J et al. (2017) SOP-Subkutane Medikamentengabe und Infusionen in der erwachsenen Palliativmedizin. Onkologe 23: 657

Rao RD et al. (2007) Efficacy of Gabapentin in the management of chemotherapy-induced peripheral neuropathy. Cancer 110: 2110

Slatkin et al. (2003) Topical ketamine in the treatment of mucositis pain. Pain Med 4: 298–303

Smith EM et al. (2013) Effect of Duloxetin on pain, function and quality of life among patients with chemotherapy-induced painful peripheral neuropathy: a randomised clinical trial. JAMA 309: 1359

Smith HS, Peppin JF (2014) Toward a systematic approach to opioid rotation. J Pain Res 7: 589–608

Uhl B (2014) Palliativmedizin in der Gynäkologie, Thieme, Stuttgart

www.mdanderson.org

Schmerztherapie bei besonderen Patienten- gruppen

© Springer-Verlag GmbH Deutschland,
ein Teil von Springer Nature 2019
H. Taghizadeh, J. Benrath, *Pocket Guide Schmerztherapie*
https://doi.org/10.1007/978-3-662-55156-1_8

■ **Allgemeines**

Sowohl die pharmakologische als auch die nichtmedikamentöse Schmerztherapie sind nur dann ausreichend wirksam und nebenwirkungsarm, wenn die Besonderheiten und Eigenheiten der zu behandelnden Patienten(gruppen) in die therapeutischen Überlegungen mit einbezogen werden. Entscheidend dabei ist nicht nur die Kenntnis der Vorerkrankungen, welche der Einsatz bestimmter Medikamente und Verfahren ausschließen oder Dosisanpassungen erfordern, sondern auch Aspekte wie geschlechtsspezifische Schmerztherapie und Alter, die in den letzten Jahren zunehmend in den Fokus der klinischen Forschung gerückt sind.

In Bezug auf Schmerzchronifizierung bestehen deutliche Hinweise darauf, dass die Prävalenz von chronischen Schmerzen, nicht jedoch die Intensität der angegebenen Schmerzen, bei Frauen höher liegt. Daraus leitet sich die Konsequenz ab, dass eine Chronifizierungsprophylaxe bei dieser Patientengruppe häufiger und früher zum Einsatz kommen muss.

Des Weiteren existieren, wie bei Opioiden und Antidepressiva, deutliche Unterschiede in Bezug auf den Behandlungseffekt, sodass eine geschlechtsbezogene Dosisanpassung in Betracht gezogen werden muss.

8.1   Schmerztherapie bei gestörter Nierenfunktion und Dialyse

Die Nireninsuffizienz kann anhand der glomerulären Filtrationsrate (GFR) eingeteilt werden in:
- geringgradig (89–60 ml/min),
- mittelgradig (59–30 ml/min),
- hochgradig (29–15 ml/min),
- präterminal und Dialyse (<15 ml/min).

In ◘ Tab. 8.1 sind die Besonderheiten einiger, schmerztherapierelevanter Medikamente bei Nireninsuffizienz und Dialyse aufgezählt.

- **Hinweis**

Bei eingeschränkter Nireninsuffizienz sollte v. a. die Dosierung von sedierenden Medikamenten und Opioidanalgetika an klinischer Wirkung orientiert erfolgen!

8.2   Schmerztherapie bei gestörter Leberfunktion

- **Allgemeines**
- Bei eingeschränkter Leberfunktion Dosierung an klinischer Wirkung ausrichten.
- Der Schweregrad der Leberinsuffizienz wird bei Leberzirrhose anhand der Kriterien Serumalbumin, Bilirubin, Quick bzw. INR, Vorhandensein von Aszites und Grad der Enzephalopathie in 3 Stadien eingeteilt:
  - Child A: 5–6 Punkte,
  - Child B 7–9 Punkte und
  - Child C 10–15 Punkte.

◻ Tab. 8.1 Besonderheiten einiger, schmerztherapierelevanter Medikamente bei Niereninsuffizienz und Dialyse

Substanz	Bemerkung	Niereninsuffizienz	Dialyse	Fazit
Acetylsalicyl-säure	Ausscheidung vollständig renal	KI bei GFR <10 ml/min	Dialysierbar	Bei terminaler Niereninsuffizienz maximale Tagesdosierung 500 mg/d
Amitriptylin	Ausscheidung hauptsächlich renal	Keine Anpassung	Kaum dialysierbar	Dosisanpassung aufgrund starker anticholinerger NW und bei GFR <30 ml/min dennoch empfehlenswert
Buprenorphin	Kumulation der schwach potenten aktiven Metaboliten Norbuprenorphin und Buprenorphin-3-Glukuronid: vermutlich ohne klinische Bedeutung; Ausscheidung hauptsächlich über Fäzes	Bevorzugtes Medikament	Nicht dialysierbar	Normale Dosis. Opioid der Wahl bei (terminaler) Niereninsuffizienz und Dialyse!
Carbamazepin	Renale Elimination (ca. 70 %)	Dosisreduktion	Nicht dialysierbar	Erhöhtes Risiko von Hyponatriämie

◘ **Tab. 8.1** (Fortsetzung)

Substanz	Bemerkung	Niereninsuffizienz	Dialyse	Fazit
Celecoxib	Hepatische Metabolisierung	Vorsichtige Dosierung	Kaum dialysierbar	Bei GFR <30 ml/min kontraindiziert
Codein	Atemdepression und narkotische Wirkung bei Patienten mit terminaler Niereninsuffizienz beobachtet.	Nicht 1. Wahl!	Dialysierbar	Dosis reduzieren, Dosierungsabstand verlängern oder Analgetikum wechseln
Diclofenac	Renale und biliäre Elimination nach hepatischer Metabolisierung	Keine Dosisanpassung bei leicht bis mäßiger NI	Kaum dialysierbar (keine ausreichende Daten)	KI bei schwerer Niereninsuffizienz. Bei Dialysepatienten ohne Residualfunktion Dosierung im unteren Bereich
Etoricoxib	Renale Elimination nach hepatischer Metabolisierung	Keine Dosisanpassung bei GFR ≥30 ml/min	Nicht dialysierbar	Bei GFR <30 ml/min kontraindiziert

| Dihydrocodein (retardiertes Codein) | Atemdepression und narkotische Wirkung bei Patienten mit terminaler Niereninsuffizienz. Analgetisch wirksam ist Dihydromorphin | | – | Dosis reduzieren oder Analgetikum wechseln |
| Fentanyl | Clearance bei Urämie reduziert, nach kontinuierlicher Applikation kann Sedierung noch lange anhalten. 10 % wird unverändert, 75 % in Form von Metaboliten renal ausgeschieden; 10 % in Form von Metaboliten mit Fäzes | Keine/geringe Dosisanpassung erforderlich | Geringfügig dialysierbar | Bei Langzeitgabe auf Toxizitätszeichen achten, ggf. Dosis anpassen. Geeignetes Opioidanalgetikum bei schwerer Niereninsuffizienz |

◻ **Tab. 8.1** (Fortsetzung)

Substanz	Bemerkung	Niereninsuffizienz	Dialyse	Fazit
Gabapentin	Ausschließlich renale Elimination	Dosisanpassung bei GFR <80 ml/min	Dialysierbar	GFR ≥80 ml/min: 900–3.600 mg/d (verteilt auf 3 ED) GFR 50–79 ml/min: 600–1.800 mg/d (verteilt auf 3 ED) GFR 30–49 ml/min: 300–900 mg/d (verteilt auf 3 ED) GFR 15–29 ml/min: 150–600 mg/d (verteilt auf 3 ED, bei 150 mg/d: 300 mg jeden 2. Tag) GFR <15 ml/min: 150–300 mg/d (verteilt auf 3 ED, bei 150 mg/d: 300 mg jeden 2. Tag) Weitere Reduktion proportional zur GFR Bei Dialysepatienten Aufsättigungsdosis 300–400 mg, danach nur an Dialysetagen 200–300 mg nach der Dialyse

Hydromorphon	Metabolisierung in Leber. Hauptmetabolit Hyromorphon-3-Glukuronid (kaum analgetisch aktiv) wird renal eliminiert	Ggf. geringe Dosisreduktion bei GFR <60 ml/min	Teils dialysierbar (ca. 40 %). Gabe zusätzliche Dosis nach Dialyse empfohlen	Bei terminaler Niereninsuffizienz/Dialyse geeignetes/bevorzugtes Opioidanalgetikum!
Ibuprofen	Renale Ausscheidung als inaktiver Metaboliten	Keine Dosisanpassung bei leicht bis mäßiger NI	Nicht dialysierbar	Anwendung bei schwerer Niereninsuffizienz kontraindiziert
Levomethadon	Mögliche Kumulation von L-Methadon und inaktiven Hauptmetaboliten; kompensatorisch gesteigerte biliäre Elimination fraglich	GFR <50 ml/min Dosisintervall mind. 8-stdl GFR <10 ml/min mind. 12-stdl	Nicht dialysierbar	Dosis um 50–75 % reduzieren. Bei terminaler Niereninsuffizienz/Dialyse einsetzbar!
Metamizol	Verminderte Eliminationsgeschwindigkeit	Mehrfache, hohe Dosierungen vermeiden	–	Bei kurzzeitiger Anwendung keine Dosisanpassung erforderlich!

◘ **Tab. 8.1** (Fortsetzung)

Substanz	Bemerkung	Niereninsuffizienz	Dialyse	Fazit
Methadon	Elimination renal, biliär und über Fäzes	Nicht 1. Wahl! Bei neuropathischen Schmerzen eine mögliche Alternative	Nicht dialysierbar	Dosisreduktion um 50–75 % Anwendung bei Patienten mit terminaler (dialysepflichtiger) Niereninsuffizienz möglich und teilweise empfohlen!
Mirtazapin	Elimination in Form von Metaboliten über Urin und Fäzes. Verminderte Clearance bei NI	GFR >40 ml/min keine Dosisanpassung	Kaum dialysierbar	Bei höhergradiger Niereninsuffizienz ggf. Dosishalbierung

Morphin	Kumulation der renal zu eliminierenden Metaboliten Morphin-6-Glukuronid (hohe analgetische Potenz mit erheblich längerer – nicht voraussehbarer – Halbwertszeit als Morphin; verursacht lang anhaltende Atemdepression, Übelkeit, Sedierung etc.) und Morphin-3-Glukuronid (keine analgetische Potenz)	Schlechte Wahl! Möglichst anderes Opioid verwenden	Morphin-6-Glukuronid nicht dialysierbar	Dosisreduktion und Intervallverlängerung bei Niereninsuffizienz. Bei terminaler Niereninsuffizienz/Dialyse nicht geeignet!
Naloxegol	Elimination über Fäzes (68 %) bzw. Urin (16 %)	Dosisreduktion bei mittelschwerer/schwerer Niereninsuffizienz (12,5 mg/Tag)	–	

◻ Tab. 8.1 (Fortsetzung)

Substanz	Bemerkung	Niereninsuffizienz	Dialyse	Fazit
Oxcarbazepin	Elimination nach Metabolisierung zu 95 % über die Niere	Dosisreduktion bei GFR <30 ml/min	Keine ausreichenden Daten	Bei Kreatininclearance <30 ml/min Halbierung der Initialdosierung (maximal mit 300 mg/d beginnen und in wöchentlichen Abständen bis zur gewünschten Wirkung steigern)
Oxycodon	Elimination von Oxycodon und seinen Metaboliten (Oxymorphon und Noroxymorphon: beide inaktiv) reduziert, HWZ verlängert	Bei GFR <60 ml/min nicht empfohlen	Dialysierbar	Dosis reduzieren. Bei terminaler Niereninsuffizienz/ Dialyse nicht geeignet!
Paracetamol	Hepatische Metabolisierung	Dosisreduktion oder Verlängerung des Dosisintervalls	Dialysierbar	Bei GFR <10 ml/min. Dosisintervall ≥8 Stunden

Pethidin	Kumulation des aktiven Metaboliten Norpethidin (geringe Affinität zu Opioidrezeptoren, kann aber zu zentralnervösen exzitatorischen Phänomenen führen: Tremor, Unruhe, zerebrale Krampfanfälle)	Dosisreduktion oder Verlängerung des Dosisintervalls	–	Bei terminaler Niereninsuffizienz vermeiden; keine Behandlung chronischer Schmerzen, da neurotoxischer Metabolit: Norpethidin
Pregabalin	Unveränderte renale Ausscheidung	Dosisanpassung bei GFR <60 ml/min	Dialysierbar (50 % des Wirkstoffs in 4 Stunden) Initialdosis 25 mg/d, Höchstdosis 100 mg/d, Zusatzdosis nach jeder Dialyse	GFR ≥60 ml/min: Initialdosis 150 mg/d, Höchstdosis 600 mg/d GFR 30–59 ml/min: Initialdosis 75 mg/d, Höchstdosis 300 mg/d GFR 15–29 ml/min: Initialdosis 25–50 mg/d, Höchstdosis 150 mg/d GFR ≤15 ml/min: Initialdosis 25 mg/d, Höchstdosis 75 mg/d
Rizatriptan	Elimination zu 80 % renal	Dosisreduktion auf 5 mg	–	Bei schwerer Niereninsuffizienz kontraindiziert

◻ Tab. 8.1 (Fortsetzung)

Substanz	Bemerkung	Niereninsuffizienz	Dialyse	Fazit
Sumatriptan	Elimination zu 80 % renal	Keine Dosisanpassung	–	
Tapentadol	Glukuronidiertes Tapentadol wird zu 90 % renal ausgeschieden	Keine Dosisanpassung	–	Bis Kreatininclearance <50 ml/min keine Dosisanpassung nötig Bei Kreatininclearance <30 ml/min keine Daten
Tilidin/ Naloxon	Analgetisch unwirksamer Prodrug. Wirksamer Metabolit Nortilidin entsteht in Leber. Elimination unverändert	Bevorzugtes Medikament! Keine Dosisnpassung	Nicht dialysierbar	Normale Dosis

Tramadol	Akkumulation des analgetisch wirksamen Metaboliten (6-mal stärker wirksam), Atemdepression und narkotische Wirkung bei Patienten mit terminaler Niereninsuffizienz, Halbwertszeit evtl. verlängert	Dosisreduktion (Einzeldosis 50–100 mg, max. 200 mg/d) und ggf. Intervallverlängerung bei GFR <30 ml/min	Geringfügig dialysierbar (ca. 7 %). Dosis unverändert an Dialysetagen	Dosis reduzieren, Präparat wechseln
Zolmitriptan	Elimination zu 60 % über Urin und 30 % über Fäzes	Keine Dosisanpassung bei GFR >15 ml/min	–	KI bei Kreatininclearance <15 ml/min
Zolpidem	Renale Elimination der inaktiven Metaboliten	Keine Dosisanpassung	Nicht dialysierbar	Dosisanpassung bei Niereninsuffizienz (einschließlich dialysepflichtiger Patienten) nicht erforderlich

Die Gabe einer zusätzlichen Dosis nach der Hämodialyse bei nichtdialysierbaren Substanzen ist nicht erforderlich.

— Bei fortgeschrittener Funktionseinschränkung (Bilirubin
    >3 mg % und INR >2,3 bzw. Quick <40 %) ggf. Fentanyl
    oder Hydromorphon bevorzugen.
— In ◘ Tab. 8.2 sind die Besonderheiten einiger, schmerzthe-
    rapeutisch relevanter Medikamente bei Leberinsuffizienz
    aufgezählt.

◘ **Tab. 8.2** Besonderheiten einiger, schmerztherapierelevanter
Medikamente bei Leberinsuffizienz

Substanz	Bemerkung	Fazit
Amitriptylin	Metabolisierung in Leber durch CYP3A4. Der Hauptmetabolit Nortriptylin hat eine HWZ von 30 Tagen!	Vorsichtige Dosierung. KI bei schwerer Leberinsuffizienz
Buprenorphin	Metabolisierung in Leber (Ausscheidung ⅔ über Fäzes, ⅓ über Niere), enterohepatischer Kreislauf. First-pass-Effekt stark reduziert	Dosis reduzieren, Leberparameter kontrollieren! Keine Daten vorhanden
Carbamazepin	Hepatische Metabolisierung (CYP3A4)	Akkumulation bei schwerer Leberinsuffizienz
Celecoxib	Hepatische Metabolisierung (CYP2C9)	Child B: Dosisreduktion um 50 %, bei Child C kontraindiziert
Codein	Codein ist ein Prodrug für Morphin. Metabolisierung zu analgetisch wirksamem Morphin reduziert (Codein selbst nicht analgetisch wirksam)	Anderes Analgetikum verwenden

◨ **Tab. 8.2** (Fortsetzung)

Substanz	Bemerkung	Fazit
Diclofenac	Glukuronidierung in Leber, Elimination zu 60 % renal	Bei leichter bis mäßiger Leberinsuffizienz keine Dosisanpassung. KI bei schwerer Leberinsuffizienz
Dihydrocodein	Keine Daten	
Etoricoxib	Metabolisierung in Leber zu 60 % über CYP3A4	Child A: Tagesmaximaldosis 60 mg Child B: Tagesmaximaldosis 30 mg Child C: nicht empfohlen
Fentanyl	Abbau über CYP3A4. Kinetik unverändert, bei reduzierter Elimination	Bevorzugtes Opioidanalgetikum! Dosis reduzieren
Gabapentin	Keine hepatische Metabolisierung, Elimination vollständig über Nieren	Keine Dosisanpassung erforderlich
Hydromorphon	Clearance reduziert; Bioverfügbarkeit erhöht	Bevorzugtes Opioidanalgetikum! Dosis reduzieren
Ibuprofen	Hepatischer Metabolismus (ca. 60 %) zu inaktiven Metaboliten	Bei leichter bis mäßiger Leberinsuffizienz keine Dosisanpassung. Bei schwerer Leberinsuffizienz kontraindiziert

■ **Tab. 8.2**   (Fortsetzung)

Substanz	Bemerkung	Fazit
Levomethadon	Verlängerung der Elimination, da über CYP3A4 abgebaut; Verlängerung der HWZ und Wirkdauer	Dosis reduzieren, Intervall verlängern!
Metamizol	Verminderte Eliminationsgeschwindigkeit	Hohe Dosierungen vermeiden
Mirtazapin	Verminderte hepatische Metabolisierung	Bei Patienten mit schwerer Leberinsuffizienz nicht indiziert
Morphin	Glukuronidierungskapazität der Leber reduziert, dadurch orale Bioverfügbarkeit erhöht, Clearance reduziert und Halbwertszeit verlängert	Dosis reduzieren, besonders bei oraler Applikation (reduzierter First-pass-Metabolismus)
Naloxegol	Hepatische Metabolisierung	Bei leichter bis mäßiger Leberinsuffizienz keine Dosisanpassung, kein Daten bei schwerer Leberfunktionsstörung
Oxcarbazepin	Metabolisierung in Leber (aktiver Metabolit), Ausscheidung zu 95 % über die Niere	Keine Dosisanpassung bei leichter bis mittelschwerer Einschränkung der Leberfunktion. Keine Daten bei schwerer Leberinsuffizienz

◘ Tab. 8.2 (Fortsetzung)

Substanz	Bemerkung	Fazit
Oxycodon	Metabolisierung zu Oxymorphon (40-mal potenter); Clearance reduziert; Halbwertszeit verlängert (bis zu 4-fach)	Dosis reduzieren!
Oxycodon/ Naloxon	Reduktion der Naloxon-Inaktivierung	Abschwächung der analgetischen Wirkung bei schwerer Leberinsuffizienz
Paracetamol	Hepatische Metabolisierung	Bei Leberinsuffizienz maximal 2 g/d, bei schwerer Leberfunktionsstörung kontraindiziert
Parecoxib	Hepatische Metabolisierung (CYP3A4, CYP2C9 und im geringen Ausmaß CYP2D6)	KI bei schwerer Leberfunktionsstörung (Child C)
Pethidin	Metabolisierung von Pethidin zu Norpethidin reduziert, dadurch Bioverfügbarkeit und Halbwertszeit von Pethidin verlängert. Norpethidinelimination reduziert, Krampfanfälle möglich	Dosis reduzieren; wiederholte Applikationen vermeiden
Pregabalin	Keine hepatische Metabolisierung	Keine Dosisanpassung

◨ **Tab. 8.2**   (Fortsetzung)

Substanz	Bemerkung	Fazit
Rizatriptan	Hepatische Metabolisierung (hauptsächliche oxidative Deaminierung durch MAO-A)	Bei leicht bis mäßiger Störung der Leberfunktion maximal 5 mg, bei schwerer Leberinsuffizienz kontraindiziert
Sumatriptan	Hepatische Metabolisierung und anschließende renale Ausscheidung glukuronidierter, inaktiver Metaboliten	Bei mittelschwerer Leberfunktionsstörung (Child B) keine Dosisanpassung
Tapentadol	Glukuronidierung in der Leber (70 %), ein geringer Anteil wird über CYP2C9 und 2C19 abgebaut. HWZ verlängert	Child A: keine Dosisanpassung nötig Child B: Dosis reduzieren, Initialdosierung 25 mg, langsame Dosissteigerung bis auf eine Tageshöchstdosis von 150 mg p.o. Child C: nicht empfohlen
Tilidin/Naloxon	Mangelnde Metabolisierung zu Nortilidin (Tilidin = Prodrug) plus reduzierter First-pass-Effekt von Naloxon; reduzierte Wirksamkeit	Anderes Analgetikum verwenden!
Tramadol	Halbwertszeit von Tramadol und Hauptmetaboliten (O-Desmethyl-Tramadol) etwa verdoppelt	Dosis reduzieren (Einzeldosis 50–100 mg p.o.), ggf. Intervall verlängern. Kontraindiziert bei schwerer Leberinsuffizienz

◘ **Tab. 8.2** (Fortsetzung)

Substanz	Bemerkung	Fazit
Zolmitriptan	Verringerte hepatische Metabolisierung (CYP1A2)	Bei mittelschwerer oder schwerer Finschränkung der Leberfunktion maximal 5 mg/24 Stunden
Zolpidem	Verringerte hepatische Metabolisierung (CYP3A4)	Reduzierte Dosierung (5 mg) bei leicht bis mäßiger Störung der Leberfunktion. Bei schwerer Leberinsuffizienz kontraindiziert (Risiko einer Enzephalopathie)

8.3 Schmerztherapie in der Schwangerschaft und Stillperiode

- **Allgemeines**
- Die Gabe von Medikamente wälırend der Organogenese (erste 10 postkonzeptionelle Wochen) sollte unbedingt vermieden werden bzw. nur nach strenger Indikationsstellung (Nutzen-Risiko-Analyse) erfolgen.
- Der Einsatz nichtmedikamentöser Therapiemaßnahmen hat in der Schwangerschaft oberste Priorität. Dazu gehören u. a. Physiotherapie, Akupunktur, Neuraltherapie, physikalische Maßnahmen, TENS und Psychotherapie.
- Therapieziel ist häufig nicht die vollständige Schmerzfreiheit
- Mit Ausnahme der großen, stark polaren Moleküle wie Heparin und Insulin, passieren fast alle Medikamente die Plazenta.

- In der Stillperiode können v. a. Medikamente mit höherer Lipidlöslichkeit, kleinem Molekülargewicht, geringer Proteinbindung und in nichtionisiertem Zustand in die Muttermilch übergehen. Die durchschnittliche Dosis der meisten Medikamente in der Muttermilch beträgt ca. 1–2 % der maternalen Dosis.
- In den ersten Tagen ist, aufgrund der geringen Milchproduktion, das Risiko der Medikamentenexposition über die Muttermilch deutlich geringer (gilt insbesondere bei Medikamente, die während der Entbindungsperiode appliziert werden).
- Die Produktion der Muttermilch findet hauptsächlich während und unmittelbar nach dem Stillen statt. Die Einnahme der Medikamente mit zeitlichem Abstand zum Stillen und während der Nichtstillphasen sowie die Vermeidung von Retardformulierungen reduziert die neonatale Exposition.
- Die häufigsten Schmerzzustände, die während der Schwangerschaft weiterbehandelt werden müssen sind: Rückenschmerzen, Pelvic-Pain-Syndrom, Fibromyalgiesyndrom, Migräne, rheumatoide Arthritis, Trigeminusneuralgie, Zoster- und Postzosterneuralgie.
- In der Schwangerschaft werden folgende schmerztherapeutisch relevante Medikamente, bei entsprechender Indikationsstellung, bevorzugt: Paracetamol, Ibuprofen (**Cave**: letztes Trimenon), trizyklische Antidepressiva, Buprenorphin und Gabapentin.

Für folgende Medikamentengruppen können allgemeine Empfehlungen zur Anwendung in der Schwangerschaft und Stillperiode ausgesprochen werden (Rote Liste 2017):
- Nichtsteroidale Antiphlogistika/Antirheumatika:
  - Strenge Indikationsstellung im 1. und 2. Trimenon, kontraindiziert im 3. Trimenon. Erhöhtes Risiko für Fehlgeburten sowie kardiale Missbildungen und Gastro-

schisis nach der Anwendung in der Frühschwangerschaft. Das Risiko scheint mit Dosis und Therapiedauer zu steigen. Während des 3. Trimenons bestehen folgende Risiken

- Für den Fetus: Kardiopulmonale Toxizität (mit vorzeitigem Verschluss des Ductus arteriosus und pulmonaler Hypertonie), Nierenfunktionsstörung (bis zu Nierenversagen mit Oligohydramnion).
- Für Mutter und Kind am Ende der Schwangerschaft: Verlängerung der Blutungszeit, thrombozytenaggregationshemmender Effekt (auch bei sehr geringen Dosierungen), Hemmung der Uteruskontraktionen mit der Folge eines verspäteten oder verlängerten Geburtsvorgangs.

− Strenge Indikationsstellung in der Stillperiode. Substanz geht nur in geringen Mengen in die Muttermilch über. Stillunterbrechung bei kurzfristiger Anwendung nicht erforderlich, bei Einnahme höherer Dosierungen bzw. längerer Anwendung frühzeitiges Abstillen in Erwägung ziehen.

− Glukokortikoide (systemische Anwendung):
  − Strenge Indikationsstellung: Bei einer Langzeitbehandlung mit Glukokortikoiden sind Wachstumsstörungen des Fetus nicht auszuschließen. Erhöhtes Risiko für orale Spaltbildungen bei menschlichen Feten durch die Gabe von Glukokortikoiden während des 1. Trimenons wird diskutiert. Bei Anwendung am Ende der Schwangerschaft besteht die Gefahr einer Nebennierenrindenatrophie, die eine ausschleichende Substitutionsbehandlung des Neugeborenen erforderlich machen kann.
  − Strenge Indikationsstellung in der Stillperiode. Bei Anwendung in höheren Dosierungen abstillen.

− Benzodiazepine:
  − Strenge Indikationsstellung. Bei Dauerbehandlung im 3. Trimenon oder hochdosierter Behandlung kurz vor

der Geburt Entzugssymptome beim Neugeborenen
(Trinkschwäche, Hypothermie, Hypotonie, leichte
Atemdepression) möglich (Floppy-infant-Syndrom).
- Während der Stillperiode kontraindiziert. Sedierung,
leichte Atemdepression und Trinkschwäche beim Säug-
ling möglich.

In ◻ Tab. 8.3 sind die aktuellen Empfehlungen zur Anwendung
schmerztherapeutisch relevanter Medikamente in der Schwangerschaft bzw. Stillperiode zusammengefasst.

8.4 Schmerztherapie im Alter

- **Allgemeines**
- Die WHO definiert Menschen über 60 Jahren als ältere, über
75 Jahren als alte und über 90 Jahren als sehr alte Menschen.
- Mehr als die Hälfte aller Menschen über 70 Jahren berichten über (chronischen) Schmerzen, die Alltag und Lebensqualität deutlich einschränken.
- Nicht oder nicht adäquat behandelte Schmerzen haben
einen enormen Einfluss auf die Lebensqualität und weit-
reichende sozioökonomische Folgen, darunter v. a. die
abnehmende Mobilität und Selbständigkeit.

Die häufigsten Gründe, warum alte Menschen besonders gefährdet sind Schmerzen zu erleiden bzw. dass diese nicht adäquat
behandelt werden, sind:
- Alte Menschen sind in Bezug auf Schmerzäußerungen teilweise zurückhaltend und betrachten Schmerzen als einen
natürlichen Begleiter des Alterungsprozesses.
- Kognitive Einschränkungen können die Selbstauskunft
über Schmerzen deutlich erschweren.
- Das Abhängigkeitsrisiko bei der Opioidtherapie wird als
unrealistisch hoch eingestuft.

◻ **Tab. 8.3** Empfehlungen zum Einsatz von Schmerzmitteln und andere schmerztherapeutisch relevante Medikamente in der Schwangerschaft und Stillperiode (teils widersprüchliche Angaben ▶ Legende)

Medikament	Schwangerschaft	Stillperiode	Rote Liste	Kommentare
Acetylsalicyl-säure	Gelegentliche und niedrigdosierte Einnahme unbedenklich	Gelegentliche und niedrig-dosierte Einnahme unbedenklich	SS: Strenge Indikationsstellung im 1. und 2. Trimenon, KI im 3. Trimenon SZ: niedrige Dosierung (<150 mg/d) und gelegentliche Einnahme unbedenklich	Vorzeitiger Verschluss des Ductus arteriosus Botalli bei hochdosierter Einnahme im 3. Trimenon (Ab 28. SSW meiden!) Erhöhtes Risiko peripartaler Blutungskomplikationen und intrakranieller Blutungen bei Frühgeborenen (<35. SSW) bei Dosierungen >100 mg/d Geht in geringen Mengen in Muttermilch über
Alendronsäure	Nicht empfohlen	Nicht empfohlen	SS und SZ: KI	Keine ausreichende Daten
Amitriptylin	Vorsicht im 1. und 3. Trimester	Unbedenklich	Strenge Indikationsstellung insbesondere im 1. und 3. Trimenon SZ: bei zwingender Indikation abstillen	Antidepressiva der Wahl in der Schwangerschaft und Stillzeit! Bei perinataler Anwendung anticholinerger Wirkung beim Neugeborenen möglich

◻ Tab. 8.3 (Fortsetzung)

Medikament	Schwangerschaft	Stillperiode	Rote Liste	Kommentare
Baclofen	Nicht empfohlen	Nicht empfohlen	Strenge Indikationsstellung im 1. Trimenon SZ: Unbedenklich	SS: Strenge Indikationsstellung
Buprenorphin	Geringes Risiko	Unbedenklich	SS und SZ: KI	Passiert die Plazenta. Entzugssymptomatik bei Neugeborenen
Butylscopolamin	Unbedenklich	Unbedenklich	SS: Strenge Indikationsstellung im 3. Trimenon und unter Geburt. SZ: KI	Strenge Indikationsstellung. Anticholinerge Symptome bei Säuglinge möglich!
Carbamazepin	KI	Unbedenklich	SS: KI in den ersten Trimester, strenge Indikationsstellung, niedrigst mögliche Dosis SZ: unbedenklich	Teratogen! Wenn Therapie unbedingt notwendig, auf Gabapentin, Pregabalin und Amitriptylin ausweichen (bessere Alternativen zur Behandlung neuropathischer Schmerzen, z. B. Trigeminusneuralgie). Geht in geringen Mengen in Muttermilch über

Celecoxib	Nicht empfohlen	Nicht empfohlen	Nicht empfohlen	SS u. SZ: KI	Keine ausreichende Daten
Citalopram	Unbedenklich	Unbedenklich	Unbedenklich	SS: KI (außer zwingender Indikation) SZ: Strenge Indikationsstellung	Sedierung, Trinkschwäche und Unruhe beim gestillten Kind möglich! Risiko einer persistierenden pulmonalen Hypertonie des Neugeborenen, insbesondere bei Einnahme in der Spätschwangerschaft
Clonidin	Nicht empfohlen	Nicht empfohlen	Nicht empfohlen	SS u. SZ: KI	Reservemittel in der Schwangerschaft
Codein	Nicht empfohlen	Nicht empfohlen	Nicht empfohlen	SS u. SZ: KI	Einzelgaben unbedenklich. Codein ist plazentagängig. Strenge Indikationsstellung im 1. Trimenon, peripartal kontraindiziert. Als Antitussivum ist Dextrometorphan die bessere Alternative, als Analgetikum Paracetamol, Ibuprofen, Tramadol und Buprenorphin
Coffein				SZ: Strenge Indikationsstellung	Plasmahalbwertzeit beim NG bis zu 8 Stunden!

◻ Tab. 8.3 (Fortsetzung)

Medikament	Schwangerschaft	Stillperiode	Rote Liste	Kommentare
Dexketoprofen	Nicht empfohlen	Nicht empfohlen		Vorzeitiger Verschluss des Ductus arteriosus Botalli
Diclofenac	Nicht empfohlen, strenge Indikationsstellung im 1. u 2. Trimenon, KI im 3. Trimenon	Einzelgaben unbedenklich	SS: Gefahr von Fehlgeburt und Missbildungen in Frühschwangerschaft SZ: Einzelgaben unbedenklich, bei Dauertherapie Abstillen erwägen	In der Frühschwangerschaft und ab 28. SSW unbedingt meiden! Geht in geringen Mengen in Muttermilch über
Dimenhydrinat	Unbedenklich	Unbedenklich	SS: Strenge Indikationsstellung im 1. und 2. Trimenon, KI in den letzten SS-Wochen	
Doxepin	Nicht empfohlen	Nicht empfohlen	SS: Strenge Indikationsstellung SZ: KI	Gefahr von Missbildungen bei Anwendung in der Frühschwangerschaft, bei längerer Einnahme Entzugserscheinungen beim NG möglich

Duloxetin	Wahrscheinlich unbedenklich	Wahrscheinlich unbedenklich	SS: Strenge Indikationsstellung SZ: Nicht empfohlen	Bei Depression und Angsterkrankungen sind Sertralin und Citalopram bessere Alternativen
Etoricoxib	Nicht empfohlen	Nicht empfohlen	SS u. SZ: KI	Keine ausreichende Daten
Fentanyl	Einzelgaben unbedenklich	Einzelgaben unbedenklich	SS: Strenge Indikationsstellung SZ: KI, Stillen frühestens nach 48 Stunden	Geht in Muttermilch über, Stillen frühestens nach 72 Stunden, bei einmaliger Gabe bzw. schnellfreisetzenden Präparaten auch kürzer
Fluoxetin	Nicht empfohlen	Nicht empfohlen	Strenge Indikationsstellung	Weiterführung der Therapie nur wenn Einstellung erschwert gewesen ist. Geht in Muttermilch über, ggf. niedrigste wirksame Dosis wählen. Bessere Alternativen: Sertralin, Citalopram
Gabapentin	Wahrscheinlich unbedenklich	Wahrscheinlich unbedenklich	SS u. SZ: Strenge Indikationsstellung	Erfahrungsumfang: hoch! Indikation überprüfen, bei neuropathischen Schmerzen ggf. Amitriptylin als Alternative in Betracht ziehen

◻ **Tab. 8.3** (Fortsetzung)

Medikament	Schwangerschaft	Stillperiode	Rote Liste	Kommentare
Gluko-kortikoide			SS: Strenge Indikationsstellung SZ: Niedrige Dosierung und Einmalgaben unbedenklich	Bei Langzeitanwendung u hochdosierter Gabe im 1. Trimenon orale Spaltbildung und Wachstumsstörungen möglich. Triamcinolon in den ersten 5 Schwangerschaftsmonaten KI. Glukokortikoide gehen in geringen Mengen in die Muttermilch über
Hydromor-phon	Einzelgaben unbedenklich	Einzelgaben unbedenklich	SS u. SZ: Strenge Indikationsstellung	Plazentagängig. Strenge Indikationsstellung. Chronische Einnahme während der Schwangerschaft möglichst vermeiden
Ibuprofen	Unbedenklich	Unbedenklich	SS u. SZ: Strenge Indikationsstellung	Analgetikum der Wahl in der Schwangerschaft. Bei Einzelgaben kein Abstillen erforderlich. Gabe ab 28. SSW unbedingt meiden!

Lamotrigin	Antiepilektikum der Wahl	Wahrscheinlich unbedenklich	SS u. SZ: Strenge Indikationsstellung	Anwendung der niedrigsten möglichen therapeutischen Dosis als Monotherapeutikum
Lorazepam	Einzelgaben unbedenklich	Einzelgaben unbedenklich	SS u. SZ: Strenge Indikationsstellung	Dauerbehandlung im 3. Trimenon oder Hochdosisbehandlung kurz vor Geburt kann zum sog. Floppy-Infant-Syndrom führen
Macrogol	Unbedenklich	Unbedenklich	Unbedenklich	Laxans der Wahl in der Schwangerschaft
Magnesium	Unbedenklich	Unbedenklich	Unbedenklich	Uterusrelaxierende Wirkung!
Metamizol	Nicht empfohlen	Einzelgaben unbedenklich	SS: Strenge Indikationsstellung im 1. und 2. Trimenon, KI im 3. Trimenon SZ: KI, 48 Stunden Stillpause	Bessere Alternativen: Paracetamol, Ibuprofen
Methadon	Nicht empfohlen	Nicht empfohlen	SS: Keine ausreichende Erfahrung SZ: Nicht empfohlen	

◘ Tab. 8.3 (Fortsetzung)

Medikament	Schwangerschaft	Stillperiode	Rote Liste	Kommentare
Metoprolol	Antihypertensivum der Wahl	Antihypertensivum der Wahl. Unbedenklich	SS: Strenge Indikationsstellung SZ: 3–4 Stunden Stillpause	Bradykardie, Hypotonie und Hypoglykämie beim Fetus. Auch Frühgeburt oder intrauteriner Fruchttod möglich. 2–3 Tage vor Geburt absetzen. Alternative: α-Methydopa
Mirtazapin	Nicht empfohlen	Wahrscheinlich unbedenklich	SS u. SZ: Strenge Indikationsstellung	Zur antidepressiven Therapie Sertralin und Citalopram besser geeignet
Morphin	Einzelgaben unbedenklich	Bei Einzelgaben kein Abstillen erforderlich	SS u. SZ: Strenge Indikationsstellung	Plazentagängig. Mutagen, Schädigungspotenzial bei Daueranwendung möglich (ZNS-Missbildungen, Wachstumsretardierung, etc.). Strenge Indikationsstellung. Tramadol und Buprenorphin stellen bessere Alternativen dar

Naproxen	Nicht empfohlen	Nicht empfohlen	SS: Strenge Indikationsstellung im 1. und 2. Trimenon, KI im 3. Trimenon SZ: Strenge Indikationsstellung	Plazentagängig. Ab 28. SSW zu meiden! Paracetamol, Ibuprofen und Diclofenac stellen bessere Alternativen dar
Oxcarbazepin	Nicht 1. Wahl	Wahrscheinlich unbedenklich	Kontraindiziert	Bei Wirksamkeit ist Lamotrigin die bessere Alternative. Stabile Einstellungen können weitergeführt werden. Laut Beipackzettel während der Stillperiode kontraindiziert
Oxycodon	Einzelgaben unbedenklich	Einzelgaben unbedenklich	SS u. SZ: Strenge Indikationsstellung. Bei einmaliger Einnahme kein Abstillen erforderlich	Anwendung im 1. Trimenon nur in Ausnahmefällen. Plazentagängig. Strenge Indikationsstellung
Paracetamol	Strenge Indikationsstellung	Unbedenklich	SS: Strenge Indikationsstellung SZ: Unbedenklich	Risiko von Atemwegserkrankungen/Asthma, Kryptorchismus

Tab. 8.3 (Fortsetzung)

Medikament	Schwangerschaft	Stillperiode	Rote Liste	Kommentare
Parecoxib	KI im 3. Trimenon	Nicht empfohlen	SS u. SZ: KI	Embryotoxisches/teratogenes Risiko im 1. Trimenon, fetotoxisches Risiko im 3. Trimenon
Pethidin	Einzelgaben unbedenklich	Einzelgaben unbedenklich		Am häufigsten angewendetes Opioid in der Geburtshilfe. Wiederholte, perinatale Anwendung sollte vermieden werden (höherer Serumspiegel beim Neugeborenen als bei der Mutter, höheres Risiko der Kumulation neurotoxischer Metaboliten insbesondere bei Frühgeborenen)
Piritramid	Einzelgaben unbedenklich	Einzelgaben unbedenklich	Einmalige Gabe unbedenklich	
Piroxicam	Nicht empfohlen	Stillpause		Ab 28. SSW zu meiden! Paracetamol, Ibuprofen und Diclofenac stellen bessere Alternativen dar

Prednisolon	Glukortikoid der Wahl	Einzelgaben und kurze Anwendung unbedenklich	SS u. SZ: Strenge Indikationsstellung. Bei höheren Dosierungen Abstillen	Risiko von orofazialen Missbildungen (offene Gaumenspalte) wird diskutiert. Gabe im 3. Trimenon führt zu Atrophie der Nebennierenrinde beim Fetus
Pregabalin	Nicht empfohlen	Nicht empfohlen	SS: Strenge Indikationsstellung SZ: Abstillen	Keine Anwendung bei Frauen im gebärfähigen Alter. Dosisanpassung/-reduzierung; höhere Dosierungen können ein Fehlbildungsrisiko bergen
Rizatriptan	Strenge Indikationsstellung	Einzelgaben wahrscheinlich unbedenklich	SS: Strenge Indikationsstellung SZ: Stillpause über 24 Stunden	Unter den Triptanen ist Sumatriptan die besser untersuchte Substanz!

□ **Tab. 8.3** (Fortsetzung)

Medikament	Schwangerschaft	Stillperiode	Rote Liste	Kommentare
Sertralin	Unbedenklich	Unbedenklich	SS u. SZ: Strenge Indikationsstellung	Antidepressiva der Wahl bei pharmakologisch therapie-bedürftiger Depression in Schwangerschaft und Stillzeit. Risiko einer persistierenden pulmonalen Hypertonie des Neugeborenen, insbesondere bei Einnahme in der Spätschwangerschaft. Ggf. Anpassungsstörungen beim Neugeborenen
Sumatriptan	Bei entsprechender Indikation unbedenklich	Wahrscheinlich unbedenklich	SS: Strenge Indikationsstellung SZ: 12 Stunden Stillpause	1. Wahl wenn Triptane indiziert sind
Tapentadol			SS u. SZ: Strenge Indikationsstellung	Keine ausreichenden Daten

	Nicht empfohlen	Nicht empfohlen	
Tetrahydro-cannabinol			Gefahr von Frühgeburt! Kognitive Störungen und Verhaltensauffälligkeiten beim Kind nicht ausgeschlossen
Tilidin/Naloxon	Einzelgaben wahrscheinlich unbedenklich	Einzelgaben wahrscheinlich unbedenklich	SS u. SZ: Strenge Indikationsstellung. Abstillen erforderlich. Morphin, Tramadol und Buprenorphin besser untersucht
Tramadol	Bei entsprechender Indikation unbedenklich	Bei einmaliger Gabe kein Abstillen erforderlich	SS u. SZ: Strenge Indikationsstellung. Bei Einzelgaben kein Abstillen erforderlich. Anwendung auf Einzeldosierungen beschränken. Übergang in Muttermilch in geringen Mengen, keine Hinweise auf unerwünschte Wirkung. Dauertherapie nicht empfohlen!
Valproinsäure	KI	KI	SS u. SZ: KI. Teratogen. Wenn Therapie unbedingt notwendig, auf Gabapentin, Pregabalin oder Amitriptylin ausweichen (bessere Alternativen zur Behandlung neuropathischer Schmerzen z. B. Trigeminusneuralgie)

◻ **Tab. 8.3** (Fortsetzung)

Medikament	Schwangerschaft	Stillperiode	Rote Liste	Kommentare
Zolendron-säure	KI	KI	SS: Strengste Indikationstellung SZ: KI	Keine Anwendung bei Frauen im gebärfähigen Alter!
Zolmitriptan	Nicht empfohlen	Einzelgaben wahrscheinlich unbedenklich	SS: Strenge Indikationsstellung SZ: Strenge Indikationsstellung (Stillpause über 24 Stunden)	Bessere Alternative bekannt (z. B. Sumatriptan)
Zolpidem	Einzelgaben unbedenklich	Wahrscheinlich unbedenklich	KI in Spätschwangerschaft und peripartal SZ: Strenge Indikationsstellung:	Fetotoxizität in hohen Dosierungen, Atemdepression bei peripartaler bzw. längerer Einnahme beim Neugeborenen (Floppy-Infant-Syndrom). Geht in geringen Mengen in Muttermilch über. Bessere Alternativen bekannt (z. B. Amitiptylin, Promethazin, Diphenhydramin)

| Zopiclon | Einzelgaben unbedenklich | Wahrscheinlich unbedenklich | SS: Strenge Indikationsstellung SZ: KI | Postnatale Entzugserscheinungen bei längerer Einnahme. Geht in Muttermilch über. Bessere Alternativen bekannt (z. B. Amitiptylin, Promethazin, Diphenhydramin) |

Die Informationen dieser Tabelle sind aus mehreren Quellen (Literatur, Fachinformationen, Rote Liste, Gelbe Liste und www.embryotox.de) entnommen, die teilweise nicht übereinstimmen oder widersprüchlich sind und sich auch anhand neuerer Kenntnisse ändern können.

KI Kontraindiziert, *NG* Neugeborene, *SS* Schwangerschaft, *SZ* Stillzeit

◻ Tab. 8.4   FDA-Risikoklassifikation der Schmerzmedikamente in der Schwangerschaft und in der Stillperiode

FDA-Klassifikation	Definition	Beispielpräparate
Kategorie A	Kontrollierte Studien zeigen kein fetales Risiko	Vitaminpräparate
Kategorie B	Tierversuche zeigen kein fetales Risiko bzw. Tierversuche zeigen teratogenes Risiko aber bei kontrollierten humanen Studien könnte dies nicht bestätigt werden	Paracetamol, Ibuprofen, Naproxen, Oxycodon, Lidocain
Kategorie C	Teratogenes/embryonales Risiko bei Tierversuchen, keine kontrollierte humanen Studien	Aspirin, Coffein, Codein, Methadon, Morphin, Buprenorphin, Tramadol, Gabapentin, Pregabalin, Sumatriptan, Duloxetin, Fluoxetin, Amitriptylin, Dexamethason, Prednisolon
Kategorie D	Evidenz des fetalen Risikos aber unter bestimmten Umständen positives Nutzen-Risiko-Analyse	Imipramin, Diazepam, Phenobarbital, Phenytoin, Valproat, Paroxetin
Kategorie X	Signifikanter Evidenz für fetalen Risikos, negatives Nutzen-Risiko-Analyse	Ergotamin

FDA Food and Drug Administration
Alle Opioide werden in der Kategorie D klassifiziert, wenn sie über einen längeren Zeitraum oder in hohen Dosierungen im 3. Trimester eingenommen werden

— Multimorbidität und Polypharmazie im Alter erhöhen das Risiko von Neben- und Wechselwirkungen der medikamentösen Schmerztherapie.

— Mangelnde Kenntnisse über die alternative und nicht-pharmakologischen Behandlungsmethoden reduziert die Bereitschaft der behandelnden Ärzte diese zu verordnen.

— Altersbedingte, zunehmende Einschränkung der Nieren- und Leberfunktion sind, auch ohne pathologische Veränderungen der Laborparameter, fast immer vorhanden und müssen bei der medikamentösen Schmerztherapie berücksichtigt werden (▶ Abschn. 8.1). Hinzukommen die Veränderung der Verteilungsvolumina und Proteinbindung, die entscheidende Einflüsse auf die Pharmakodynamik und -kinetik der Medikamente haben.

— Komorbiditäten wie Angst und Depression kommen im Alter gehäuft vor, werden aber selten diagnostiziert und noch seltener behandelt

In der Übersicht sind die 10 wichtigsten pharmakologischen Besonderheiten der Schmerztherapie im Alter aufgeführt.

Weitere, schmerztherapeutisch bedeutsame Aspekte im Alter sind:

---

10 wichtigste pharmakologische Fakten zur medikamentösen Schmerztherapie im Alter

1. Orale Medikamenteneinnahme und Resorption sind im Alter weitestgehend unbeeinträchtigt
2. Normaldosis bedeutet im Alter häufig Überdosierung, daher immer niedrig dosiert starten und langsam steigern
3. Der Serumspiegel der Medikamente mit hoher Proteinbindung ist vom Albumingehalt abhängig, welcher im Alter deutlich reduziert ist

4. Verteilungsvolumina ändern sich im Alter. Fettfreie Körpermasse („lean body mass") nimmt ab, der Anteil des Körperfetts nimmt zu
5. Reduzierte Aktivität bedeutende Enzyme, z. B. Cytochrom P450, reduziert den Metabolismus vieler Substanzen
6. Die glomeruläre Filtrationsrate nimmt ab dem 40sten Lebensjahr kontinuierlich um ca. 1 ml/min/1,73 m^2 pro Jahr ab
7. Die Durchblutung der Leber kann im Alter bis zu 50 % reduziert und die hepatische Clearance dadurch deutlich beeinträchtigt sein
8. Arzneimittel mit geringer therapeutischer Breite bergen ein hohes Risiko für Intoxikationen
9. Polypharmazie ist wesentlich häufiger und führt unweigerlich zu, mitunter unüberschaubaren, Wechselwirkungen
10. Die anticholinergen Nebenwirkungen der in der Schmerztherapie eingesetzten Medikamente, können das Demenzrisiko erhöhen

— Die Erhebung der Schmerzanamnese im Alter ist mitunter schwierig. Spezielle Fragebögen (z. B. unter www.dgss.org) können hier hilfreich sein.
— Kognitive Veränderungen können im Alter sowohl die Schmerzwahrnehmung als auch die Schmerzäußerung beeinflussen.
— Schmerzen bei alten Patienten sind häufiger mit Schlafstörungen vergesellschaftet und werden durch diese beeinflusst.

Insbesondere die Anwendbarkeit der gängigen Schmerzmessinstrumente gestaltet sich, nicht zuletzt aufgrund kognitiver

▣ Tab. 8.5	Funktionelle Schmerzskala für ältere Patienten
0	Kein Schmerz
1	Schmerzen auszuhalten, verhindern nicht die Alltagsaktivitäten
2	Schmerzen auszuhalten, aber verhindern einige Alltagsaktivitäten
3	Schmerzen kaum auszuhalten, Aktivitäten wie Telefonieren, Fernsehschauen oder Lesen sind noch möglich
4	Schmerzen nicht auszuhalten, Aktivitäten wie Telefonieren, Fernsehschauen oder Lesen sind nicht mehr möglich
5	Schmerzen nicht auszuhalten. Kann schmerzbedingt auch nicht über sie reden

Einschränkungen, motorischer Ungeschicklichkeit und/oder vermindertem Seh- und Hörvermögen als schwierig. In ▣ Tab. 8.5 ist das Beispiel einer funktionellen Schmerzskala für alte Patienten dargestellt.

Bei fortgeschrittenen kognitiven Einschränkungen muss die Anwendung von angepassten Schmerzskalen, wie z. B. BESD, in Betracht gezogen werden (▶ Abschn. 8.5).

Häufigste Ursachen chronischer Schmerzen in geriatrischen Patienten
- Arthrose/rheumatoide Arthritis
- Myofaszialer Schmerz
- Osteoporose/Frakuren
- Radikuläre Schmerzen bei degenerativer Wirbelsäulenerkrankung
- Neuropathien, insbesondere diabetische Polyneuropathie

- Ischämien
- Mangelernährung
- Karzinomerkrankungen
- Trigeminusneuralgie
- Postzosterneuralgie
- Gicht
- Arteritis temporalis

■ **Therapie**

Schmerztherapie im Alter ist v. a. zeit- und arbeitsintensiv. Nicht nur eine zielgerichtete Anamnese zu erheben, Patienten zu untersuchen, Schmerzen zu objektivieren, zu messen und einer Ursache zuzuordnen, sondern Aspekte wie die Einbeziehung des sozialen Umfelds in der engmaschigen Kontrolle der Therapieeffekte und Geringhaltung des Nebenwirkungsprofils gestalten sich äußerst schwierig. Zudem können häufig zentrale Elemente der multimodalen Schmerztherapie, wie z. B. Psychotherapie, nicht oder nur begrenzt zur Anwendung kommen.

Daher kann im Einzelfall, die schmerztherapeutische Einstellung von alten Patienten nur in spezialisierten geriatrischen Einrichtungen zufriedenstellend bewerkstelligt werden.

Des Weiteren sind folgende Aspekte bei der (medikamentösen) Schmerztherapie älterer Patienten zu beachten:

- Einbeziehung von Familienmitgliedern, Bezugs- und/oder Pflegepersonen,
- Diagnose und Behandlung einer evtl. vorhandenen Altersdepression,
- Vorzug der nichtmedikamentösen Verfahren, wie z. B. physikalische Therapie, Beschäftigungstherapie, TENS, Akupunktur, Neuraltherapie und Psychotherapie,
- bevorzugte Anwendung von Medikamenten mit geringem Wechsel- und Nebenwirkungsprofil,

- Bevorzugung bewährter Substanzen mit möglichst geringen anticholinergen Nebenwirkungen,
- Verordnung leicht zu öffnenden Verpackungen bzw. Zubereitungen. Tropfen bergen das Risiko von Fehldosierungen!
- Einfaches (orales) Behandlungsschema, schriftliche Einnahmeregeln,
- Beachtung der Begleiterkrankungen, hier insbesondere kardiovaskulärer Risiken, Wechselwirkung der Analgetika mit Antikoagulanzien, Sturzrisiko,
- regelmäßiges Erfragen nach Einnahme von frei verkäuflichen „Heil-/Gesundheitsmittel" aus der Apotheke, Drogerie, etc.

Nachfolgend sind einige der, unter Beachtung der Kontraindikationen und evtl. notwendiger Dosisanpassungen, in der Schmerztherapie bei älteren Patienten bevorzugten Medikamente aufgezählt:

- NSAR, z. B. Ibuprofen nur zur Kurzzeittherapie, in niedrigster effektiver Dosis und in Begleitung von Protonenpumpenhemmern.
- Paracetamol, nicht mehr als 3 g/d bzw. 2 g/d p.o. bei Langzeittherapie.
- Metamizol bis maximal 4 g/d p.o., in der Langzeittherapie 2 g/d.
- Tilidin in Kombination mit Naloxon und als Retardpräparat.
- Buprenorphin, z. B. als transkutanes Pflaster, bei bestehender Indikation für Opioidtherapie.
- Hydromorphon, z. B. als retardiertes Opralpräparat zur Behandlung von Tumorschmerzen.
- Trizyklische Antidepressiva, wie z. B. Amitriptylin (sehr niedrig dosiert!).
- Antikonvulsiva, z. B. Gabapentin oder Pregabalin in niedrigste effektiver Dosierung und mit einschleichendem Beginn.

In ◘ Tab. 8.6 sind altersbedingte pharmakokinetische Veränderungen einiger, schmerztherapeutisch relevanter Medikamente aufgezählt.

◘ **Tab. 8.6** Einfluss des Alters auf die Wirkung einiger, schmerztherapeutisch relevanter Medikamente

Substanz	Metabolismus/Elimination	Hinweis/Empfehlung
Trizyklische Antidepressiva, z. B. Amitriptylin	Hepatische Metabolisierung, biliäre Elimination	Erhöhte anticholinerge Wirkung, hochdosierte Therapie vermeiden, häufig geringere Dosierungen (50 % der üblichen Tagesdosis) ausreichend!
Antikonvulsiva, z. B. Gabapentin/Pregabalin	Renale Elimination	Schwindel. Dosisanpassung bei Niereninsuffizienz!
Benzodiazepine	Hepatische Metabolisierung	Stärkere und langanhaltende Sedierung
Coxibe, z. B. Celecoxib/Etoricoxib	Hepatische Metabolisierung	Erhöhung des Schlaganfallrisikos, Nierenversagen. Keine Dosisanpassung außer bei Leberinsuffizienz
Metamizol	Reduzierte renale Clearance	Geringere Dosierung insbesondere bei Langzeittherapie

◘ Tab. 8.6 (Fortsetzung)

Substanz	Metabolismus/ Elimination	Hinweis/Empfehlung
NSAR, z. B. Ibuprofen/Diclofenac	Hepatische Metabolisierung, renale Elimination, hohe Plasmaproteinbindung	Gastrointestinale und kardiale NW, Risiko von Nierenversagen, Thrombozytenfunktionsstörung, höhere Serumspiegel bei Hypalbuminämie. Langzeittherapie vermeiden, prophylaktische Gabe von Protonenpumpenhemmern erwägen!
Opioide	Verlängerte HWZ durch reduzierte hepatische Clearance und/oder renale Elimination	Überdosierung, Sedierung, Sturzneigung. Niedrigere Dosierung bei Therapiebeginn, vorsichtige Dosissteigerung!
Paracetamol	Reduziertes Verteilungsvolumen, geringere Metabolisierung bei Leberfunktionsstörung	Hochdosierte Therapie vermeiden. Maximaldosierung möglichst 2–3 g/d
Serotoninwiederaufnahmehemmer	Verlangsamte hepatische Metabolisierung und reduzierte renale Elimination	Niedrigere Dosierungen wählen!

NW Nebenwirkungen

8.5   Schmerztherapie bei Demenz

- **Allgemeines**

Die Herausforderung der Schmerztherapie bei demenzkranken Patienten besteht darin, anhand von indirekten Zeichen und Hinweisen eine angepasste Therapie so zu gestalten, dass die Patienten möglichst schmerzfrei sind, ohne dass die Risiken einer Überdosierung die Vorteile einer effizienten Schmerztherapie überwiegen.

In dem Kollektiv der Patienten mit kognitiven Funktionsstörungen ist die Wahrscheinlichkeit einer insuffizienten Schmerztherapie im Vergleich zu denen, die keine kognitiven Funktionsstörungen haben, wesentlich größer. Das liegt nicht zuletzt an:

- Mangelnder Kenntnis und Erfahrung mit validen Schmerzmessinstrumenten und -skalen für Demenzpatienten,
- Angst vor Überdosierung,
- Zeitintensivität einer konsequenten Schmerzerfassung und Beurteilung des Therapieerfolgs.

Es ist nicht ausreichend bekannt, welchen Einfluss die mit der Demenz einhergehenden neurodegenerativen Veränderungen auf die Perzeption der Schmerzintensität haben können. Gesichert scheint jedoch die Tatsache, dass die Schmerzäußerungen bzw. schmerzassoziierte Verhaltensweisen infolge der sog. „generalisierten Desinhibition" akzentuiert sind bzw. Extremausmaße annehmen können. Anderseits sind Verhaltensänderungen bei kognitiv eingeschränkten Patienten häufig die einzigen Indizien, die auf das Vorhandensein bzw. Andauern schmerzhafter Zustände hinweisen.

Folgende grundsätzliche Überlegungen müssen vor Beginn einer Schmerztherapie bei Demenzpatienten angestellt werden:

- Geeignete Applikationsroute, Sicherung der regelmäßigen Einnahme,
- Möglichkeiten zur rechtzeitigen Erkennung von Nebenwirkungen und Kontrolle der Effizienz,

- Überwachung bei Überdosierungen,
- Beachtung der evtl. vorhandenen Begleiterkrankungen, insbesondere einer Depression.
- Die genaue Diagnosestellung vor Einleitung einer Schmerztherapie ist bei demenziellen Erkrankungen bzw. kognitiver Funktionseinschränkungen unabdingbar.
- In den meisten Fällen sind Patienten mit kognitiven Störungen schmerztherapeutisch unterversorgt. Allerdings ist eine Missdeutung der Affektäußerungen und die daraus resultierende, v. a. opioidlastige, analgetische Überversorgung ebenfalls möglich.

■ **Diagnose**

Der Mini-Mental-Status-Test (◘ Abb. 8.1) ist einer der am häufigsten verwendeten Kurztests zur Erfassung von kognitiven Defiziten. Mit dem festgelegten Cut-off-Wert von ≤24 (d. h. ein Wert von 24 und weniger spricht für Demenz) wird eine Sensitivität von 88 % und eine Spezifität von 86 % erreicht.

Der, im angloamerikanischen Bereich am häufigsten eingesetzte Referenztest CAMDEX (Cambridge Examination for Mental Disorders of the Elderly) ist wesentlich aufwändiger und als Screeningverfahren im ambulanten Setting ungeeignet.

Weitere, weitverbreitete Test zur Erkennung von Demenz bzw. Kognitive Störungen sind: Mini-Cog Test und 6-CIT (6 Item Cognitive Impairment Test).

8.6 Schmerztherapie bei Kindern

■ **Allgemeines**

Die Schmerztherapie im Kindesalter wird häufig durch mangelnde Kenntnis über und im Umgang mit zulässigen Analgetika sowie Angst vor Nebenwirkungen insuffizient durchgeführt. Zu den häufigsten Fehlannahmen in Bezug auf die Schmerztherapie im Kindesalter gehören:

Zeitliche Orientierung
(Frage „Welchen Tag haben wir heute?")
- Tag   ☐
- Monat   ☐
- Jahr   ☐
- Wochentag   ☐
- Jahreszeit   ☐

Örtliche Orientierung
(Frage „Wo sind wir jetzt?")
- Stadt   ☐
- Stadtteil   ☐
- Bundesland   ☐
- Klinik/Pflegeheim/Praxis   ☐
- Station/Stockwerk   ☐

Merkfähigkeit
(Folgende drei Gegenstände nennen, dann zur Wiederholung auffordern)
- Apfel   ☐
- Schüssel   ☐
- Ball   ☐

Aufmerksamkeit und Rechnen
(Jeweils 7 von 100 abziehen oder „Stuhl" rückwärts buchstabieren)
- 93 oder „L"   ☐
- 86 oder „H"   ☐
- 79 oder „U"   ☐
- 72 oder „T"   ☐
- 65 oder „S"   ☐

Erinnern
(Frage „Was sind die Dinge, die Sie sich vorhin gemerkt haben?")
- Apfel   ☐
- Schüssel   ☐
- Ball   ☐

Benennen
(Die Testperson soll die folgenden zwei Gegenstände benennen)
- Armbanduhr   ☐
- Bleistift/Kugelschreiber   ☐

Wiederholen
(Die Testperson soll den Satz „Schließen Sie die Augen" lesen und befolgen)
- Kein „Wenn und Aber"   ☐

Dreiteiliger Befehl
(„Nehmen Sie das Blatt Papier, falten es in der Mitte und lassen es auf den Boden fallen")
- „Nehmen Sie das Blatt Papier"   ☐
- „falten es in der Mitte"   ☐
- „und lassen es auf den Boden fallen"   ☐

Reagieren
(Die Testperson soll den Satz „Schließen Sie die Aufen" lesen und befolgen)
- Testperson schließt die Augen   ☐

Schreiben
(Die Testperson soll einen beliebigen vollständigen Satz aufschreiben)
- Sinnhafter Satz mit Subjekt und Prädikat   ☐

Abzeichnen
(Die Testperson soll die folgende Zeichnung abzeichnen)

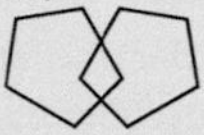

- Zwei sich an einer Ecke überschneidende 5-Ecke   ☐

Gesatmpunktzahl _____ (max. 30)

■ **Abb. 8.1**   MMST (Mini-Mental-State-Test)

— Analgetika, insbesondere Opioide, haben im Kindesalter
   mehr Nebenwirkungen als Nutzen.
— Säuglinge, Neugeborene und insbesonders Frühgeborene
   haben aufgrund ihres unreifen Nervensystems weniger bis
   keine Schmerzen.
— Eine Schmerztherapie sollte nur initiiert werden, wenn
   man den Schmerz objektiv messen kann.
— Neugeborene, Säuglinge und Kleinkinder vergessen den
   Schmerz sofort wieder.

Zudem fehlen häufig praktikable Konzepte und Kenntnisse über
anwendbare Schmerzscores, Dosierung und Applikationswege,
sodass die Schmerzintensität unterschätzt und Kinder schmerztherapeutisch unterversorgt werden.

Eine Schlüsselposition bei der Erkennung und Beurteilung
von Schmerzen und Wirksamkeit der analgetischen Therapie
kommt der Pflege zu.

Die emotionale Komponente der Schmerzen ist im Säug-
lings- und Kleinkindalter besonders stark und wird durch Trennung von den Eltern, fremde Umgebung und Angst vor unange-
nehmen, schmerzhaften Maßnahmen geprägt.

Die Stellung der nichtmedikamentösen Therapieverfahren,
insbesondere ablenkende und beruhigende Umgebungsein-
flüsse sowie die physikalischen Maßnahmen, kann daher nicht
hoch genug eingeschätzt werden.

8.6.1 Nichtopioidanalgetika

Diclofenac (z. B. Voltaren)
▪ Darreichungsform
— Tabletten à 12,5, 25 und 50 mg,
— Suppositorium (Supp.) à 25 und 50 mg.

◘ **Tab. 8.7**	Dosierungsempfehlung für Diclofenac-Suppositorium	
Alter	Einzeldosis	Maximale Tagesdosierung
9–15 Jahren (≥35 kgKG)	0,5–1 mg/kgKG	2(–3) mg/kgKG (verteilt auf 3 Einzelgaben)
Jugendliche ab 15 Jahren	1–2 Supp. (25–50 mg)	2–6 Supp. (50–150 mg)

- **Allgemeines**
- Zulassung ab 9 Jahren bzw. 35 kgKG (Tabletten bzw. Suppositorium 25 mg), 16 Jahren (Tabletten 50 mg) und 14 Jahren (Suppositorium 50 mg).

- **Dosierung**
- Einzeldosis 0,5–1(–1,5) mg/kgKG p.o. bzw. rektal alle 8 Stunden,
- Maximaldosierung 3 mg/kgKG/Tag.
- In ◘ Tab. 8.7 sind die Dosierungsempfehlung für Diclofenac-Suppositorium angegeben.

- **Nebenwirkung**
- Gastrointestinale Beschwerden wie Übelkeit, Erbrechen, Dyspepsie, Gastritis und Blutungen, Kopfschmerzen, Schwindel, Benommenheit.

- **Kontraindikation**
- Gastrointestinale Ulzera oder Blutungen in der Anamnese, schwere Leber- oder Nierenfunktionsstörungen.

- **Sonstiges**
- Bevorzugt bei Knochenschmerzen!

❶ Cave
Passagere Thrombozytenfunktionsstörung.

◻ Tab. 8.8 Dosierungsempfehlung für Ibuprofen-Saft, 1 ml = 20 mg, Gabe 3-mal täglich (z. B. Nurofen Junior Fiebersaft)

Körpergewicht (kg)	Einzeldosis (ml)	Einzeldosis (mg)	Maximale Tagesdosierung (mg)
5–6	2,5	50	150
7–9	2,5	50	200
10–14	5	100	300
15–19	7,5	150	450
20–24	10	200	600
25–29	12,5	250	800
30–35	15	300	800

Ibuprofen (z. B. Nurofen)

- **Darreichungsform**
- Schmelztabletten à 200 mg,
- Filmtabletten à 400 mg,
- Weichkapseln à 200 mg,
- Suppositorium à 60, 125 mg,
- Saft à 1 ml = 20 mg bzw. à 1 ml – 40 mg.

- **Allgemeines**
- Zulassung ab 6 Monaten (Saft),

- **Dosierung**
- Einzeldosis 7–10 mg/kgKG alle 8 Stunden,
- Maximaldosierung 40 mg/kgKG/Tag.
- ◻ Tab. 8.8

- **Nebenwirkung**
- Schwindel, Kopfschmerzen, Erregung, Schlafstörung, gastrointestinale Beschwerden wie Sodbrennen, Bauchschmerzen, Erbrechen, Blähungen.

- **Kontraindikation**
- Gastrointestinale Ulzera oder Blutungen in der Anamnese, schwere Leber- oder Nierenfunktionsstörungen.

- **Sonstiges**
- Höhere analgetische Wirkung als Paracetamol, günstiges Nebenwirkungsprofil.

❶ Cave
Passagere Thrombozytenfunktionsstörung.

Metamizol

- **Darreichungsform**
- Tabletten à 500 mg (Zulassung ab dem 4. Lebensjahr),
- Tropfen à 1 ml = 500 mg,
- Suppositorium à 300 mg (Zulassung ab dem 4. Lebensjahr),
- Injektionslösung à 1 ml = 500 mg (Zulassung ab 3. Lebensmonat i.m. und ab dem 1. Lebensjahr – 9 kgKG – i.v.).

- **Dosierung**
- 15 mg/kgKG p.o. oder i.v. alle 6 Stunden,
- Maximaldosierung 60–75 mg/kgKG/Tag.
- In ◘ Tab. 8.9 und ◘ Tab. 8.10 sind die Dosierungsempfehlungen für Metamizol als Suppositorium und Tropfen angegeben.

◘ **Tab. 8.9** Dosierungsempfehlung für Metamizol-Suppositorium (z. B. Novalgin-Suppositorium 0,3 g)

Körpergewicht (kg)	Einzeldosis (mg)	Tagesmaximaldosis (mg)
19–23	300	3 Zäpfchen (900 mg)
24–30	300	4 Zäpfchen (1.200 mg)
31–45	300	5 Zäpfchen (1.500 mg)
46–53	300	6 Zäpfchen (1.800 mg)

◘ Tab. 8.10 Dosierungsempfehlung für Metamizol-Tropfen (z. B. Novaminsulfon Tropfen)

Alter	Körperge-wicht (kg)	Einzeldosis Tropfen (mg)	Tagesmaximal-dosis Tropfen (mg)
3–11 Monate	5–8	2–4 (50–100)	12 (300)
1–3 Jahre	9–15	3–10 (75–250)	30 (750)
4–6 Jahre	16–23	5–15 (125–375)	45 (1.125)
7–9 Jahre	24–30	8–20 (200–500)	60 (1.500)
10–12 Jahre	31–45	10–30 (250–750)	90 (2.250)
13–14 Jahre	46–53	15–35 (375–875)	105 (2.625)

- **Sonstiges**
- Stärkstes Nichtopioidanalgetikum.

Naproxen
- **Darreichungsform**
- Tabletten à 250 mg (Zulassung ab 12 Jahren),
- Saft à 50 mg/ml (Zulassung ab 2 Jahren).

- **Indikation**
- Juvenile rheumatoide Arthritis.

- **Dosierung**
- Einzeldosis 7 mg/kgKG p.o., 2-mal täglich, Maximaldosierung 15 mg/kgKG/Tag p.o. (◘ Tab. 8.11).

Paracetamol (z. B. Ben-U-ron)
- **Darreichungsform**
- Tabletten à 500 und 1.000 mg,
- Saft à 5 ml = 200 mg,
- Suppositorium à 75, 125, 250 und 500 mg,

◨ Tab. 8.11	Dosierungsempfehlung für Naproxen		
Körpergewicht (kg)	Einzeldosis (ml)	Einzeldosis (mg)	Maximale Tagesdosis (ml)
10	1	50	2
11–20	1,1–2	55–100	4
21–30	2,1–3	105–150	6
31–40	3,1–4	155–200	8
41–50	4,1–5	205–250	10

— Infusionslösung à 10 mg/ml,
— Zulassung aller Darreichungsformen ab Geburt.

❯ — Dosierungsfehler können bei Paracetamol verheerende Folgen haben!
— Dosierungsangaben in mg und ml dürfen nicht verwechselt werden!

▪ **Dosierung**

In ◨ Tab. 8.12, ◨ Tab. 8.13 und ◨ Tab. 8.14 sind die Dosierungsempfehlungen für Paracetamol als Infusionslösung, Saft und Suppositorium aufgeführt.

▪ **Sonstiges**

— Keine Studien zur Sicherheit und Wirksamkeit bei Frühgeborenen.
— Schwaches Analgetikum.
— $5HT_3$-Antagonisten heben die analgetische Wirkung auf.

Tab. 8.12 Dosierungsempfehlungen für Perfalgan (10 mg/ml) i.v.

Körpergewicht	Einzeldosis mg/kgKG	ml/kgKG	Maximales Volumen in der Gewichtsklasse	Maximale Tagesdosierung
≤10 kg	7,5 mg/kg	0,75 ml/kg	7,5 ml	30 mg/kg
>10 kg und ≤33 kg	15 mg/kg	1,5 ml/kg	49,5 ml	60 mg/kg
>33 kg und ≤50 kg	15 mg/kg	1,5 ml/kg	75 ml	60 mg/kg
>50 kg und Risiko für Lebertoxizität	1 g	100 ml	100 ml	3 g
>50 kg ohne Risiko für Lebertoxizität	1 g	100 ml	100 ml	4 g

Bei Patienten mit einem Körpergewicht <10 kg sollte die zu infundierende Dosis aus der Flasche entnommen und im Verhältnis 1:10 mit 0,9 %ige Kochsalz oder 5 %ige Glukoselösung verdünnt werden

■ **Tab. 8.13**   Dosierungsempfehlungen für Paracetamol-Saft (40 mg/ml)

Körper-gewicht	Einzeldosis	Dosis-intervall	Maximale Tages-dosierung
7–9 kg	2,5 ml = 100 mg	6 h	10 ml = 400 mg
10–12 kg	3,75 ml = 150 mg	6 h	15 ml = 600 mg
13–18 kg	5 ml = 200 mg	6 h	20 ml = 800 mg
19–25 kg	7,5 ml = 300 mg	6 h	30 ml = 1.200 mg
26–32 kg	10 ml = 400 mg	6 h	40 ml = 1.600 mg
33–43 kg	12,5 ml = 500 mg	6 h	50 ml = 2.000 mg

■ **Tab. 8.14**   Dosierungsempfehlungen für Paracetamol-Suppositorium (z. B. BEN-U-Ron)

Körper-gewicht	Einzeldosis	Dosisin-tervall	Maximale Tages-dosierung
3–4 kg	75 mg	8–12 h	150 mg
4–5 kg	75 mg	6–8 h	225 mg
5–6 kg	75 mg	6 h	300 mg
7 kg	125 mg	8 h	375 mg
8–12 kg	125 mg	6 h	500 mg
13–16 kg	250 mg	8 h	750 mg
17–25 kg	250 mg	6 h	1.000 mg
26–32 kg	500 mg	8 h	1.500 mg
33–43 kg	500 mg	6 h	2.000 mg
>43 kg	500–1.000 mg	6 h	4.000 mg

8.6.2 Opioidanalgetika

Buprenorphin

- **Darreichungsform**
- Sublingualtabletten à 0,2 bzw. 0,4 mg
  (Zulassung ab 6 Jahren),
- Ampullen à 1 ml = 0,3 mg zur i.m.- oder i.v.-Injektion
  (Zulassung ab 1 Jahr).

- **Dosierung**
- Einzeldosis 0,2–0,4 mg p.o. (>45 kgKG) bzw. 0,2 mg p.o.
  (35–45 kgKG), 3–6 µg/kgKG i.v./i.m., maximal 9 µg/kgKG
  alle 6–8 Stunden i.v./i.m. (◘ Tab. 8.15)

- **Sonstiges**
- Orale Gabe bei Kindern <35 kgKG nicht empfohlen!

Fentanyl

- **Darreichungsform**
- Ampullen à 2 ml = 0,1 mg (Zulassung ab Geburt),
- Nasenspray à 50 µg/Dosis, 100 µg/Dosis oder 200 µg/Dosis
  (nicht zugelassen),
- Pflaster à 12 µg/h (Zulassung ab 2 Jahren).

◘ **Tab. 8.15** Dosierungsempfehlung für die intravenöse Gabe von
Buprenorphin

Körpergewicht	Einzeldosis i.v.	Maximaldosierung i.v.
16–25 kg	0,1 mg	0,18 mg
25–37,5 kg	0,15 mg	0,29 mg
37,5–50 kg	0,2 mg	0,4 mg

◘ **Tab. 8.16**	Umstellung auf Fentanyl-Pflaster bei Kindern
Morphin p.o./Tag	**Pflastergröße**
30–44 mg	12 µg/h
45–134 mg	25 µg/h

- **Dosierung**
- ▬ 1(–2) µg/kgKG nasal (50-µg/ml-Ampulle) off label.
- ▬ Anwendung von Pflaster nur nach Vorbehandlung mit mindestens 30 mg/d oralem Morphinäquivalent nach ◘ Tab. 8.16.

- **Hinweis**
In den ersten 12 Stunden nach Umstellung auf Pflaster muss die gewohnte Opioiddosis weiterverabreicht werden, in den darauffolgenden 12 Stunden wird die zusätzliche Gabe von Analgetika dem klinischen Bedarf angepasst!

Hydromorphon
- **Darreichungsform**
- ▬ Kapseln à 1,3, 2,6 mg (Zulassung ab 12 Jahren),
- ▬ Retardkapseln à 2, 4, 8, 16, 24 mg (Zulassung ab 12 Jahren),
- ▬ Ampullen à 1 ml = 2 mg (Zulassung ab 1 Jahr).

- **Dosierung**
- ▬ 1,3–2,6 mg p.o. alle 4 Stunden bzw. 2–4 mg p.o. als Retardkapsel alle 12 Stunden.
- ▬ 15 µg/kgKG i.v./s.c. in 3–4 Stundenintervall bzw. 5 µg/kgKG/h als Dauerinfusion i.v.

- **Nebenwirkung**
- ▬ Schlafstörungen, Angst, Verwirrtheit, Halluzination, Panikattacken.

- Hinweis
- 2 mg Hydromorphon p.o. entsprechen 1 mg Hydromorphon i.v./s.c.

Morphin

- **Darreichungsform**
- Retardtabletten à 10, 20, 30, 45, 60, 100 mg
- Retardkapseln à 10, 30, 60, 100 mg
- Tropfen à 1 ml = 3,795 mg oder 1 ml = 15,18 mg (Zulassung ab Geburt),
- Trinkampullen à 10 mg/5 ml (Zulassung ab 12 Jahren),
- Ampullen à 1 ml = 10 mg, 1 ml = 20 mg, 1 ml = 100 mg, 1 ml = 200 mg (Zulassung ab Geburt).

- **Indikation**
- Postoperative Schmerztherapie, z. B. nach Thorakotomien, Kraniotomien, Sternotomien und Laparotomien.

- **Dosierung**
- 0,3 mg/kgKG p.o., Boli von 15–20(–100) µg/kgKG i.v., bei Neugeborenen 10 µg/kg i.v. Dosiswiederholung nach 4–6 Stunden.
- Bei epiduraler Applikation 20–30 µg/kgKG (verdünnt mit NaCl 0,9 %),
- intrathekal 2–3 µg/kgKG (verdünnt mit NaCl 0,9 %).
- In ◘ Tab. 8.17 und ◘ Tab. 8.18 sind die orale Dosierungsempfehlungen (Tropfen, Trinkampullen) für Morphin angegeben.

- **Sonstiges**
- Sedierender Effekt vorteilhaft.
- Einsatz in PCA-Systemen möglich.

◘ Tab. 8.17 Orale Morphindosierung bei Kindern (z. B. mit Morphin-Tropfen 0,5 %)

Alter (Jahren)	Körpergewicht	Einzeldosis	Maximale Tagesdosis
<2	<12,5 kg	bis 2,5 mg	22,5 mg
2–6	12,5–20 kg	2,5–5 mg	15–30 mg
6–12	20–40 kg	5–10 mg	30–60 mg
12–16	40–50 kg	10–20 mg	60–120 mg

◘ Tab. 8.18 Dosierungsempfehlung für Oramorph-Trinkampullen (Oramorph 10 mg/5 ml EDB)

Alter (Körpergewicht)	Einzeldosis	Tagesgesamtdosis
Jugendliche 12–16 Jahre (40–50 kg)	1–2 Oramorph 10 mg/5 ml EDB entsprechend 10–20 mg Morphinsulfat	6–12 Oramorph 10 mg/5 ml EDB entsprechend 60–120 mg Morphinsulfat
Jugendliche ab 16 Jahren und Erwachsene	1–6 Oramorph 10 mg/5 ml EDB entsprechend 10–60 mg Morphinsulfat	bis zu 36 Oramorph 10 mg/5 ml EDB entsprechend bis zu 360 mg Morphinsulfat

Piritramid (z. B. Dipidolor)

- Darreichungsform
- Ampullen à 1 ml = 7,5 mg (zugelassen ab Geburt; Anwendung bei Kindern <1 Jahr jedoch mit Vorsicht!).

- Dosierung
- 0,05–0,1(–0,2) mg/kg i.v., maximal 2,5 mg.

- **Nebenwirkung**
- Atemdepression.

- **Kontraindikation**
- Komatöse Zustände.

- **Sonstiges**
- Wirkdauer 4–6 Stunden.
- Bei Anwendung im Rahmen der PCA keine kontinuierliche Gabe wegen langer kontextsensitiver Halbwertszeit.
- Stärker sedierend als Morphin.

Tilidin/Naloxon

- **Darreichungsform**
- Tropfen; 1 Tropfen = 2,5 mg Tilidin und 0,2 mg Naloxon (Zulassung ab dem vollendeten 1. Lebensjahr).

- **Dosierung**
- Einzeldosis 0,5 mg/kgKG (<20 kgKG) bzw. 0,7 mg/kgKG(>20 kgKG) p.o. bis zu 4-mal/Tag.
- ■ Tab. 8.19 enthält Dosierungsempfehlungen für die Gabe von Tilidin-Tropfen.

■ **Tab. 8.19** Orale Tilidin/Naloxon-Dosierung bei Kindern (Tilidin-Tropfen; 1 Tropfen = 2,5 mg Tilidin und 0,2 mg Naloxon)

Körpergewicht (kg)	Einzeldosis (Tilidin)	Anzahl Tropfen
15	7,5 mg	3
25	17,5 mg	7
35	24,5 mg	10
45	31,5 mg	13

Tramadol (z. B. Tramal)

- **Darreichungsform**
- Retardtabletten à 50, 100, 150, 200 mg (Zulassung ab dem vollendeten 12. Lebensjahr),
- Tropfen; 1 Tropfen = 2,5 mg (Zulassung ab dem vollendeten 1. Lebensjahr),
- Ampullen à 1 ml = 50 mg (Zulassung ab dem vollendeten 1. Lebensjahr).

- **Dosierung**
- Einzeldosis 0,5–1(–2) mg/kgKG p.o. oder als Kurzinfusion über 15 min alle 6 Stunden,
- Maximaldosierung 8 mg/kgKG/Tag p.o. (nicht mehr als 400 mg/Tag).

- **Nebenwirkung**
- Übelkeit, Müdigkeit, Schwindel, Kopfschmerzen.

- **Sonstiges**
- Wird off label bereits ab dem 1. Lebensmonat angewendet.
- Keine/geringe Atemdepression (Gefahr der Atemdepression bei ultraschnellen Metabolisierer aufgrund der Kumulation des Metaboliten M1 erhöht).
- Kombination von Tramadol und Paracetamol sinnvoll.
- Zur exakten intravenösen Dosierung Konzentration mit Aqua ad injectabilia ggf. bis auf 5 mg/ml reduzieren!

8.6.3 Sonstige schmerztherapeutisch relevante Medikamente im Kindesalter

Dronabinol
- Off-Label-Use!

- **Darreichungsform**
- Tropfen 2,5 % (25 mg/ml).

- **Indikation**
- Spastizität bei multipler Sklerose, chemotherapieinduzierte Übelkeit und Erbrechen, Tumorkachexie, chronische Schmerzen.

- **Dosierung**
- 0,1–0,2(–0,4) mg/kgKG/Tag p.o., mittlere Dosis 0,25 mg/kgKG/Tag p.o.
- In ◘ Tab. 8.20 sind Dosierungsempfehlungen anhand des Körpergewichtes angegeben.

◘ Tab. 8.20 Dronabinoldosierung bei Kindern

Körpergewicht (kg)	Dosierung
<10 kg	2-mal 0,7 mg p.o.
10–20	2-mal 0,7–1,4 mg p.o.
>20 kg	2-mal 1,4–2,1 mg p.o.

8.6.4 Antiemetika im Kindesalter

Dimenhydrinat (z. B. Vomex)
- **Darreichungsform**
- Dragees à 50 mg,
- Sirup à 10 ml = 33 mg,

— Suppositorium à 40, 70 und 150 mg,
— Ampulle à 62 mg.

- **Allgemeines**
— Zugelassen ab 6 kgKG.

- **Dosierung**
— Einzeldosis ca. 1 mg/kgKG als Sirup (3- bis 4-mal/Tag)
  bzw. 1–3 Supp. à 40 mg/Tag (8–15, 15–25 bzw. >25 kgKG).
— Maximaldosierung bei Kindern von 6–14 Jahren 150 mg/d.
— Kindern ab 6 kgKG 1- bis 3-mal täglich 1,25 mg/kgKG,
  6–14 Jahren 1- bis 3-mal 25–50 mg i.v.
— ◘ Tab. 8.21 enthält die empfohlenen Dosierungen des
  Dimenhydrinats.

- **Nebenwirkungen**
— Sedierung, Schwindel, Mundtrockenheit, Tachykardie,
  Erhöhung des Augendrucks, Miktionsstörung.

- **Sonstiges**
— Bei Säuglingen und Kleinkindern Paradoxe Reaktionen mit
  Unruhe, Erregung, Schlaflosigkeit und Angstzustände, bei
  Säuglingen zusätzliche Atemdepression und Atemstillstand
  möglich.
— Gefahr von Krampfanfällen, Tachykardien, Arrhythmien,
  QT-Zeit-Verlängerung und Kreislaufstillstand bei Kindern
  <3 Jahren.

Metoclopramid (z. B. MCP)

- **Darreichungsform**
— Lösung à 1 mg/ml (zugelassen ab 1 Jahr),
— Ampulle à 2 ml = 10 mg (zugelassen ab 1 Jahr),
— Suppositorium à 10 mg (zugelassen ab 14 Jahren).

■ Tab. 8.21	Dimenhydrinat-Dosierung im Kindesalter
Dimenhydrinat-Sirup (1 ml = 3,3 mg)	
6–10 kgKG	Einzeldosis 2,5 ml (8,25 mg) p.o.
	Tageshöchstdosis 3- bis 4-mal 2,5 ml (24,75–33 mg) p.o.
10–15 kgKG	Einzeldosis 5 ml (16,5 mg) p.o.
	Tageshöchstdosis 3- bis 4-mal 5 ml (49,5–66 mg) p.o.
15–25 kgKG	Einzeldosis 7,5 ml (24,75 mg) p.o.
	Tageshöchstdosis 3- bis 4-mal 7,5 ml (74,25–99 mg) p.o.
40 mg Dimenhydrinat-Suppositorium	
8–15 kgKG	1× täglich ein Zäpfchen
15–25 kgKG	2× täglich ein Zäpfchen
>25 kgKG	2- bis 3-mal täglich ein Zäpfchen
70 mg Dimenhydrinat-Suppositorium	
15–25 kgKG	1× täglich ein Zäpfchen
25–40 kgKG	2× täglich ein Zäpfchen
>40 kgKG	2- bis 3-mal täglich ein Zäpfchen
Dimenhydrinat-Ampulle (10 ml = 62 mg)	
Ab 6 kgKG	1- bis 3-mal täglich 1,25 mg/kgKG

- **Indikation**
- Prophylaktische Behandlung bei chemotherapieinduzierter Übelkeit und Erbrechen.

- **Dosierung**
- 0,3–0,5 mg/kgKG/d verteilt auf 2–4 ED p.o. oder i.v. bzw. 0,5 mg/kgKG rektal,
- maximal 30 mg/d p.o., rektal oder i.v.

— In ■ Tab. 8.22 sind die empfohlenen Kinderdosierungen für Metoclopramid angegeben.

- **Kontraindikation**
— Epilepsie, Ileus.

- **Nebenwirkung**
— Unruhe, Diarrhö.

- **Sonstiges**
— Keine Kombination mit Neuroleptika (Dyskinesieneigung).

Ondasetron (z. B. Zofran)
- **Darreichungsform**
— Schmelztablette à 4 mg (zugelassen ab 6 Monaten),
— Ampulle à 4 mg (zugelassen ab 1 Monat).

- **Indikation**
— PONV-Prophylaxe (ab 1 Monat), chemotherapieinduzierte Übelkeit und Erbrechen (ab 6 Monate).

- **Dosierung**
— Einzeldosierungen von 5 mg/m², jedoch nicht mehr als 8 mg, verdünnt in 25–50 ml NaCl 0,9 % als Kurzinfusion über mindestens 15 min zur Prophylaxe von chemotherapieinduzierter Übelkeit und Erbrechen.
— Bei postoperativer Übelkeit sind Einzeldosierungen von 0,1 mg/kgKG, maximal 4 mg i.v.

- **Kontraindikation**
— Relative Kontraindikation bei Patienten mit Long-QT-Syndrom.

◘ Tab. 8.22 Metoclopramid-Dosierung im Kindesalter

Alter	Gewicht	Einzeldosis Lösung 1 mg/1 ml	Ampulle 10 mg/2 ml	Tagesdosis
1–3 Jahre	10–14 kgKG	1 mg = 1 ml p.o.	1 mg i.v.	alters- und gewichtsunabhängig bis zu maximal 3 Einzeldosen täglich
3–5 Jahre	15–19 kgKG	2 mg = 2 ml p.o.	2 mg i.v.	
5–9 Jahre	20–29 kgKG	2,5 mg = 2,5 ml p.o.	2,5 mg i.v.	
9–15 Jahre	30–60 kgKG	5 mg = 5 ml p.o.	5 mg i.v.	
15–18 Jahre	>60 kgKG	10 mg = 10 ml p.o.	10 mg i.v.	

Maximale Tagesdosis 0,5 mg/kgKG
Maximale Behandlungsdauer 5 Tage

- **Nebenwirkung**
- Kopfschmerzen, Flush, Obstipation, lokale Irritation an der Einstichstelle, Verschlechterung der Leberfunktion bei gleichzeitiger Anwendung mit Chemotherapie.

- **Sonstiges**
- $5HT_3$-Rezeptorantagonist.

Promethazin (z. B. Atosil)

- **Darreichungsform**
- Tropfen à 1 ml = 20 mg (zugelassen ab 2 Jahren).

- **Indikation**
- Übelkeit und Erbrechen, wenn therapeutische Alternativen nicht erfolgreich oder nicht durchführbar.

- **Dosierung**
- Initial 0,5 ml (10 mg) p.o., Erhaltungstherapie 0,5 ml (10 mg) p.o. 3-mal täglich.
- Maximaldosierung 0,5 mg/kgKG/d p.o.

- **Nebenwirkung**
- Sedierung, Mundtrockenheit, Tachykardie, EKG-Veränderungen, Unruhe, Miktionsstörungen.

- **Kontraindikation**
- Schwere Knochenmarkdepression.

- **Sonstiges**
- Medikament der 2. Wahl.

Tropisetron (z. B. Navoban)

- **Darreichungsform**
- Kapseln à 5 mg (zugelassen ab 2 Jahren),
- Ampulle à 2 mg/2 ml und à 5 mg/5 ml (zugelassen ab 2 Jahre).

- **Indikation**
- Chemotherapieinduzierte Übelkeit und Erbrechen.

- **Dosierung**
- Zur Behandlung/Prophylaxe der chemotherapieinduzierten Übelkeit 0,2 mg/kgKG p.o./i.v.
- Maximaldosierung 5 mg/d über 6 Tage.

- **Nebenwirkung**
- Obstipation, Schwindel, Müdigkeit, Bauchschmerzen, Diarrhö.

- **Sonstiges**
- Serotonin-5HT$_3$-Antagonist.
- Orale Einnahme der Injektionslösung möglich.

Weitere Medikamente

Weitere Medikamente die zur Prophylaxe von Übelkeit und Erbrechen im Kindesalter eingesetzt werden können sind:
- Dexamethason 0,15 mg/kgKG i.v.
- Granisetron 0,02 mg/kgKG i.v.
- Droperidol 0,01 mg/kgKG i.v.
- Für Haloperidol sind keine ausreichenden Daten vorhanden.
- Scopolamin ist in einer geeigneten Dosierung für Kleinkinder nicht verfügbar.

8.6.5 Regionalanästhesieverfahren zur Schmerztherapie bei Kindern

- **Allgemeines**

Grundsätzlich können alle Regionalanästhesieverfahren, die im Erwachsenenalter zur Anwendung kommen, auch im Kindesalter eingesetzt werden. Zum Zwecke der Schmerztherapie werden am häufigsten angewandt:

- Kaudalblock, auch als Katheterverfahren,
- Periduralanästhesie,
- Peniswurzelblockade,
- TAPP,
- axilläre Plexusblockade,
- distale Ischiadikusblockade.

Als Lokalanästhetikum werden Bupivacain (0,375 %) und Ropivacain (0,2 und 0,5 %) verwendet.

Lokalanästhetikadosierung zur peripheren Nervenblockaden bei Kindern

Ropivacain-Dosierung zur peripheren Nervenblockaden bei Kindern (1–12 Jahren): ◻ Tab. 8.23.

Die Anwendung der sonographisch-gesteuerten Punktionstechnik reduziert auch bei Kindern die erforderliche Lokalanästhetikamenge und erhöht gleichzeitig die Rate erfolgreicher Punktionen (◻ Tab. 8.24).

8.7   Schmerztherapie bei Adipositas

■ **Allgemeines**

Zwei Drittel der Männer (67 %) und rund die Hälfte der Frauen (53 %) in Deutschland sind übergewichtig. Der Anteil der Adipösen ist in der Bundesrepublik ebenfalls sehr hoch (24 % der Männer und 23 % der Frauen).

Abgesehen von den Beschwerden und Krankheiten, die mit Adipositas in direkter oder indirekter Verbindung stehen, existiert eine direkte Assoziation zwischen Adipositas und die Häufigkeit der chronischen Schmerzen. Diese beschränkt sich nicht nur auf Arthrose und arthrosebedingten Schmerzen, sondern auch auf chronischen Kopfschmerzen, Rückenschmerzen, neuropathischen Schmerzen und deren psychologischen Komorbiditäten wie Angst und Depression. Die Wahrscheinlich-

◻ **Tab. 8.23** Ropivacain-Dosierung zur peripheren Nervenblockade bei Kindern (1–12 Jahren)

	Ropivacain	Volumen	Dosis
Einzeitige Injektionen	2,0 mg/ml	0,5–0,75 ml/kgKG	1,0–1,5 g/kgKG
Kontinuierliche Infusion	2,0 mg/ml	0,1–0,3 ml/kgKG/h	0,2–0,6 mg/kgKG/h

Dosisanpassung (basierend auf Idealgewicht) bei adipösen Kindern!

◻ **Tab. 8.24** Verringerung der erforderlichen LA-Menge bei peripheren Nervenblockaden im Kindesalter bei sonographisch-gesteuerter im Vergleich zu herkömmlicher Technik. [Mod. nach Ecoffey C (2012) Safety in pediatric regional anesthesia. Pediatr Anaesth 22: 25–30]

	Ultraschalltechnik ml/kgKG	Herkömmlicher Technik ml/kgKG
Plexus axillaris, supraklavikulär	0,3	0,5
Plexus axillaris, infraklavikulär	0,2	0,5
Ischiadikusblockade	0,2	0,3
Femoralisblockade	0,15	0,3
Ilioinguinalisblockade	0,1 (je Seite)	0,4

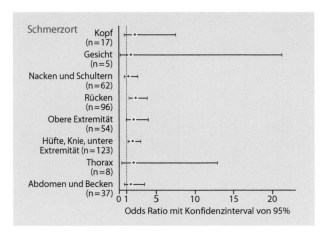

◻ **Abb. 8.2**   Assoziation der Adipositas (BMI >30) mit Schmerzen. (Mod. nach Ray 2011). Zahlen in Klammern sind die Anzahl der Studienpatienten mit dem angegebenen Schmerzen, die gestrichene Linie stellt OR von 1,0 dar

keit an chronischen Schmerzen zu leiden ist beim Vorliegen von Adipositas (BMI>30) um das 2-fache erhöht (odds ratio, OR, 2,03).

In ◻ Abb. 8.2 ist die Assoziation von Adipositas mit Schmerzen an unterschiedlichen Lokalisationen anhand der OR dargestellt.

Die Besonderheiten der Schmerztherapie bei adipösen Patienten können zusammengefasst werden:

━ Häufiges Auftreten von Schmerzzuständen,
━ höhere Prävalenz von chronischen Schmerzen,
━ höhere funktionelle Beeinträchtigung durch Schmerzen,
━ erschwerte Diagnostik,
━ veränderte Pharmakodynamik und -kinetik der Analgetika und Koanalgetika,

■ erschwerter Einsatz der manuellen, physikalischen, physiotherapeutischen und interventionellen Schmerztherapie-
maßnahmen.

8.8   Schmerztherapie bei Myasthenia gravis

■ **Allgemeines**
Medikamente, die die neuromuskuläre Übertragung beeinträchtigen, können die Symptome einer Myasthenie ggf. deutlich
verstärken und sollte entweder vermieden oder nur nach sorgfältiger Abwägung des Nutzen-Risiko-Verhältnisses und in niedrigster möglicher Dosierung angewandt werden.

◘ Tab. 8.25 gibt eine Übersicht über das Wirkungsprofil der
am häufigsten verwendeten Medikamente in der Schmerztherapie bei Myasthenie-Patienten.

◘ **Tab. 8.25**   Schmerztherapeutika bei Myasthenia gravis

Substanz	Wirkung auf Myasthenie
Acetylsalicylsäure	Unproblematisch
Amitriptylin	*Verstärkung*
Benzodiazepine	*Verstärkung*
Buprenorphin	Unproblematisch
Carbamazepin	*Verstärkung*
Cipramil	Unproblematisch
Codein	*Verstärkung*
Fentanyl	Unproblematisch
Gabapentin	*Verstärkung*
Glukokortikoide	*Verstärkung*
Hydromorphon	Unproblematisch

◻ **Tab. 8.25**   (Fortsetzung)

Substanz	Wirkung auf Myasthenie
Imipramin	*Verstärkung*
Indometacin	Unproblematisch
Levomethadon	Unproblematisch
Lidocain-Pflaster	Unproblematisch
Metamizol	*Verstärkung*
Morphin	*Verstärkung*
Oxcarbazepin	Unproblematisch
Oxycodon	Unproblematisch
Paracetamol	Unproblematisch
Pantazocin	Unproblematisch
Pethidin	Unproblematisch
Piritramid	Unproblematisch
Tapentadol	Unproblematisch
Tilidin/Naloxon	Unproblematisch
Topiramat	Unproblematisch
Tramadol	Unproblematisch
Trimipramin	Unproblematisch
Zolpidem	*Verstärkung*
Zopiclon	*Verstärkung*

Kursiv dargestellte Substanzen sollten vermieden werden, da sie die Myasthenie verstärken.

8.9 Schmerztherapie bei Laktoseintoleranz

- **Allgemeines**

Patienten mit Laktoseintoleranz können bei längerer Einnahme laktosehaltiger Präparate Durchfall entwickeln, welcher nicht nur als Symptom, sondern auch durch die Herabsetzung der Resorption problematisch werden kann.

Eine Strategie zur Vermeidung dieses Problems ist die Auswahl laktosefreier Präparate, eine andere die zusätzliche Einnahme von Laktase-Tabletten.

◼ Tab. 8.26 gibt eine Übersicht über die Alternativpräparate bei Laktoseintoleranz in der Schmerztherapie.

◼ **Tab. 8.26** Einige Beispiele laktosehaltiger und laktosefreier, schmerztherapeutisch relevanter Medikamente

Substanz	Laktosefrei	Laktosehaltig
Amitriptylin	Amitriptylin Tropfen, Amitriptylin ct Tabl.	Saroten, Amitriptylin Drg.
Carbamazepin	Carba retard Desitin, Carbabeta, Carbamazepin Neurax Tbl., ret., Tegretal	–
Celecoxib	Celecoxib Ratiopharm	Celebrex, Celecoxib Hexal, AL, beta, Heumann
Citalopram	Citalopram Ratiopharm	Citalopram Hexal, Cipramil
Dexibuprofen	Dolomagon/Deltaran	–
Diclofenac	Diclo ct 50 mg; Voltaren Resinat, dispers, retard	Diclac ret. 100 mg, Voltaren Tabl.
Duloxetin	Cymbalta, Duloxetin beta, Duloxalta	–

◘ Tab. 8.26 (Fortsetzung)

Substanz	Laktosefrei	Laktosehaltig
Escitalopram	Cipralex, Escitalopram AbZ	Escitalopram Hexal
Etoricoxib	Arcoxia	–
Gabapentin	Gabapentin Desitin/ Heumnan, Hexal/Neurax/ Ratiopharm	Gabapentin Aaa/ AWD/CT, Neurontin
Hydromorphon	Palladon Retardkaps.	Palladon Kps. 1,3, 2,6 mg, Jurnista
Ibuprofen	Ibuprofen kd/Abz/Atid/ Heumann/Sandoz/Stada	–
Indometacin	Indomet Ratio Supp	Indometacin AL, Indomet Ratio
Ketoprofen	Gabrilen N i.m.	Gabrilen N Kps
Mirtazapin	Mirtazapin CT Schmelz-tabl.	Mirtazapin CT/Abz/ Actavis
Morphin	Oramorph	Sevredol, MST Mundipharma, M-Stada
Naloxegol	Moventig	–
Naproxen	Naproxen CT/Stada	Naproxen AL/Hexal
Novaminsulfon	Novaminsulfon Ratio-pharm, Novalgin	Novaminsulfon Lichtenstein
Oxcarbazepin	Oxcarbazepin Hexal, CT, Apydan extent	Oxcarbazepin Teva
Oxycodon	Oxycodon, Oxycodon-HCl beta	Oxygesic ret., Targin
Pantoprazol	Pantozol, Pantoprazol AL/ Acis	–

◘ Tab. 8.26   (Fortsetzung)

Substanz	Laktosefrei	Laktosehaltig
Polyethylen-glycol	Macrogol	–
Paracetamol	Paracetamol CT/Ratio-pharm/Stada	–
Prednisolon	Rectodelt Supp	Prednisolon Tbl., Urbason Tbl., Solu-Decortin H
Pregabalin	Pregabalin Kps.	Lyrica Kps., Lyrica-Lösung
Sertalin	Sertralin Hexal, Sandoz, beta	Sertralin AbZ
Tapentadol	Palexia Lösung	Palexia
Tilidin/Naloxon	Tilidin Tropfen, Tilidin AL Comp ret.	Tilidin Hexal Comp, Valoron Tabl.
Tizanidin	–	Sirdalud, Tizanidin Teva
Tolperison	–	Mydocalm, Tolperison Neurax/Stada/Hexal
Tramadol	Tramal Kps.	Tramal retard
Zolpidem	–	Zolpidem
Zopiclon	–	Zopiclon Ct/Heumann

8.10 Schmerztherapie bei Histaminintoleranz

- **Allgemeines**

Die Histaminintoleranz entsteht durch ein Ungleichgewicht zwischen anfallendem Histamin und Histaminabbau. Das wichtigste Enzym für den Histaminabbau ist die Diaminooxidase (DAO). Nach Aufnahme histaminreicher Nahrungsmittel bzw. histaminfreisetzender Medikamente bei gleichzeitiger Einnahme DAO-blockierender Medikamente kommt es zu Symptomen eines Histaminüberschuss, wie z. B. Urtikaria, Juckreiz, Flushsymptomatik, Hypotension, Arrhythmie, Asthma, Kopfschmerzen, Übelkeit und Bauchschmerzen.

☐ Tab. 8.27 gibt eine Übersicht der Medikamente in der Schmerztherapie, die bei Histaminintoleranz eingesetzt bzw. vermieden werden sollten.

☐ **Tab. 8.27** Histaminintoleranz in der Schmerztherapie

Wirkstoff	Präparat	Bei Histaminintoleranz einsetzbar
Acetylsalicylsäure	*Aspirin, ASS*	*Nein*
Amitriptylin	*Saroten, Amineurin*	*Nein*
Bupivacain	Carbostesin	Ja
Buprenorphin	Temgesic, Norspan	Ja
Celecoxib	Celebrex	Ja
Codein	*Codicaps*	*Nein*
Dexketoprofen	*Sympal*	*(Nein)*
Diazepam	*Valium*	*Nein*
Diclofenac	*Voltaren*	*Nein*
Etoricoxib	Arcoxia	(Ja)

◘ Tab. 8.27 (Fortsetzung)

Wirkstoff	Präparat	Bei Histaminintoleranz einsetzbar
Fentanyl	Actiq, Durogesic	Ja
Flunitrazepam	Rohypnol	Ja
Gabapentin	Neurontin	(Ja)
Haloperidol	*Haldol*	*Nein*
Hydromorphon	Palladon	Ja
Ibuprofen	Nurofen	Ja
Indometacin	*Indomet*	*Nein*
Ketamin	Ketanest	Ja
Ketoprofen	*Gabrilen, Spondylon*	*Nein*
Lidocain	*Xylocain*	*Nein*
Mepivacain	Scandicain	Ja
Methadon	Methaddict	Ja
Metoclopramid	*MCP*	*Nein*
Midazolam	Dormicum	Ja
Morphin	*Capros, MST*	*Nein*
Naproxen	*Mobilat, Proxen*	*Nein*
Novaminsulfon	*Novalgin, Metamizol*	*Nein*
Oxycodon	Targin	Ja
Paracetamol	Ben-u-ron	Ja
Parecoxib	Dynastat	(Ja)
Pethidin	*Dolantin*	*Nein*
Pregabalin	Lyrica	(Ja)
Prilocain	*Xylonest*	*Nein*

▣ Tab. 8.27   (Fortsetzung)

Wirkstoff	Präparat	Bei Histaminintoleranz einsetzbar
Procain	*Hewedolor*	*Nein*
Propofol	Disoprivan	Ja
Remifentanil	Ultiva	Ja
Ropivacain	Naropin	Ja
Sufentanil	Sufenta	Ja
Tilidin/Naloxon	Valoron	(Ja)
Tramadol	Tramal	Ja

Für die in Klammern gesetzten Aussagen wurden keine sicheren Literaturstellen gefunden.
Kursiv dargestellte Substanzen sollten bei Histaminintoleranz nicht gegeben werden

Literatur

Brkovic T (2018) Risk factores associated with pain on chronic intermittent hemodialysis: A systemativ review. Pain Pract 18: 247–268

Hartmann B et al. (2010) Arzneimitteltherapie bei Patienten mit chronischem Nierenversagen. Dtsch Arztebl Int 107: 647–656

Gloth FM et al. (2001) The Functional Pain Scale: reliability, validity and responsiveness in an elderly population. J Am Med Dir Assoc 2: 110–114

Jarisch R (2004) Histamin-Intoleranz, Thieme, Stuttgart

Kaye AD et al. (2010) Pain Management in Elderly Population. Ochsener J 10: 179–187

Ray L et al. (2011) Mechanisms of association between obesity and chronic pain in the elderly. Pain 152: 53–59

Maintz L et al. (2006) Die verschiedenen Gesichter der Histaminintoleranz. Dtsch Arztebl 103: A3477–3483

McVinnie DS (2013) Obesity and Pain. Br J Pain 7: 163–170

Parmar MS (2009) Exacerbation of asthma secondary to fentanyl transdermal patch. BMJ Case Rep pii: bcr10.2008.1062. doi: 10.1136/bcr.10.2008.1062.

Zdziarski LA et al. (2015) Chronic pain management in the obese patient: a focused review of key challenges and potential exercise solutions. J Pain Res 8: 63–77

Empfehlenswerte Websites

www.embryotox.de
www.histaminintoleranz.ch: Schweizerische Interessengemeinschaft Histamin-intoleranz (SIGHI)
www.perinatalweb.org

Abhängigkeit und Schmerztherapie

© Springer-Verlag GmbH Deutschland,
ein Teil von Springer Nature 2019
H. Taghizadeh, J. Benrath, *Pocket Guide Schmerztherapie*
https://doi.org/10.1007/978-3-662-55156-1_9

9.1   Schädlicher Gebrauch, Abhängigkeit, Sucht, Toleranz

■   **Allgemeines**

Sucht und Abhängigkeit werden fälschlicherweise häufig synonym verwendet. Der Begriff „Sucht" ist jedoch veraltet und definiert sowohl ein substanzbezogenes als auch substanzunabhängiges Abhängigkeitsverhalten (psychische und/oder physische Abhängigkeit). Zudem besteht eine stark negative Konnotation, die häufig eine Abwehrhaltung und Ablehnung bei Patienten erzeugen kann. Die ICD-10 unterscheidet:

━   akute Intoxikation („akuter Rausch"),

━   schädlichen Gebrauch („Missbrauch", der zu ersten physischen und psychischen Schäden geführt hat),

━   Abhängigkeitssyndrom und

━   Entzugssyndrom.

Abhängigkeit wird anhand der ICD-10-Kriterien als das gleichzeitige Vorhandensein von mindestens 3 von 6 Kriterien in den letzten 12 Monaten definiert (Kriterien ▶ Abschn. 9.1.2).

❯❯ Das wichtigste Kriterium einer vorhandenen „Suchterkrankung" ist das sog. „Craving", dessen Intensität einen entscheidenden prognostischen Faktor darstellt.

Grundsätzlich gilt, Schmerztherapie und Abhängigkeitsbehandlung nebeneinander aber nicht durcheinander zu betreiben. Die Medikamente zur Schmerztherapie sind für die gleichzeitige Behandlung von Abhängigkeitsbehandlung nicht immer geeignet bzw. ausreichend. Es empfiehlt sich, frühzeitig suchtmedizinische Experten und Psychiater in den Behandlungsprozess einzubeziehen, um unnötige Komplikationen und Belastungen für Patienten und das betreuende ärztliche und Pflegepersonal zu vermeiden.

Folgende Empfehlungen sollten zur erfolgreichen Gestaltung der Schmerztherapie bei Patienten mit aktuellen oder zurückliegenden Abhängigkeitserkrankungen befolgt werden:

- Die Identifikation von Patienten mit einem erhöhten Risiko von Abhängigkeit wird zur Beginn jeder Opioidtherapie empfohlen. Dazu kann der sog. SOAPP (Screener and Opioid Assessment for Patients with Pain)-Fragebogen verwendet werden.
- Patienten mit Abhängigkeitserkrankungen sollten wertneutral betrachtet und behandelt werden. Sie können und werden, unabhängig von oder in Zusammenhang mit ihrer Suchterkrankung, akute und chronische Schmerzen erleiden. Letztere sind sogar, im Vergleich zur Allgemeinbevölkerung, viel häufiger vorzufinden.
- Die Therapie chronischer Schmerzen bei Patienten mit fortgesetztem Substanzabusus kann nur gelingen, wenn eine gleichzeitige Substitutionstherapie begonnen und der Beikonsum beendet wird. Dies ist häufig nur im Rahmen eines stationären Aufenthalts zu bewerkstelligen.
- Die gleichzeitige Gabe von retardierten Opioiden und Substitutionsmittel birgt keine Möglichkeit eines Euphoriezustands!
- Alle Patienten sollten anhand eines Fragebogens über den Konsum potenzieller Suchtmittel (Alkohol, Benzodiazepine, Opioide, Drogen) befragt werden (z. B. CAGE, Cut down, Annoyed, Guilty, Eye-opener-Fragebogen bei Alkoholabusus).

- Die Umrechnung des Substitutionsmittels in Morphinäquivalenz und die orale/subkutane/intravenöse Gabe als Opioide wird aufgrund der sehr unsicheren Äquipotenz (v. a. von Methadon und Polamidon) nicht empfohlen.
- Die nichtpharmakologischen Interventionen (wie z. B. TENS) nehmen einen wichtigen Platz im Rahmen eines Gesamttherapiekonzepts ein.
- Pharmakologische Interventionen wie die intravenöse Gabe von Ketamin, Clonidin, Dexmedetomidin und Lidocain sollten möglichst frühzeitig in Betracht gezogen werden.
- Der Einsatz von Regionalanästhesieverfahren ist bei Suchtpatienten sinnvoll.
- Die Möglichkeit einer opioidinduzierten Hyperalgesie und die Reduktion einer hochdosierten Opioidtherapie muss immer als Option in Betracht gezogen werden.
- Eine psychiatrisch-psychologische Mitbehandlung ist eminent wichtig. Suchtpatienten sind häufig koinzident im Sinne einer PTSD und/oder Persönlichkeitsstörungen (an häufigsten Borderline-Persönlichkeitsstörung) erkrankt, die unbehandelt dem Erfolg der Schmerztherapie im Wege stehen.
- Nicht zuletzt sollte jede Schmerztherapie mit Medikamenten, die ein Abhängigkeitspotenzial besitzen, nach den in ◨ Tab. 9.1 dargestellten 4 Kriterien überwacht werden:

9.1.1 Toleranz

Toleranz wird als Reduktion der pharmakologischen Antwort auf eine definierte Dosis einer Substanz beschrieben. Toleranz ist ein natürliches Phänomen und darf daher nicht als Hinweis auf Abhängigkeit missdeutet werden.

> ◼ **Tab. 9.1**   4 A's zur Beurteilung der Effektivität einer Schmerz-
> therapie mit Medikamenten mit Abhängigkeitspotenzial

Analgesie	Ausmaß des analgetischen Effekts (nicht alleiniges Effektivitätskriterium)
Alltagsaktivitäten	Zunahme der körperlichen Aktivitäten, sozialen Kontakte, emotionalen und familiären Bindungen/Interaktionen
Adverse side effects	Art und Schwere der aufgetretenen Nebenwirkungen (z. B. Sedierung, Obstipation, Übelkeit, etc.)
Aberrant drug-related behaviors	Nichtcompliance in Bezug auf Einnahmeart und -dosierung des verordneten Präparats (Selbstmedikation), Medikamentenhorten, Aufsuchen mehrerer Therapeuten, etc.

9.1.2 Abhängigkeit

Die Abhängigkeit ist substanzbezogen und wird dann (nach ICD-10) diagnostiziert, wenn gleichzeitig mindestens 3 der folgenden 6 Kriterien über einen Zeitraum von einem Jahr erfüllt sind.

> **Diagnosekriterien der Abhängigkeit (ICD-10)**
> 1. Starker Wunsch oder eine Art Zwang, eine Substanz zu konsumieren („craving")
> 2. Verminderte Kontrollfähigkeit (hinsichtlich Beginn, Beendigung und Menge des Substanzkonsums)
> 3. Körperliches Entzugssymptome
> 4. Toleranz, d. h. Dosiserhöhung ist notwendig, um die gewünschte Wirkung zu erreichen

5. Fortschreitende Vernachlässigung anderer Vergnügungen oder Interessen zugunsten des Substanzkonsums, erhöhter Zeitaufwand zum Substanzkonsum oder sich von den Folgen zu erholen
6. Anhaltender Substanzkonsum trotz Nachweis, schädlicher Folgen (körperlich und psychisch)

Zu den Kriterien der **physischen Abhängigkeit** gehören:
- Entwicklung einer Toleranz,
- Entzugserscheinungen beim Absetzen der Substanz,
- Einnahme der Substanz, um das Auftreten von Entzugserscheinungen zu verhindern.

Die **psychische Abhängigkeit** hat folgende Merkmale:
- Sehr starkes Verlangen eine Substanz zu konsumieren, mit dem Ziel positive Empfindungen herbeizuführen oder unangenehme zu vermeiden.
- Kontrollverlust über den Beginn und das Ende eines Konsums,
- Alltag und Lebensstill auf Möglichkeiten und Gegebenheiten zum Substanzkonsum hin ausgerichtet,
- Soziale, familiäre und berufliche Interessen werden vernachlässigt,
- Konsum wird trotz schädlicher Folgen fortgesetzt,
- Verstöße gegen gesellschaftliche Normen, z. B. Alkoholkonsum am Morgen, werden in Kauf genommen.

9.1.3 Pseudoabhängigkeit

Beschreibt das Verhaltensmuster, bei dem der schmerztherapeutisch unterversorgte Patient, wiederholt nach Analgetika fragt, seine Beschwerden stärker und intensiver darstellt, in kurzem

Abstand mehrere Ärzte aufsucht oder auf Alkohol und andere (sedierende) Substanzen zurückgreift, um eine ausreichende analgetische Therapie zu erhalten.

9.1.4 Schädlicher Gebrauch (Missbrauch)

Anhaltender oder wiederholter Gebrauch von Substanzen, die eine tatsächliche Schädigung der psychischen oder physischen Gesundheit (z. B. Alkoholgastritis, Zirrhose) über einem Zeitraum von mindestens 1 Jahr. Der Patient ist nicht in der Lage bzw. willens trotz Warnungen den Konsum zu beenden. Bei nicht psychotropen Substanzen (wie z. B. Laxanzien, Steroide und Hormone) entwickeln sich – trotz starken Verlangens nach der Substanz – keine Abhängigkeit bzw. Entzugssymptome.

9.1.5 Sucht

Sucht ist ein veralteter Begriff und wurde aufgrund seiner vielseitigen sprachlichen Anwendungen und der negativen Konnotation von der WHO durch den Begriff Abhängigkeit ersetzt. Sucht wird, im Gegensatz zu Abhängigkeit, nicht substanzbezogen angewandt (z. B. Spielsucht) und umfasst daher Diagnosen, die auch unter dem Kapitel abnorme Gewohnheiten und Störungen der Impulskontrolle klassifiziert werden.

◼ **Tab. 9.2** Abhängigkeitspotenzial ausgewählter Opioide	
Hoch	Fentanyl (hohes Risiko bei Verwendung rasch freisetzender Applikationen), Morphin, Tramal (hohes Risiko bei nichtretardierten Präparaten), Oxycodon, Methadon
Mittel	Tilidin (retardierte Formen), Tapentadol
Gering	Buprenorphin (sehr geringes Risiko, kaum Hyperalgesie)

Das Abhängigkeitspotenzial der Opioide wird unterschiedlich bewertet, auch wenn die Evidenz für diese Beurteilung nicht immer ausreichend vorhanden ist (◨ Tab. 9.2).

9.1.6 Entzug und Entzugsbehandlung

■ **Symptome**

Opioid- und Drogenentzug lösen häufig Entzugssymptome aus (◨ Abb. 9.1):

> **Opioidentzugssymptome**
> — Unruhe und Nervosität, Agitation
> — Diarrhö
> — Übelkeit
> — Schwitzen
> — Niesen und Naselaufen
> — Wechsel von Kälte- und Wärmegefühl
> — Dysphorie (gedrückte und gereizte Stimmung)
> — Schlafstörungen
> — Gliederschmerzen, Muskelkrämpfe
> — Mydriasis
> — Angst, Depression

■ **Therapie**

Die effektivste Methode einen Entzug zu behandeln, ist die Gabe der gewöhnten Opioiddosierung oder eine Substitutionsbehandlung.

Medikamentös unterstützend wirken:
— **Clonidin**
    — 150–600 µg/d p.o., verteilt auf 2–3 Einzelgaben,
    — Maximaldosierung 900 µg/d (◨ Tab. 9.3).

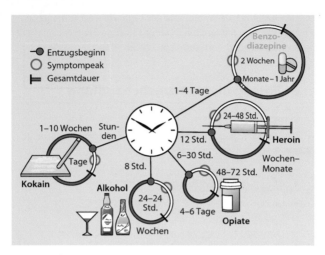

◘ Abb. 9.1   Zeitliche Darstellung des Entzugs (Mod. nach www.americanaddictioncenters.org)

◘ Tab. 9.3   Beispiel eines oralen Clonidin-Dosierungsschemas zur Behandlung bei moderatem bis schwerem Opioidentzug

Clonidin	Morgens	Mittags	Abends
Tag 1	150 µg	150 µg	150 µg
Tag 2	150–300 µg	150–300 µg	150–300 µg
Tag 3	150–300 µg	150–300 µg	150–300 µg
Tag 4	75 µg	75 µg	75 µg
Tag 5	75 µg	–	75 µg

- Voraussetzung ist, dass der systolische Blutdruck >100 mmHg und Herzfrequenz >60/min ist und nach einmaliger Gabe von 75 μg Clonidin p.o. nicht abfällt. Eine regelmäßige Kontrolle von Blutdruck und Puls während des gesamten Therapiezeitraums ist unabdingbar.
- **Dexmedetomidin** (z. B. Dexdor) 0,2–1,4 μg/kgKG/h i.v. zur Behandlung der sympathischen Überaktivität und der psychomimetischen Störungen bis hin zum Delir.
- **Metoprolol**, **Atenolol** zur symptomatischen Behandlung der vegetativen Hyperaktivität.
- **Tizanidin** 3×4–8 mg p.o./d zur symptomatischen Behandlung von Nervosität, Tremor und Craving. Off-Label-Use.
- **Baclofen** 10–60 mg p.o./d, beginnend mit 10 mg p.o. einmal täglich und Steigerung auf 3×20 mg p.o. bei Bedarf.
- **Trazodon** zur Behandlung der Schlaflosigkeit 50–100 mg p.o. zur Nacht, jedoch Off-Label-Use.
- **Prazosin** zur symptomatischen Behandlung der Blutdruckkrisen, 1 mg p.o. bis zu 3-mal täglich, langsame Dosissteigerung bis zu 6–15 mg/d.
- **Mirtazapin** 30 mg p.o./d, reduziert das Craving.
- **Venlafaxin** 300 mg/d p.o. zur Behandlung der begleitenden depressiven Symptomatik.
- **Haloperidol** zur symptomatischen Behandlung der psychotischen Symptomatik, umstrittene Anwendung!
- **Bupropion** 150–300 mg/d p.o., antidepressive Wirkung.

In ◘ Abb. 9.2 ist der zeitlicher Ablauf der Entzugssymptome bei Opioiden dargestellt.

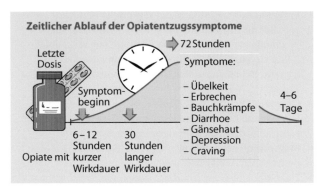

Abb. 9.2   Zeitlicher Ablauf der Opioidentzugssymptome (Mod. nach www.americanaddictioncenters.org)

9.2   Schmerztherapie bei opioidabhängigen/opioidtoleranten Patienten

- **Allgemeines**

Eine frühzeitige adäquate Schmerztherapie führt zu:
- kürzerer Aufenthaltsdauer im Krankenhaus,
- geringerem Komplikations- und Wiederaufnahmerisiko,
- größerer Compliance,
- niedrigem Rückfallrisiko.
- Suchtpatienten leiden häufig unter Schlafstörungen, sowohl als Ursache als auch als Folge einer nicht-adäquaten Schmerztherapie!
- Die Schmerztoleranzgrenze ist bei opioidabhängigen Patienten niedriger als bei opioidnativen.

Die Behandlung von chronischen und akuten Schmerzen bei Patienten mit Opioidtoleranz/-fehlgebrauch ist eine besondere Herausforderung und eine anspruchsvolle Aufgabe. Sie kann gelingen, wenn:

- Ein multidisziplinärer Ansatz gewählt wird, in dem die psychologische Betreuung eine herausragende Rolle spielt.
- Analgetika nach einem Therapieplan gegeben werden und deren Effektivität in Zusammenarbeit mit dem Pflegepersonal und Bezugspersonen beurteilt wird.
- Das Hauptaugenmerk auf einer funktionellen Rehabilitation und weniger auf subjektiven Schmerzskalen liegt.
- Die Indikation zur Anwendung von Regionalanästhesieverfahren großzügig gestellt wird.
- Patientenkontrollierte Analgesieverfahren bei entsprechender Indikation zum Einsatz kommen.

- **Therapie**
- **Medikamentöse Therapie**
- Eine Opioidtherapie ist häufig unumgänglich. Die erforderliche Dosierung richtet sich nicht nur nach dem vorherigen Gebrauch.
- Bei Patienten unter der Therapie mit Langzeitopioiden, z. B. Methadon oder transdermalem Fentanyl-Pflaster, soll die bestehende Dauertherapie möglichst weitergeführt oder frühzeitig nach einem operativen Eingriff wiederaufgenommen werden. Der Gesamtbedarf an Analgetika ist bei opioidtoleranten/-abhängigen Patienten deutlich höher, wird jedoch häufig unterschätzt und führt in logischer Konsequenz zu einer Unterversorgung.
- Opioidretardpräparate sollen als Basisanalgetika verwendet werden.
- Da das Phänomen der Opioidinduzierten Hyperalgesie in diesem Patientenkollektiv besonders häufig vorzufinden ist, sollte die Reduktion der hochdosierten Opioidtherapie immer als eine mögliche Therapieoption in Betracht gezogen werden.
- Die Anwendung von **Nichtopioidanalgetika**, insbesondere NSAR, Paracetamol und Metamizol in ausreichender Dosierung, ist von elementarer Bedeutung.

— **S-Ketamin** in niedriger Dosierung (0,1 mg/kgKG/h i.v.)
  wirkt analgetisch und opioidsparend.
— **Clonidin** in niedriger Dosierung kann ebenfalls zum Einsatz kommen
— **Trizyklische Antidepressiva,** wie z. B. Doxepin oder
  Amitriptylin, sind zur Behandlung von Schlafstörungen
  einzusetzen.
— **Antikonvulsiva,** z. B. Gabapentin 1200 mg oder Pregabalin
  300–600 mg einmalig präoperativ p.o., können opioidsparend wirken. Eine zweite Dosis Pregabalin sollte zur
  Potenzierung des analgetischen Effektes ggf. nach 12 Stunden gegeben werden.
— Der Einsatz von Kortikosteroiden als Koanalgetika ist
  ebenfalls sinnvoll.

■■ Nichtmedikamentöse Therapie
— Physikalische Therapie, TENS, Lagerungsmaßnahmen,
— Physiotherapie.

9.3   Schmerztherapie bei substituierten Patienten

9.3.1   Methadon

— Die Kombination mit anderen Opioiden ist möglich, lediglich die gleichzeitige Gabe von Tramal wird nicht empfohlen wegen QT-Zeit-Verlängerung.
— Die äquianalgetische Potenz von Methadon ist schwer zu
  berechnen. Empfohlen wird, die Substitutionsdosis unverändert zu belassen und die analgetische Medikation zusätzlich zu verabreichen. Sollte die Analgesie ebenfalls mit
  Methadon erfolgen, so muss diese in 3–4 Einzelgaben
  verteilt gegeben werden (analgetische Wirkung ca.
  6–8 Stunden)

- Das Risiko einer letalen Überdosierung besteht in der Eindosierungsphase (üblicherweise 3–4 Wochen).
- Vorsicht vor vielen Wechselwirkungen. Zu beachten ist insbesondere die QT-Verlängerung!
- Bei Rotation von bzw. zu Methadon sollte die dosisabhängige Äquipotenz zu Morphin (1:2 bis 1:20!) beachtet werden (▶ Kap. 2, ▶ Tab. 2.1) Besondere Vorsicht ist bei Umstellung der Schmerzmedikation auf Methadon geboten.

9.3.2 **L-Methadon (Polamidon)**

- Geringere Entzugssymptomatik,
- weniger Wechselwirkungen.

9.3.3 **Buprenorphin**

- Die Kombination mit anderen Opioiden ist möglich und sinnvoll.
- Der Einsatz von PCA-Verfahren, z. B. mit Piritramid oder Morphin, unter laufender Substitution mit Buprenorphin ist möglich.
- Die Anwendung von Buprenorphin zur Therapie akuter Schmerzen, z. B. als Temgesic, ist soweit verfügbar ebenfalls sinnvoll.

- **Therapie**
- Beginn bzw. Weiterführung der Substitution,
- Nichtopioidanalgetika (NSAR, COX-2-Hemmer, Novaminsulfon, Paracetamol),
- S-Ketamin,
- Clonidin,
- psychologische Betreuung,
- psychiatrisch-/suchtmedizinisches Konsil.

◘ Tab. 9.4 listet die häufigsten Falschannahmen und deren Richtigstellung in der Schmerztherapie bei substituierten Patienten auf.

◘ **Tab. 9.4** Falschannahmen in der Schmerztherapie bei substituierten Patienten

Falsch	Wahr
Substitutionsmittel sind ausreichend analgetisch wirksam	Dauer der Entzugsbehandlung durch Methadon/Buprenorphin 24–48 Stunden, Analgesiedauer 4–8 Stunden! Durch Toleranzentwicklung höherer Analgesiebedarf!
Additive Wirkung der Substitutionsmittel und Opioide führt zur Atemdepression	Toleranzentwicklung, akute Schmerzen verhindern Atemdepression. Buprenorphin hat einen Plateaueffekt für Atemdepression
Buprenorphinsubstituierte dürfen keine reine Opioid-Agonisten erhalten	Kombination Buprenorphin und Morphin, Fentanyl oder Sufentanil unproblematisch
Opioide bergen Suchtgefahr bei abstinenten und substituierten Drogenabhängigen	Keine Evidenz! Das Gegenteil ist wahrscheinlicher!
Schmerzangabe ist eine Strategie des Abhängigen, um an Opioide heranzukommen	Schmerz ist subjektiv; reduzierte Schmerztoleranz bzw. höherer Analgesiebedarf bei Opioidabhängigen!
PCA-Systeme sind bei Drogen-/Opioidabhängigen kontraindiziert	Die Nutzung von PCA wird eher empfohlen, benötigte Dosierungen sind höher zu wählen, die Sperrintervalle eher kürzer! (▶ Abschn. 9.5)

9.4 Schmerztherapie bei opioid-/ drogenabstinenten Patienten

- ■ **Allgemeines**
- ▬ Es existiert keine Evidenz, dass die Gabe von Opioiden bei abstinenten Patienten zu einem Rückfall führen könnte. Vielmehr birgt das Vorenthalten einer ausreichenden Analgesie das Risiko von Pseudoabhängigkeit und begünstigt durch erhöhten Stress das Rückfallrisiko.
- ▬ Interventionelle Schmerztherapieverfahren sind besonders zur Therapie von akuten Schmerzzuständen/Schmerzexazerbationen geeignet.
- ▬ Trizyklische Antidepressiva, z. B. Doxepin (25–100 mg p.o.) können als Zusatzmedikation bei chronischen Schmerzen zum Einsatz kommen.

9.5 Patientenkontrollierte Analgesie bei Sucht/Abhängigkeit

Die Anwendung von PCA-Verfahren bei Patienten mit Suchterkrankung bzw. chronischer Opioidtherapie wird kontrovers diskutiert. Grundsätzlich gilt, dass der Einsatz einer PCA bei dieser Patientengruppe nicht kontraindiziert ist. Entscheidend ist eher, wann und wie lange das Verfahren zum Einsatz kommt. Des Weiteren ist häufig, im Gegensatz zu den anderen Patientengruppen, eine kontinuierliche Gabe von Opioiden zur Basisanalgesie notwendig und eine kontinuierliche intensivere Überwachung der respiratorischen und der kardiovaskulären Parameter unabdingbar.

Folgende Aspekte sollten bei der Anwendung von PCA-Systemen beachtet werden:

- ▬ Das Auftreten eines Entzugs soll, wenn möglich, durch die Weitergabe der bisherigen Opioidmedikation verhindert werden.

— Die Bolusmenge sollte ca. 25–50 % des bisherigen Opioid-
  stundenbedarfs betragen.
— Das Bolusintervall darf nicht zu lang sein (5 bis maximal
  10 min).
— Die Kontinuierliche intravenöse Applikation der Opioid-
  dauermedikation/Substitutionsdosis kann alternativ für
  eine Zeit lang gewählt werden.
— Bei Opioidrotation sollte eine 25–50 %ige Reduktion des
  Zielopioids in Betracht gezogen werden (**Cave** bei
  Umstellung zu Methadon!).
— Sobald eine orale Medikamentenaufnahme wieder möglich
  ist, sollte die bisher gegebene Opioidmenge als Retardprä-
  parat oral weitergegeben werden.
— Dosisfindung und Therapieerfolg erfordern wiederholte
  Evaluation der gewählten Medikamente und deren Dosierung anhand der Schmerzstärke, des Schmerzmittelver-
  brauchs und eventuell aufgetretener Nebenwirkungen.

Die am häufigsten eingesetzten Medikamente zur postoperativen Schmerztherapie mittels PCA sind: Piritramid und Morphin. Bei den Patienten mit chronischen Schmerzen können
aber auch Hydromorphon und Fentanyl eingesetzt werden.

Nachfolgend sind zwei Beispiele für die Umstellung der präoperativen Therapie auf patientenkontrollierte Analgesie in der
postoperativen Phase (üblicherweise 48–72 Stunden) aufgezählt.

- **Beispiel 1**
— Opioidgewöhnter Patient, bisherige Therapie: Morphin ret.
  2×150 mg p.o.
— Notfalllaparotomie bei akutem Abdomen.
— Postoperative PCA-Einstellung:
    — Morphin 300 mg/d p.o.= 100 mg/d i.v.= ca. 4 mg/h i.v.,
      Bolus: 50 % der Stundendosis, daher Einstellung:
    — Bolus 2 mg, Basalrate 4 mg/h, Sperrintervall 5 min.

- **Beispiel 2**
- Methadonsubstituierter Patient, 100 mg/d p.o.
- Großer chirurgischer Eingriff, postoperativ parenterale Ernährung über mehrere Tage.
- Postoperative PCA-Einstellung:
  - Methadon 100 mg/d p.o.= Morphin 300 mg/d p.o. =100 mg/d i.v., 50 %ige-Reduktion bei Opioidrotation, daher Einstellung:
  - Bolus 1 mg, Basalrate 2 mg/h, Sperrintervall 5 min.

Literatur

Butler SF et al. (2008) Validation of the Revised Screener and Opioid assessment for Patients with Pain (SAPP-R). J Pain 9: 360–372

Cheatle MD (2011) Opioid therapy in patients with chronic noncancer pain: Diagnostic and clinical challenges. Adv Psychosom Med 30: 61–91

Cheatle M et al. (2014) Treating pain in addicted patients: Recommendations from an expert panel. Popul Health Manag 17: 79–89

Dumas EO (2008) Opioid Tolerance Development: A Pharmacokoinetik/Pharmaco-dynamic Perspective. AAPS J 10: 537

Ewing JA (1998) Screening for alcoholism using CAGE. Cut down, Annoyed, Guilty, Eye opener. JAMA 280:1904–1905

Grant MS et al. (2007) Acute Pain Management in Hospitalized Patients with Current Opioid Abuse. Medscape eJournal 1. https://www.medscape.com/view article/557043 (Letzter Zugriff: 23.05.2018)

Kleber HD et al. (2006) Treatment of patients with substance use disorder. Am J Psychiatry 163: 5–82

Prater CD et al. (2002) Successful pain management for the recovering addicted patient. Prim Care Companion J Clin Psychiatry 4: 125–131

Prince V (2011) Pain Management in Patients with Substance-Use Disorder. PSAP-VII Book 5 (Chronic Illnesses) https://www.accp.com/docs/bookstore/psap/p7b05. sample03.pdf (Letzter Zugriff: 23.05.2018)

Wang H et al. (2010) Veränderte Schmerzschwellen während und nach Opioident-zug bei Patienten mit chronischen Rückenschmerzen. Schmerz 24: 257–261

Woods PJ et al. (2008) Improve pain management in patients with substance abuse. Nurs Crit Care 3: 19–27

Chronisches Schmerzsyndrom

© Springer-Verlag GmbH Deutschland,
ein Teil von Springer Nature 2019
H. Taghizadeh, J. Benrath, *Pocket Guide Schmerztherapie*
https://doi.org/10.1007/978-3-662-55156-1_10

■ **Allgemeines**

Chronische Schmerzen werden mittlerweile als eine eigenständige Krankheit betrachtet. Die Voraussetzung zur Diagnosestellung sind:

— Ein Schmerz, der mindestens 6 Monate anhält oder der länger anhält als es der Heilungsprozess vermuten lässt,

— der seine Leit- und Warnfunktion verloren hat,

— der in den Mittelpunkt des Denkens und Handelns gestellt wird und

— der zu psychopathologischen Veränderungen führt.

Chronische Schmerzen sind assoziiert oder werden durch folgende psychiatrische Komorbiditäten oder Zustände verstärkt:

— Depression,

— Angst,

— Somatisierungsstörung,

— physische und sexuelle Gewalterfahrungen und/oder Missbrauch,

— Drogenmissbrauch/-abhängigkeit,

— familiäre, Beziehungs- oder sexuelle Probleme.

Die Deutsche Schmerzgesellschaft hat folgende Kriterien für die Diagnose einer „Chronischen Schmerzstörung mit somatischen und psychischen Faktoren" (F45.41) definiert (■ Abb. 10.1).

Hauptkriterien:

☐ **Mindestens 6 Monate bestehende Schmerzen**

☐ **Ursprünglich auslösender somatischer Faktor diagnostiziert und identifiziert und entspricht einem bekannten Krankheitsbild**

☐ **Ausschluss** von absichtlich erzeugtem Schmerz, vorgetäuschter Störung oder Simulation, Schmerz ausschließlich im Rahmen einer affektiven Angst-, Somatisierungs- oder psychotischen Störung

☐ **Psychische Faktoren mit wesentlicher Bedeutung für Schweregrad, Exazerbation und Aufrechterhaltung (mind. 2 Bereiche erfüllt)**

☐ **Stress und Belastungssituationen**

☐ **Verhalten aufgrund schmerzbezogener Angst** (z. B. Passivität, Schon- und Fehlhaltungen, Durchhaltestrategien)

☐ **Maladaptive Kognitionen** (z. B. gedankliche Einengung auf das Schmerzerleben, Durchhalteappelle, Katastrophisieren von Körperempfindungen und Krankheitsfolgen, Grübeln über schmerzassoziierte Inhalte, rigide Attribution der Ursachen auf organische Faktoren, Angstvermeidungs-Überzeugungen)

☐ **Emotionale Belastungen** (z. B. Verzweiflung, Demoralisierung)

☐ **Familiäre, soziale und existentielle Konsequenzen** (z. B. veränderte Rolle in der Familie, reduzierte Kontakte im Freundeskreis/sozialer Rückzug, Probleme im Beruf/Krankschreibung/Kündigung/vorzeitige Berentung, Beeinträchtigung in anderen Funktionsbereichen)

Alle vier der ersten Hauptkriterien sowie mind. zwei der folgenden vier psychischen Kriterien müssen erfüllt sein.

◼ **Abb. 10.1**   Kriterien für die ICD-Diagnose „F45.41" (Chronische Schmerzstörung mit somatischen und psychischen Faktoren)

Der Psychologe Richard Sternbach zählte 6 D's, die zu den Charakteristika des chronischen Schmerzsyndroms gehören können:

Sternbach's 6 D des chronischen Schmerzsyndroms
- Dramatisierung der Beschwerden
- Depression
- Dys- und Fehlfunktion
- Disability (Behinderung)
- Dependency (Medikamentenabhängigkeit)
- Drogen-/Medikamentenmissbrauch/-abusus

In der Bundesrepublik Deutschland leiden, lt. Aussage der Schmerzgesellschaften, ca. 12–15 Millionen Menschen an länger andauernden oder wiederkehrenden Schmerzen, wovon 4–5 Millionen stark beeinträchtigt sein sollen. Epidemiologische Studien mit wissenschaftlich gesicherten Aussagen über die Häufigkeit, Dauer und Intensität verschiedener Schmerzsyndrome wurden bis dato jedoch nicht durchgeführt.

Chronische Schmerzen verursachen jährliche Kosten in Höhe von 38 Milliarden Euro, wovon 28 Milliarden allein durch Arbeitsunfähigkeit entstehen.

Die häufigste zugrundeliegende Diagnose bei chronischen Schmerzen ist der chronischer Rückenschmerz. Ca. 60 % aller Patienten, die länger als 6 Monate wegen Rückenschmerzen krankgeschrieben waren, werden vorzeitig berentet. In ◘ Tab. 10.1 ist die Prävalenz chronischer Schmerzen nach Diagnosen aufgelistet.

- **Risikofaktoren für die Entwicklung chronischer Schmerzen**
- - **Beeinflussbare Faktoren**
- Der Schmerz per se ist ein Risikofaktor. Starke, akute Schmerzen in einer oder mehrerer Körperregionen, bzw. chronische Schmerzen an einer anderen Körperstelle, stellen den wichtigsten Risikofaktor für die Entwicklung chronischer Schmerzen dar.

◻ Tab. 10.1   Prävalenz chronischer Schmerzen in der europäischen erwachsenen Allgemeinbevölkerung. (Mod. nach Breivik 2006)

Diagnose	Prävalenz
Chronische Rückenschmerzen	23 %
Chronische Knieschmerzen	10–35 %
Chronifizierte postoperative Schmerzen	10–30 % (der operierten Patienten)
Neuropathische Schmerzen	7–8 %
Chronische Thoraxschmerzen	6 %
Chronische Kopfschmerzen	3–4 %
Postzosterneuralgie	2,6–7,2 % (der Patienten mit Herpes zoster)
Chronische funktionelle Bauschmerzen	2 %
Zentrale neuropathische Schmerzen	1–2 %
Fibromyalgiesyndrom	0,7–3,3 %
CRPS	0,2 %

- Psychische Faktoren, darunter Angst und Depressivität, Katastrophisierungs- und Somatisierungstendenzen.
- Multimorbidität bzw. Vorliegen chronischer Erkrankungen.
- Nikotinabusus, wird v. a. bei hohem Zigarettenkonsum vermutet.
- Adipositas: Sowohl aus mechanischen/funktionellen Gesichtspunkten, als auch aufgrund chronischer Begleiterkrankungen (häufig kardiovaskuläre Erkrankungen) wird eine Assoziation zwischen Adipositas und der Entwicklung chronischer Schmerzen vermutet.
- Schlafmangel und -störungen sind Risikofaktoren für chronische Schmerzen und Depressivität.
- Arbeitsplatzfaktoren: Einschränkung der Arbeitsfähigkeit und Arbeitslosigkeit sind prädisponierende Faktoren,

ebenso wie Stress am Arbeitsplatz und Angst vor Arbeitsplatzverlust.

— Mangelnde körperliche Aktivität.

■■ Unbeeinflussbare Faktoren

— Alter,
— weibliches Geschlecht,
— ethnisch-kulturelle Faktoren,
— sozioökonomischer Hintergrund, mangelnder sozialer Rückhalt,
— Traumata, Operationen: Unter den operativen Eingriffen sind die höchsten Chronifizierungstendenzen nach Amputationen, Thorakotomien, Mastektomien und Leistenhernienoperationen vorzufinden.
— Gewalterfahrungen, Missbrauchsanamnese,
— sekundärer Krankheitsgewinn.

Literatur

Breivik H et al. (2006) Survey of chronic pain in Europe: Prevalence, impact on daily life, and treatment. Eur J Pain 10: 287–333

Burns LC et al. (2015) Pain catastrophizing as a risk factor for chronic pain after total knee arthroplasty: a systematic review. J Pain Res 5: 21–32

Cohen SP et al (2013), Epidural steroids: A comprehensive, evidence-based review. Reg Anesth Pain Med 38: 175–200

Peacock S, Patel S (2008) Cultural Influences on Pain. Rev Pain 1: 6–9

Sing MK (2018) Chronic Pain Syndrom. https://emedicine.medscape.com/article/310834-overview (Letzter Zugriff: 15.05.2018)

Sternbach RA (1977) Psychological aspects of chronic pain. Clin Orthop Rel Res 129: 150–155

Van Hecke O et al. (2013) Chronic Pain epidemiology and ist clincal relevance. Br J Anesth 111: 13–18

White CL et al. (1997) Predictors of the development of chronic pain. Res Nurs Health 20: 319–318

Somatoforme Schmerzstörung

© Springer-Verlag GmbH Deutschland,
ein Teil von Springer Nature 2019
H. Taghizadeh, J. Benrath, *Pocket Guide Schmerztherapie*
https://doi.org/10.1007/978-3-662-55156-1_11

- **Allgemeines**
- Patienten mit somatoformer Schmerzstörung berichten über körperliche Beschwerden, die nicht hinreichend somatisch erklärt werden können. Diese basieren auf ein häufig nicht bewusstes Verlagern seelischer Probleme auf die Ebene somatischer Symptome.
- Der Schlüssel zur Diagnose besteht in einer erweiterten psychosozialen Anamneseerhebung, der das bio-psycho-soziale Krankheitsmodell zugrunde liegt.
- Die Beschwerden der Patienten müssen trotz oder gerade wegen ihres psychischen Ursprungs sehr ernst genommen werden. Nicht-Ernstnehmen, Entwerten oder Wegschicken sind genauso zu vermeiden wie die reflexhafte Anordnung unnötiger Untersuchungen.
- Die Therapie der Wahl ist die Psychotherapie . Die Motivationsförderung durch den Erstbehandler und nicht erst durch den Schmerztherapeuten ist besonders wichtig und hilfreich.

Die Arzt-Patient-Interaktion bei somatoforme Schmerzstörungen gestaltet sich bisweilen problematisch und bedarf einer besonderen Würdigung. Diese schwierige Wechselbeziehung und Vorgehensweisen zur deren Entlastung sind in ◘ Abb. 11.1 schematisch dargestellt.

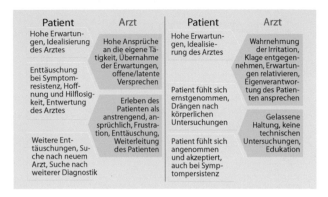

Patient	Arzt	Patient	Arzt
Hohe Erwartungen, Idealisierung des Arztes	Hohe Ansprüche an die eigene Tätigkeit, Übernahme der Erwartungen, offene/latente Versprechen	Hohe Erwartungen, Idealisierung des Arztes	Wahrnehmung der Irritation, Klage entgegennehmen, Erwartungen relativieren, Eigenverantwortung des Patienten ansprechen
Enttäuschung bei Symptomresistenz, Hoffnung und Hilflosigkeit, Entwertung des Arztes	Erleben des Patienten als anstrengend, ansprüchlich, Frustration, Enttäuschung, Weiterleitung des Patienten	Patient fühlt sich ernstgenommen, Drängen nach körperlichen Untersuchungen	Gelassene Haltung, keine technischen Untersuchungen, Edukation
Weitere Enttäuschungen, Suche nach neuem Arzt, Suche nach weiterer Diagnostik		Patient fühlt sich angenommen und akzeptiert, auch bei Symptompersistenz	

◻ **Abb. 11.1**   Darstellung der Wechselbeziehung zwischen Arzt und Patient und Strategien zur Entlastung. (Mod. nach Sauer u. Eich 2009)

11.1   Somatisierungsstörung

- **Allgemeines**
- (Schmerz)empfindungen ohne körperliche Störung aufgrund erhöhter Stress- und Schmerzempfindlichkeit.
- Mindestens 2 Jahre andauernde, wiederholt auftretende und wechselnde körperliche Beschwerden.
- Deutliche Beeinträchtigungen in sozialen, beruflichen oder anderen Funktionsbereichen.
- Beginn vor dem 30. Lebensjahr.

- **Diagnose**

> **Diagnosekriterien Somatisierungsstörung nach ICD-10**
> 1. Multiple und wechselnde körperliche Symptome über mindestens zwei Jahre, die nicht oder nicht ausreichend durch eine körperliche Krankheit erklärt werden können

2. Andauerndes Leiden und mehrfache Arztkonsultationen trotz wiederholt negativer Ergebnisse
3. Keine oder nur unzureichende Akzeptanz der ärztlichen Feststellung, dass keine körperliche Ursache für die Symptome besteht
4. Insgesamt mindestens 6 Symptome aus mindestens 2 der folgenden Gruppen:
   - **Gastrointestinale Symptome:** Bauchschmerzen, Übelkeit, Gefühl von Überblähung, schlechter Geschmack im Mund, Erbrechen, Regurgitation, Durchfall
   - **Kardiovaskuläre Symptome:** Atemlosigkeit ohne Anstrengung, Brustschmerzen
   - **Urogenitale Symptome:** Dysurie, Pollakisurie, unangenehme Empfindungen im oder um den Genitalbereich, verstärkter vaginaler Ausfluss
   - **Haut- und Schmerzsymptome:** Farbveränderung der Haut, Schmerzen in Gliedern, Extremitäten oder Gelenken, Parästhesien
5. Ausschlusskriterium: Störung tritt nicht ausschließlich während einer Schizophrenie (oder verwandter Störung), affektiver Störung oder Panikstörung auf

11.2 Undifferenzierte Somatisierungsstörung

- **Allgemeines**

Kategorie der persistierenden somatoformen Störungen, die die Kriterien für eine Einteilung in den anderen spezifischen Störungen nicht erfüllen.

Das Hauptkriterium ist das andauernde Bestehen ein oder mehrerer körperlicher Beschwerden, häufig Fatigue, Appetitlosigkeit, gastrointestinale oder urogenitale Symptome, die durch

▣ Tab. 11.1 Diagnosekriterien der undifferenzierten Somatisierungsstörung

Kriterium A	Eine oder mehrere körperliche Beschwerden (z. B. Müdigkeit/Fatigue, Appetitlosigkeit, Beschwerden des Gastrointestinal- oder Urogenitalsystems)
Kriterium B	1) Die Beschwerden können nicht auf einer körperlichen Ursache, Medikamentennebenwirkungen oder Drogenkonsum/-abusus zurückgeführt werden
	oder
	2) Die Intensität der angegebenen Beschwerden der psychosozialen und arbeitsbezogenen Folgen korrespondieren nicht mit denen, die bei der diagnostizierten Erkrankung anhand der Anamnese, Untersuchungs- und Laborbefunde zu erwarten wären
Kriterium C	Die Beschwerdesymptomatik verursacht schweren Leidensdruck und Störungen im sozialen, arbeitsbezogenen und anderen bedeutenden Lebensumfeld des Patienten
Kriterium D	Beschwerdedauer über mindestens 6 Monate
Kriterium E	Die Beschwerden können nicht oder nicht ausreichend durch eine andere Erkrankung (z. B. andere somatoforme Störung, Sexualfunktionsstörung, Depression, Angststörung, Schlafstörung oder psychotische Erkrankung) erklärt werden
Kriterium F	Keine bewusste, fingierte Herbeiführung der Beschwerden

eine somatische Diagnose nicht oder nicht ausreichend erklärt werden können.

- **Diagnose**

In ▣ Tab. 11.1 sind die Diagnosekriterien der undifferenzierten Somatisierungsstörung nach DSM-IV aufgeführt.

11.3   **Hypochondrische Störung**

- **Allgemeines**
- Mindestens 6 Monate anhaltende beharrliche Überzeugung, an einer oder mehreren schweren körperlichen Krankheiten zu leiden.
- Interpretation normaler Empfindungen als Beleg.
- Fokussierung auf Organ bzw. Erkrankung (auch wechselnd).
- Chronisch-wechselhafter Verlauf, unterschiedliche Beeinträchtigung im Alltag.

- **Diagnose**

> **Diagnosekriterien Hypochondrische Störung nach ICD-10**
> - Mindestens 6 Monate lang anhaltende Beschwerden
> - Beharrliche Überzeugung und Beschäftigung mit der Möglichkeit, an einer oder mehreren schweren und fortschreitenden körperlichen Krankheiten zu leiden
> - Weigerung bzw. nur vorübergehende Akzeptanz, dass den Symptomen keine körperliche Krankheit zugrunde liegt
> - Anhaltende körperliche Beschwerden oder ständige Beschäftigung mit der eigenen körperlichen Erscheinung. Störung des alltäglichen Lebens. Konzentration auf die Erkrankung und ihren ängstlich erwarteten Folgen

11.4   **Somatoforme autonome Funktionsstörung**

- **Allgemeines**
- Symptome wie bei körperlicher Erkrankung.
- Beschränkung der Beschwerden auf vegetativ innervierte Organe.
- Vegetative Simulation: Herzklopfen, Schwitzen, Zittern, Erröten.
- Subjektives Klagen: Brennen, Schmerzen, Schwere, Enge, Aufgeblähtsein.
- Chronischer Verlauf, zunehmende Beeinträchtigung.

- **Diagnose**

> **Diagnosekriterien der somatoformen autonomen Funktionsstörung nach ICD-10**
> - Symptome der autonomen Erregung werden von Patienten als Erkrankung gedeutet und einer der folgenden Organsysteme zugeordnet:
>   - Kardiovaskuläres System
>   - Gastrointestinaltrakt
>   - Respiratorisches System
>   - Urogenitalsystem
> - Mindestens 2 objektivierbare vegetative Symptome (wie Palpitationen, Schweißausbrüchen, Erröten)
> - Mindestens 1 Symptom aus der Gruppe der subjektiven Beschwerden unspezifischer und wechselnder Art, die vom Patienten einem spezifischen Organ zugeordnet werden.
> - Keine organische Störung

11.5   Anhaltende somatoforme Schmerz-
störung

- **Allgemeines**

Auftreten eines andauernden, starken, quälenden Schmerzes in einem Körperteil, der anhaltend die Aufmerksamkeit der Patienten bildet, ohne ausreichendes organisches Korrelat in Verbindung mit emotionalen Konflikten oder psychosozialen Problemen.

- **Diagnose**

Diagnosekriterien der anhaltenden somatoformen Schmerzstörung nach ICD-10
- Beginn der Symptomatik vor dem 35. Lebensjahr
- Ungenaue Beschreibung der Schmerzqualität und -ausdehnung
- Hohe Schmerzintensität ohne schmerzfreie Intervalle
- Beschreibung mit affektiven Adjektiven (mörderisch, schrecklich, vernichtend, etc.)
- Sich ausbreitende Lokalisation
- Nichteinhaltung anatomischer Grenzen der sensiblen Versorgung
- Lokaler Beginn – diffuse Ausbreitung der Beschwerden
- Vorhandensein psychosozialer Stressfaktoren und negativer Emotionen

Literatur

Egle UT et al. (2000) Die somatoforme Schmerzstörung. Dtsch Arztebl 97: A1469–1473. https://www.aerzteblatt.de/archiv/23123/Die-somatoforme-Schmerz stoerung. (Letzter Zugriff 15.05.2018)

Sauer N, Eich W (2009) Somatoforme Störungen und Funktionsstörungen. Dtsch Arztebl CME Kompakt. https://www.aerzteblatt.de/archiv/64188/Somatoforme-Stoerungen-und-Funktionsstoerungen (Letzter Zugriff 15.05.2018)

Schaefert R et al (2012) Nicht-spezifische, funktionelle und somatoforme Körper-beschwerden. Dtsch Arztebl Int 109: 803–813. https://www.aerzteblatt.de/archiv/132847/Nicht-spezifische-funktionelle-und-somatoforme-Koerper beschwerden. (Letzter Zugriff 15.05.2018)

Psychische und psychiatrische Komorbiditäten in der Schmerztherapie

© Springer-Verlag GmbH Deutschland,
ein Teil von Springer Nature 2019
H. Taghizadeh, J. Benrath, *Pocket Guide Schmerztherapie*
https://doi.org/10.1007/978-3-662-55156-1_12

- **Allgemeines**
- Das Fehlen somatischer Befunde darf nicht als Beweis einer psychischen Ursache bzw. der Nichtbeteiligung somatischer Faktoren geführt werden.
- Neben somatischen Faktoren tragen psychosoziale Bedingungen einen enormen Anteil zur Schmerzchronifizierung bei.
- Bei der Therapie chronischer Schmerzen sollte keine Priorisierung somatisch-orientierter, medizinischer Maßnahmen stattfinden. Die psychologische Diagnostik und psychotherapeutische Behandlung sowie nichtmedikamentöse Therapiemaßnahmen sind integraler Bestandteile des bio-psycho-sozialen Schmerzkonzepts.
- Die Passivität ist das größte Hindernis bei der erfolgreichen Behandlung chronischer Schmerzen. Im Gegensatz zu akuten Schmerzen, die ohne Patientenzutun und häufig durch eine alleinige medikamentöse/interventionelle Therapie behandelt werden können, setzt die Therapie chronischer Schmerzen immer eine aktive Beteiligung des Patienten im

Behandlungsprozess voraus. Sie wird so gut wie nie rein medikamentös, sondern nur durch eine multimodale Schmerztherapie zum Erfolg führen. Es ist daher unabdingbar, Patienten davon zu überzeugen, dass sie psychologische/psychiatrische Hilfe in Anspruch nehmen müssen, ohne dabei den chronischen Schmerzen eine rein psychologisch/psychiatrische Ursache zu unterstellen.

— Führt eine Psycho- und Pharmakotherapie bei chronischen Schmerzpatienten bei offensichtlichem Vorliegen psychologisch-psychiatrischer Komorbiditäten nicht zu dem gewünschten Erfolg, so muss neben der Möglichkeit einer Fehdiagnose oder inadäquate Therapie u. a. nach einem sekundären Krankheitsgewinn gesucht werden. Hierzu gehören Zielkonflikte wie Rentenbegehren und Minderung der Erwerbsfähigkeit.

— Somatisierungsstörungen, psychosomatische Erkrankungen und Psychosen/Schizophrenien führen nicht selten zu wiederholten, unnötigen ambulanten und stationären Behandlungen.

— Kulturelle Hintergrunde können zur Manifestation psychischer Erkrankungen als somatischen Beschwerden führen.

◨ Abb. 12.1 zeigt die begleitenden psychologischen und psychosoziale Folgen chronischer (Tumor)schmerzen, die mit zunehmender Schmerzintensität an Bedeutung gewinnen und daher unbedingt mitbehandelt werden müssen.

Insbesondere Angst und Depression spielen sowohl bei Chronifizierung als auch bei Intensität und Ausmaß von Schmerzen eine zentrale Rolle (◨ Abb. 12.2).

Die häufigsten psychologisch/psychiatrischen Komorbiditäten in der Schmerztherapie werden nachfolgend dargestellt.

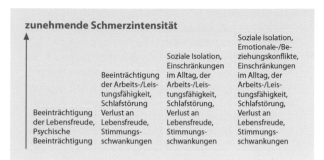

zunehmende Schmerzintensität

			Soziale Isolation, Emotionale-/Beziehungskonflikte, Einschränkungen im Alltag, der Arbeits-/Leistungsfähigkeit, Schlafstörung, Verlust an Lebensfreude, Stimmungsschwankungen
		Soziale Isolation, Einschränkungen im Alltag, der Arbeits-/Leistungsfähigkeit, Schlafstörung, Verlust an Lebensfreude, Stimmungsschwankungen	
	Beeinträchtigung der Arbeits-/Leistungsfähigkeit, Schlafstörung Verlust an Lebensfreude, Stimmungsschwankungen		
Beeinträchtigung der Lebensfreude, Psychische Beeinträchtigung			

■ **Abb. 12.1** Psychologische und psychosoziale Folgen chronischer Schmerzen. (Mod. nach Breitbart 1995)

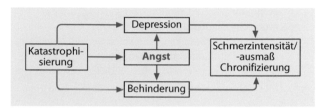

■ **Abb. 12.2** Zusammenhang zwischen Angst/Depression und Schmerzen

12.1 Depression

- **Allgemeines**
- Depression ist die häufigste emotionale Antwort auf chronische Schmerzen.
- Bis zu 90 % der Patienten mit chronischen Schmerzen leiden unter depressiver Verstimmung, und ca. ⅓ erfüllen die Kriterien zur Diagnose einer schweren depressiven Episode („major depressive episode" MDE), wobei die Kausalität nicht sicher geklärt ist. Selbst in der Gruppe der

Patienten, die diese Kriterien nicht erfüllen, kommen Schlafstörungen, Konzentrationsschwäche und chronische Müdigkeit in bis zu 50 % der Fälle vor.

— Um die Kriterien einer schweren depressiven Episode zu erfüllen, müssen die Patienten 5 der folgenden 9 Symptome, jeden Tag innerhalb der letzten 2 Wochen gezeigt haben:
  — Niedergeschlagenheit, Traurigkeit,
  — Verlust an Interesse oder Lust an Aktivitäten, die vormals gern durchgeführt wurden,
  — signifikanter Gewichtsverlust oder signifikante Gewichtszunahme,
  — Schlafstörung im Sinne von Insomnie oder Hypersomnie,
  — psychomotorische Agitation oder Verlangsamung,
  — chronische Müdigkeit,
  — Gefühl von Wertlosigkeit oder exzessive Schuldgefühle,
  — kognitive Funktionseinschränkungen,
  — Suizidgedanken oder wiederkehrende Gedanken an den Tod.

Weitere Voraussetzungen sind, dass die o. g. Symptome nicht durch eine psychiatrische oder eine andere medizinische Erkrankung erklärbar sind, keine manische Episoden vorliegen und eine Änderung des affektiven Zustandes des Patienten zum Vorbefund darstellen (◻ Abb. 12.3).

● **Therapie**
— Medikamentöse antidepressive Therapie,
— Psychotherapie.

Diagnosekriterien einer depressiven Episode (ICD-10)

	2 plus 2 über 2 (Wochen)	
Hauptsymptome	ja	nein
A 1 Depressive Stimmung	☐	☐
2 Interessen-, Freudlosigkeit	☐	☐
3 Antriebsstörung/Energieverlust/Müdigkeit	☐	☐
Zusatzsymptome	ja	nein
B 4 Verlust von Selbstwertgefühl, Selbstvertrauen/ übertriebene Schuldgefühle	☐	☐
5 Todes-, Suizidgedanken	☐	☐
6 Denk-, Konzentrationsstörungen/ Entscheidungsunfähigkeit	☐	☐
7 Psychomotorische Unruhe oder Gehemmtsein	☐	☐
8 Schlafstörungen	☐	☐
9 Appetit-, Gewichtsverlust	☐	☐

◼ **Abb. 12.3** Diagnosekriterien einer depressiven Episode nach ICD-10

12.2 Angst

■ **Allgemeines**

Angst vor Schmerzen und Aktivitäten, die Schmerzen verursachen oder verstärken können, kommen bei Patienten mit chronischen Schmerzen, bei Langzeittherapie mit Schmerzmitteln und bei längeren Krankenhausaufenthalten gehäuft vor. Das Angst-Vermeidungs-Prinzip (Fear-Avoidance-Belief) führt zur Schonhaltung/Inaktivität, was wiederum die Schmerzen verstärkt.

Folgende Fragen helfen beim Erkennen ängstlich-vermeidender Verhaltensmuster:

— Welche Aktivitäten werden schmerzbedingt vermieden?
— Wovor haben Sie Angst? Was kann passieren, wenn Sie diesen Aktivitäten dennoch nachgehen?
— Welche anderen Beschwerden treten dann auf (Angst, Unruhe)?

12.2.1 **Katastrophisierung**

- **Allgemeines**
- Ist ein einstellungs-, emotional- und kognitivbasiertes Verhalten, welches einen enormen Einfluss auf die Schmerzstärke (bis zu 30 % höhere Schmerzangaben) und schmerzbedingte (Bewegungs)einschränkungen hat und mit Depression assoziiert wird. Es handelt sich dabei um eine dysfunktionelle (Über)bewertung der Schmerzen und um damit verbundene Angst-Vermeidungs-Überzeugungen, die zu einem habituellen Schon- und Vermeidungsverhalten mit Rückzug aus körperlichen und sozialen Aktivitäten führen.

- **Therapie**
- Psychotherapie (z. B. kognitiv-basierte Verhaltenstherapie)

12.2.2 **Panikstörung**

- **Allgemeines**

Patienten mit Panikstörungen neigen dazu, somatische Ursachen für ihre Beschwerden zu suchen, und diese ärztlich bestätigen lassen zu wollen. Die häufigsten Beschwerden dabei sind: Kopf- und Rückenschmerzen sowie Schulter-/Nackenbeschwerden. Neben Tendenzen zur Somatisierung und Hypochondrie kommen PTBS und Phobien (z. B. soziale Phobie und Agoraphobie) bei diesen Patienten gehäuft vor.

- **Therapie**
- Psychotherapie (z. B. kognitiv-basierte Verhaltenstherapie),
- Relaxationsverfahren, z. B. Meditation,
- Antidepressiva, z. B. SSRI (Paroxetin, Duloxetin und Fluoxetin).

12.3 Anpassungsstörung

- **Allgemeines**

Anpassungsstörungen sind von akuten Belastungsreaktionen zu unterscheiden, da die Letzteren zeitlich begrenzt (maximal einige Tage) auftreten, vom häufigen Symptomwechsel (Desorientiertheit, sozialer Rückzug, Bewusstseinseinengung, vegetative Symptome wie Schwitzen und Tachykardie) begleitet werden und rasch abklingen.

Die Anpassungsstörungen hingegen treten nach entscheidenden, meist extrem belastenden Lebenssituationen (z. B. schwere körperliche Erkrankungen, Verlust durch Trennung oder Tod) innerhalb von einem Monat auf und können bis zu 2 Jahre andauern (zeitliches Kriterium).

- **Therapie**
- Kurzzeitige medikamentöse Behandlung von begleitenden Angst, Depression und Schlafstörungen,
- Psychotherapie.

12.4 PTBS (Posttraumatische Belastungsstörung)

- **Allgemeines**
- Synonym: PTSD (Posttraumatic Stress Disorder).
- Früher hauptsächlich als Folge von Kriegserlebnissen, werden diese bei chronischen Schmerzpatienten als Konsequenz auf traumatisierende Erlebnisse in der Kindheit, Gewalt- und Missbrauchserfahrungen, schwere Verkehrs- oder Arbeitsunfällen ebenfalls gehäuft vorgefunden.
- Es besteht eine hohe Koinzidenz mit Sucht/Abhängigkeit.

■ **Diagnose**

Die Diagnose kann anhand folgender Kriterien gestellt werden:

▬ Vorhandensein eines traumatischen Erlebnisses, das als Ursache in Frage kommt und mit einer intensiven emotionalen Reaktion im Sinne von Angst, Hoffnungslosigkeit und Schrecken verbunden ist.

▬ Wiedererleben des Traumas.

▬ Vermeidungsverhalten.

Kardinalsymptome der posttraumatischen Belastungsstörung

▬ Sich aufdrängende, belastende Gedanken und Erinnerungen an das Trauma (Intrusionen) oder Erinnerungslücken *(Bilder, Alpträume, Flashbacks, partielle Amnesie)*

▬ Übererregungssymptome *(Schlafstörungen, Schreckhaftigkeit, vermehrte Reizbarkeit, Affektintoleranz, Konzentrationsstörungen)*

▬ Vermeidungsverhalten *(Vermeidung traumassoziierter Stimuli)*

▬ Emotionale Taubheit *(allgemeiner Rückzug, Interessenverlust, innere Teilnahmslosigkeit)*

▬ Im Kindesalter teilweise veränderte Symptomausprägungen *(z. B. wiederholtes Durchspielen des traumatischen Erlebens, Verhaltensauffälligkeiten, z. T. aggressive Verhaltensmuster)*

■ **Therapie**

▬ Ambulante, bei psychotischen Störungen, Suizidalität oder schwerer Depression auch stationäre psychiatrische Behandlung,

▬ traumafokussierte Psychotherapie,

▬ dialektisch behaviorale Therapie (DBT),

▬ medikamentöse Behandlung von Angst, Depression und Schlafstörungen,

▬ Entspannungstechniken wie Yoga, autogenes Training, MBSR.

12.5 Spezifische Persönlichkeitsstörungen

■ **Allgemeines**

Die Prävalenz der Persönlichkeitsstörungen bei Patienten mit chronischen Schmerzen beträgt, je nach Quelle, zwischen 37 % und 66 %.

Die allgemeinen Diagnosekriterien für Persönlichkeitsstörungen finden sich in folgender Übersicht (S2-Leitline Persönlichkeitsstörung der Deutschen Gesellschaft für Psychiatrie, Psychotherapie und Nervenheilkunde):

Allgemeine Diagnosekriterien für Persönlichkeitsstörung

I. Die charakteristischen und dauerhaften inneren Erfahrungs- und Verhaltensmuster der Betroffenen weichen insgesamt deutlich von kulturell erwarteten und akzeptierten Vorgaben („Normen") ab. Diese Abweichung äußerst sich in mehr als einem der folgenden Bereiche:
   – Kognition (d. h. Wahrnehmung und Interpretation von Dingen, Menschen und Ereignissen; Einstellungen und Vorstellungen von sich und anderen)
   – Affektivität (Variationsbreite, Intensität und Angemessenheit der emotionalen Ansprechbarkeit und Reaktion)
   – Impulskontrolle und Bedürfnisbefriedigung
   – Die Art des Umgangs mit anderen und die Handhabung zwischenmenschlicher Beziehung

II. Die Abweichung ist so ausgeprägt, dass das daraus resultierende Verhalten in vielen persönlichen und sozialen Situationen unflexibel, unangepasst oder auch auf andere Weise unzweckmäßig ist (nicht begrenzt auf einen speziellen „triggernden Stimulus" oder eine bestimmte Situation)

III. Persönlicher Leidensdruck, nachteiliger Einfluss auf die soziale Umwelt oder beides, deutlich in dem unter II beschriebenem Verhalten

IV. Nachweis, dass die Abweichung stabil, von langer Dauer ist und im späten Kindesalter oder der Adoleszenz begonnen hat

V. Die Abweichung kann nicht durch das Vorliegen oder die Folge einer anderen psychischen Störung des Erwachsenenalters erklärt werden, es können aber episodische oder chronische Zustandsbilder der Kategorie F00 bis F07 (organische, einschließlich symptomatischer psychischer Störungen) neben dieser Störung existieren oder sie überlagern

VI. Eine organische Erkrankung, Verletzung oder deutliche Funktionsstörung des Gehirns müssen als mögliche Ursache für die Abweichung ausgeschlossen werden (falls eine solche Verursachung nachweisbar ist, soll die Kategorie F07 (Persönlichkeits- und Verhaltensstörung aufgrund einer Krankheit, Schädigung oder Funktionsstörung des Gehirns) verwendet werden)

- **Therapie**

Störungsspezifische Psychotherapie.

12.5.1 Anankastische Persönlichkeitsstörung

- **Diagnosekriterien**

A. Die allgemeinen Kriterien für eine Persönlichkeitsstörung müssen erfüllt sein.

B. Mindestens vier der folgenden Eigenschaften oder Verhaltensweisen müssen vorliegen:
 1. Gefühle von starkem Zweifel und übermäßiger Vorsicht.
 2. Ständige Beschäftigung mit Details, Regeln, Listen, Ordnung, Organisation oder Plänen.
 3. Perfektionismus, der die Fertigstellung von Aufgaben behindert.
 4. Übermäßige Gewissenhaftigkeit und Skrupelhaftigkeit.
 5. Unverhältnismäßige Leistungsbezogenheit unter Vernachlässigung oder bis zum Verzicht auf Vergnügen und zwischenmenschliche Beziehung.
 6. Übertriebene Pedanterie und Befolgung sozialer Konventionen.
 7. Rigidität und Eigensinn.
 8. Unbegründetes Bestehen darauf, dass andere sich exakt den eigenen Gewohnheiten unterordnen oder unbegründete Abneigung dagegen, andere etwas machen zu lassen.

Borderline-Persönlichkeitsstörung (BPS)
- Zeichnet sich durch Impulsivität und Instabilität von Emotionen und Stimmung.
- Besonders häufig bei Patienten mit Drogenabhängigkeit/-konsum vorzufinden (Selbsttherapie). Gehäuft bei Frauen diagnostiziert (diagnostischer Bias?).
- Komorbide psychiatrische Störungen wie Angst- und affektive einschließlich posttraumatische Belastungsstörungen.
- Patienten mit BPS neigen dazu über höhere Schmerzstärken zu berichten.

Zwanghafte Persönlichkeitsstörung
- Zeichnet sich durch ein tiefgreifendes Muster von starker Beschäftigung mit Ordnung, Perfektion und psychischer

sowie zwischenmenschlicher Kontrolle auf Kosten von Flexibilität, Aufgeschlossenheit und Effizienz.
— Die Störung beginnt im frühen Erwachsenenalter und zeigt sich in verschiedenen Situationen.

■ **Diagnosekriterien**

Mindestens vier der folgenden Kriterien müssen zutreffen:

1. Beschäftigt sich übermäßig mit Details, Regeln, Listen, Ordnung, Organisation oder Plänen, sodass der wesentliche Gesichtspunkt der Aktivität dabei verloren geht.
2. Zeigt einen Perfektionismus, der die Aufgabenerfüllung behindert (z. B. kann ein Vorhaben nicht beendet werden, da die eigenen überstrengen Normen nicht erfüllt werden).
3. Verschreibt sich übermäßig der Arbeit und Produktivität unter Ausschluss von Freizeitaktivitäten und Freundschaften (nicht auf offensichtliche finanzielle Notwendigkeit zurückzuführen).
4. Ist übermäßig gewissenhaft, skrupellos und rigide in Fragen von Moral, Ethik und Werten (nicht auf kulturelle und religiöse Orientierung zurückzuführen).
5. Ist nicht in der Lage, verschlissene oder wertlose Dinge wegzuwerfen, selbst wenn sie nicht einmal Gefühlswert besitzen.
6. Delegiert nur widerwillig Aufgaben an andere oder arbeitet nur ungern mit anderen zusammen, wenn diese nicht genau die eigene Arbeitsweise übernehmen.
7. Ist geizig sich selbst und anderen gegenüber; Geld muss im Hinblick auf befürchtete künftige Katastrophen gehortet werden.
8. Zeigt Rigidität und Halsstarrigkeit.

12.5.2 **Histrionische Persönlichkeitsstörung**

- Diagnosekriterien
A. Die allgemeinen Kriterien für eine Persönlichkeitsstörung müssen erfüllt sein.
B. Mindestens vier der folgenden Eigenschaften oder Verhaltensweisen müssen vorliegen:
   1. Dramatische Selbstdarstellung, theatralisches Auftreten oder übertriebener Ausdruck von Gefühlen.
   2. Suggestibilität, leichte Beeinflussung durch andere oder durch Ereignisse (Umstände).
   3. Oberflächliche, labile Affekte.
   4. Ständige Suche nach aufregenden Erlebnissen und Aktivitäten, in denen die Betreffenden im Mittelpunkt der Aufmerksamkeit stehen.
   5. Unangemessen verführerisch in Erscheinung und Verhalten.
   6. Übermäßige Beschäftigung damit, äußerlich attraktiv zu erscheinen.

Literatur

Breitbart B et al (1995) Neuropsychiatric Syndromes and psychological symptoms in patients with advanced cancer. J Pain Symptom Manage 10: 131–141

Falkai P, Wittschen HU (2015) Diagnostisches und Statistisches Manual Psychischer Störungen – DSM-5. Hofgrefe, Göttingen

Flatten G, Gast U, hofmann A et al. (2011) S3-Leitline posttraumatische Belastungsstörung. Trauma Gewalt 3: 202–210 http://www.awmf.org/uploads/tx_szleitlinien/051-010k_S3_Posttraumatische_Belastungsstoerung_2012-abgelaufen.pdf. (Letzter Zugriff: 23.05.2018)

Osman A et al. (2000) The Pain Catastrophizing Scale: further psychometric evaluationwith adult samples. J Behav Med 23: 351–365

S2-Leitlinie Persönlichkeitsstörung der Deutschen Gesellschaft für Psychiatrie, Psychotherapie und Nervenheilkunde, Stand 2008, unter: www.awmf.org

Serviceteil

Anhang

Schmerztherapeutika

Äquivalenzdosierungen

Nachfolgend finden Sie eine Übersicht über Opioidäquivalenzdosierungen (■ Tab. 1) sowie die Berechnung der Äquivalenzdosierung beim Wechsel auf Fentanyl transdermal (■ Tab. 2).

◻ Tab. 1 Opioidäquivalenzdosierungen

Analgetikum														Potenz im Vergleich zu 1 mg Morphin p.o.
Tramadol mg p.o	50	100	150	300	450	600								0,2
Tilidin/Naloxon mg p.o. (z. B. Valoron)	50	100	150	300	450	600								0,2
Tramadol mg i.m./i.v.	30	60	100	200	300	400	500							0,3
Tapentadol mg p.o. (z. B. Palexia)			75	150	225	300	375	450						
Pethidin mg i.v. (z. B. Dolantin)			75	150	225	300	375	450						0,4
Morphin mg p.o.	10	20	30	60	90	120	150	180	210	240	300	600	900	1
Oxycodon mg p.o. (z. B. Targin)			15	30	45	60	75	90	105	120	150			2
Piritramid mg i.v. (z. B. Dipidolor)			15	30	45	60								2

Tab. 1 (Fortsetzung)

Analgetikum														Potenz im Vergleich zu 1 mg Morphin p.o.
Fentanyl TTS µg/h (z. B. Durogesic)			12,5	25	37,5	50	62,5	75	87,5	100	125	250	375	2,4
Buprenorphin TTS µg/h (z. B. Norspan)	5	10	~20											
Buprenorphin TTS µg/h (z. B. Transtec)				~35		52,5	~70	~85	~105	~120	~260			2,4
Morphin mg s.c./i.m./i.v.			10	20	30	40	50	60	70	80	100	200	300	3
Methadon mg p.o.			7,5		20									4
Hydromorphon mg p.o. (z. B. Palladon)			4	8	12	16	20	24	28	32	40	80	120	7,5

Oxycodon mg i.m./i.v.(z. B. Oxygesic)	7,5	15	22,5	30	37,5	45	52,5		60	120	180	
Hydromorphon s.c./i.v.	2	4	6	8	10	12	14	16	20	40	60	
Buprenorphin mg s.l. (z. B. Temgesic)	0,4	0,8		1,2		1,6		2,4				75
Buprenorphin mg s.c./i.m./i.v.	0,3	0,6		0,9		1,2		1,8		–	–	100
Morphin mg epidural	1	2	3	4	5	6	7	8	10	20	30	
Morphin mg intrathekal	0,1	0,2	0,3	0,4	0,5	0,6	0,7	0,8	1	2	3	
Fentanyl µg epidural	50	100	150	200								
Fentanyl µg intrathekal	10	20	30	40								

◻ **Tab. 1** (Fortsetzung)

Analgetikum								Potenz im Vergleich zu 1 mg Morphin p.o.
Sufentanil μg epidural			10	20	30	40	50	
Sufentanil μg intrathekal			2	4	6	8	10	

Alle Dosisangaben in mg, wenn nicht anders angegeben!

Bezugsgröße der angegebenen Äquivalenzdosierung ist ursprünglich Morphin intramuskulär gewesen. Eine konsistente Literatur fehlt.

Die Angaben zum analgetischen Potenz vom Methadon kann um ca. 30% (1:6–1:8), bei Hydromorphon um ca. 50% variieren.

Äquivalenzdosis bei Wechsel des Applikationswegs: Morphin oral zu s.c./i.v. 2:1–3:1, s.c./i.v. zu epidural 5:1–10:1, epidural zu intrathekal ca. 10:1

Berechnung der Bedarfsmedikation: Für Schmerzspitzen muss ca. 10–15% der Tagesgesamtdosis angeordnet werden! Für die intrathekale Gabe von Morphin wird zum Therapiebeginn eine Tagesdosis von 0,1–0,5 mg, bei Fentanyl 25–75 μg/Tag und bei Sufentanil 10–20 μg/Tag empfohlen.

[a] im Vergleich zu Morphin 1 mg p.o.

[b] langsam titrieren, Äquivalenzdosisberechnung zu Morphin ist unsicher und variiert zwischen 1:4–1:20!

Hinweis: Die Angaben der Tabelle sind Richtwerte. Bei der Änderung der Applikationsroute und/oder des Medikaments, können erhebliche inter- und intraindividuelle Schwankungen bestehen. Insbesondere für die epidurale und intrathekale Gabe von Opioide gibt es keine ausreichenden Daten zur Äquivalenzdosierungen

Tab. 2 Berechnung der Äquivalenzdosierung beim Wechsel auf Fentanyl transdermal

Fachinformation		Opioidäquivalenztabellen		
Konservative Berechnung/Opioidrotation	Stabile Patienten unter gut verträglicher Opioidtherapie			
Morphin oral (mg/24 h)	Morphin oral (mg/24 h)	Morphin oral (mg/24 h)	Fentanyl transdermal μg/h
<90	<60	30	12,5
90–134	60–89	60	25
135–224	90–149	120	50
225–314	150–209	180	75
315–404	210–269	240	100
405–494	270–329	300	125
495–584	330–389	360	150
585–674	390–449	420	175
675–764	450–509	480	200
765–854	510–569		225

◻ **Tab. 2** (Fortsetzung)

Fachinformation		Opioidäquivalenztabellen	
Konservative Berechnung/Opioidrotation	Stabile Patienten unter gut verträglicher Opioidtherapie		
Morphin oral (mg/24 h)	Morphin oral (mg/24 h)	Morphin oral (mg/24 h)	Fentanyl transdermal µg/h
855–944	570–629	600	250
945–1034	630–689		275
1035–1124	690–749	720	300

Zulassungsbeschränkungen verschiedener Analgetika in Bezug auf das Alter

Die Altersbegrenzung schmerztherapeutisch relevanter Medikamente zeigt ◘ Tab. 3.

◘ **Tab. 3** Altersbegrenzung einiger schmerztherapeutisch relevanter Medikamente

Medikament	Präparat (z. B.)/ Darreichungsform	Zugelassen ab (Alter in Jahren[a])
Acetylsalicyl-säure	Aspirin	12 (bei Kindern <12 Jahren nur nach strenger Indikationsstellung, Gefahr von Reye-Syndrom)
Alendronsäure	Fosamax Tabl.	18
Amitriptylin	Saroten Tabl.	18
Bisacodyl	Dulcolax	2 (Dragees), 4 (Tropfen)
Buprenorphin	Temgesic Ampullen	1
	Temgesic sublingual	6 (bei Einzelpräparate auch 18)
	Subutex	18
	Suboxone	18
Cannabis	Dronabinol Trpf.	?
	Sativex Spray	18
Capsaicin	Qutenza	18
Carbamazepin	Tegretal Suspension	Ab Geburt (strenge Indikationsstellung)
	Tabl.	1
Celecoxib	Celebrex Tabl.	18
Dexketoprofen	Sympal	18

◘ **Tab. 3** (Fortsetzung)

Medikament	Präparat (z. B.)/ Darreichungsform	Zugelassen ab (Alter in Jahren[a])
Diclofenac	Voltaren Tabl.	18 (100 mg), 15 (25 und 50 mg), 14 (12,5 mg)
	Diclofenac Supp.	18 (100 mg), 15 (50 mg), 9 (25 mg)
	Ampullen	18
	Voltaren Gel	14
Dimenhydrinat	Vomex	Ab 6 kgKG
Etoricoxib	Arcoxia	16
Fentanyl	Ampullen	Ab Geburt
	Pflaster	2 (12 µg/h)
	Effentora	18
	Abstral	18
	PecFent Nasenspray	18
Gabapentin	Neurontin	12
Hydro-morphon	p.o.	12
	s.c./i.v.	12 Monate (Kinder <12 Monaten nur nach strenger Indikationsstellung)
Ibuprofen		Ab 3 Monate und 6 kgKG
Ketamin	Ketanest	Ab Geburt
Lactulose	Bifiteral	Ab Säuglingsalter
Levomethadon	L-Polamidon	2

◼ Tab. 3 (Fortsetzung)

Medikament	Präparat (z. B.)/ Darreichungsform	Zugelassen ab (Alter in Jahren[a])
Lidocain	Versatis-Pflaster	18
Lorazepam	Tavor	18 (mit Einschränkung ab 6 Jahren)
Macrogol	Movicol	2 (Movicol Junior)
Meloxicam	Mobec	15
Metamizol	Novalgin Tabl.	4
	Novalgin Tropfen	3 Monate
	Novalgin Ampulle	3 Monate (nur i.m.)
	Suppositorium	4
Methadon	Methaddict	18
	Methaliq	18
Metho-carbamol	Ortoton	12
Metoclo-pramid	MCP	1 (Tropfen, Ampullen), 14 (Suppositorium)
Mirtazapin	Remergil	18
Morphin	i.v.	Geburt
	Merck Tropfen	1 (Bei Kinder <1 Jahr mit besonderer Vorsicht)
	Oramorph Trinkamp.	12 (10 mg/5 ml)
	MST	12
Naproxen		12 (Saft ab 2 Jahren)
Natriumpico-sulfat	Laxoberal	4
Oxcarbazepin	Trileptal	6

◾ Tab. 3 (Fortsetzung)

Medikament	Präparat (z. B.)/ Darreichungsform	Zugelassen ab (Alter in Jahren[a])
Oxycodon	p.o.	12
	i.v.	12
Paracetamol	Perfalgan	Ab Geburt (ca. 3 kgKG)
Parecoxib	Dynastat	18
Pethidin	Dolantin Tropfen	1
	Dolantin Ampulle	16
Piritramid	Dipidolor	Geburt (Vorsicht <1 Jahr)
Pregabalin	Lyrica	12
Scopolamin	Scopoderm TTS	10
Sertralin	Zoloft	18 (bei Zwangsstörung ab 6 Jahren zugelassen)
Sufentanil		Ab ersten Lebensjahr
Sumatriptan	Imigran	10 (Tabletten), 12 (Nasal 10 mg), 18 (Suppositorium, subkutan)
Tapentadol	Palexia	18
Tilidin/ Naloxon	Valoron Tropfen	2
	Valoron retard	14
Tizanidin	Sirdalud	18
Tramadol	Tramal	1
	Tramal Retard	12
Tropisetron	Navoban	2
Zolendronsäure	Zometa	1

◼ Tab. 3 (Fortsetzung)		
Medikament	Präparat (z. B.)/ Darreichungsform	Zugelassen ab (Alter in Jahren[a])
Zolmitriptan	AscoTop	12
Zolpidem	Stilnox	18
Zopiclon	Ximovan	18
[a] Wenn nicht anders angegeben		

Alternative Applikationsformen schmerztherapeutisch relevanter Medikamente

◼ Allgemeines

Sowohl Analgetika als auch andere schmerztherapeutisch relevante Medikamente können, je nach Substanz, oral, buccal, sublingual, intranasal, rektal, transdermal, intramuskulär, subkutan oder intravenös eingesetzt werden. Der bevorzugte Applikationsweg ist, die intakte Funktion des Gastrointestinaltrakts und fehlende Schluckstörung vorausgesetzt, die orale.

Bei Applikation von Medikamenten über PEG- oder Magensonde empfiehlt sich die Sonde vor und nach Medikamentengabe mit 20–30 ml Wasser zu spülen, um mögliche Sondenverstopfungen zu vermeiden.

Brausetabletten und Granulate müssen vor Applikation mit 50–100 ml Wasser verdünnt werden, da sie in hochkonzentrierten Form Schleimhautläsionen verursachen können.

In ◼ Tab. 4 sind unterschiedliche Applikationsformen einiger schmerztherapeutisch relevanter Medikamente aufgezählt.

◘ Tab. 4 Applikationsformen, Teil- und Zerkleinerbarkeit einiger schmerztherapeutisch relevanter Medikamente

Wirkstoff	Präparat (z. B.)	Applikations- form	Teilbar[a]	Mörser- bar[a]	PEG- fähig	Hinweise
Alendronsäure	Alendron-Hexal	Tablette	Nein	Nein	Nein	10 und 70 mg Tabletten
	Alendron-Hexal	Lösung	–	–	Ja	70 mg = 100 ml
Amitriptylin	Amitriptylin Neuraxpharm	Dragees	Nein	Ja	Ja	10, 25 und 50 mg Dragees
	Amitriptylin Neuraxpharm	Tablette	Ja	Ja	Ja	75 und 100 mg Tabletten
	Amitriptylin Neuraxpharm	Retardkapsel	Nein	–	Suspen- dierbar[c]	25, 50 und 75 mg Retard- kapseln
	Amitriptylin Neuraxpharm	Tropfen	–	–	Ja	1 ml = 20 Tropfen = 40 mg
Aprepitant	Emend	Kapseln	–	–	Suspen- dierbar[c]	80 und 125 mg Kapseln

Buprenorphin	Temgesic	Sublingualtabl.	–	–	–	0,2 und 0,4 mg Sublingualtabletten. Temgesic forte ist teilbar
	Transtec	Pflaster	–	–	–	35/52,5/70 µg/h
	Norspan	Pflaster	–	–	–	5/10/20/40 µg/h
Carbamazepin	Timonil	Tablette	Ja	Ja	Suspendierbar	150, 200, 400, 600 mg Retardtabletten
	Timonil	Saft	–	–	Ja	Suspension 1 ml = 20 mg
Citalopram	Citalopram Hexal	Tablette	Ja[a]	Ja	Ja	10, 20, 30 und 40 mg Tabletten, 20 und 40 mg Tabletten teilbar
Dexamethason	Fortecortin	Tablette	Ja	Ja	Ja	0,5, 2, 4 und 8 mg Tabletten
Dexketoprofen	Sympal	Tablette	Ja[a]	Nein	Nein	25 mg Tablette teilbar
	Sympal	Granulat	–	–	Ja	
	Sympal injekt	Ampullen	–	–	–	50 mg Ampulle
Diazepam	Valium	Tablette	Ja	Ja	Ja	5 und 10 mg Tabletten

□ Tab. 4 (Fortsetzung)

Wirkstoff	Präparat (z. B.)	Applikations-form	Teilbar[a]	Mörser-bar[a]	PEG-fähig	Hinweise
Diclofenac	Voltaren Dragees	Dragees	Nein	Nein	Nein	
	Voltaren Dispers	Tablette	Nein	Nein	Suspen-dierbar	50 mg
	Diclofenac Ratiopharm	Tablette	Nein	Nein	Nein	12,5, 25 und 50 mg Tablet-ten, 75 und 100 mg Re-tardtabletten
	Diclofenac Dispers Hexal	Tablette	Ja	Ja	Suspen-dierbar	Retardtabletten. Nicht teilbar
	Diclofenac Ratiopharm	Tropfen	–	–	Ja	50 mg/ml Tropfen
	Diclofenac Ratiopharm	Suppositorium	–	–	–	50 und 100 mg Supposi-torium
	Diclofenac Ratio-pharm	Ampulle	–	–	–	75 mg Ampullen

Etoricoxib	Arcoxia	Tablette	Nein	Nein	Nein	30, 60, 90 und 120 mg Tabletten
Fentanyl	Abstral	sublingual	–	–	–	100, 200, 300, 400, 600 und 800 µg
	Effentora	buccal, sublingual	–	–	–	100, 200, 400, 600 und 800 µg
	PecFent	nasal	–	–	–	100 und 400 µg
	Durogesic	Pflaster	–	–	–	12, 25, 37, 52, 75, 100 µg/h
Gabapentin	Neurontin	Tabl.	Ja	–	–	100, 300 und 600 mg
	Gabapentin Hexal	Tabl.	Nein	Ja	Ja	600 und 800 mg Tabletten
	Gabapentin 1A Pharma	Kapseln	Nein	Nein	Suspendierbar	100, 300 und 400 mg Kapseln
	Gabaliquid Geriasan	Liquid	–	–	Ja	50 mg/ml

◻ **Tab. 4** (Fortsetzung)

Wirkstoff	Präparat (z. B.)	Applikations-form	Teilbar[a]	Mörser-bar[a]	PEG-fähig	Hinweise
Hydro-morphon	Palladon akut	Kapseln	–	Ja	Ja	1,3 und 2,6 mg Hartkapseln. Können geöffnet und der Inhalt auf eine kalte, weiche Speise gestreut werden
	Palladon ret.	Kapseln	Nein	Nein	Nein	4, 8, 16 und 24 mg
	Hydromorphon beta	Retardkapseln	Nein	Nein	Ja	2, 4, 8, 16, 24 mg 12-Stunden-Kapseln
	Hydromorphon 1A Pharma	Retardkapseln	Nein	Nein	Ja[c]	2, 4, 8, 16 und 24 mg 12-Stunden-Retardkapseln. Suspendierbar
	Hydromorphon Aristo	Retardtabl.	Ja[a]	Nein	Nein	24-Stunden-Retardtabletten 4, 8, 16 und 32 mg. Ab 8 mg teilbar!

Hydro-morphon	Jurnista	Retardkapseln	Nein	Nein	Nein	4, 8, 16, 32 und 64 mg 24-Stunden-Retard-kapseln
	Palladon Injekt	Ampulle	–	–	–	1 ml = 2, 10, 20 bzw. 50 mg
Ibuprofen	IbuHexal	Tabletten	Ja	Ja	Ja	200, 400, 600 und 800 mg Tabletten. 200 mg Tabletten nicht teilbar!
	Nurofen	Saft	–	–	Ja	
	Nurofen/Ibuprofen CT	Suppositorium	–	–	–	60, 125 und 500 mg
Indometacin	Indomet-ratio-pharm	Kapseln	Nein	Nein	Ja	Suspendierbar
	Indoemtacin AL	Tablette	Nein	Ja	Ja	50 mg
	Indomet-ratio-pharm	Suppositorium	–	–	–	50 und 100 mg

Tab. 4 (Fortsetzung)

Wirkstoff	Präparat (z. B.)	Applikations- form	Teilbar[a]	Mörser- bar[a]	PEG- fähig	Hinweise
Mirtazapin	Mirtazapin 1A Pharma	Tablette	Ja [a]	Ja	Ja	15, 30 und 45 mg Tablet- ten. 15 mg Tabletten nicht teilbar. Tabletten in Wasser suspendierbar
	Mirtazapin 1A Pharma	Schmelz- tablette	–	–	Ja	15, 30 und 45 mg
Morphin	M-long	Retardkapseln	Nein	Nein	Ja	10, 30, 60 und 100 mg 12-Stunden Retardkapseln
	MST	Retardgranulat	–	–	Ja	20, 30, 60, 100 und 200 mg
	Substitol	Kapseln	Nein	Nein	Ja	Suspendierbar
	Morphin Aristo akut	Tabletten	Ja	Nein	Ja	10 und 20 mg Tabletten. Können im Wasser aufge- löst werden
	Oramorph	Trinkampullen	–	–	Ja	
	Morphin Merck	Tropfen	–	–	Ja	0,5 und 2%-ige Tropfen

Metamizol	Novalgin	Tabletten	Ja	Ja	Ja	500 mg Tabletten
		Brausetabletten	-	-	Ja	500 mg Brausetabletten
	Novaminsulfon	Tropfen	-	Ja	Ja	1 ml = 40 Tropfen = 1.000 mg
		Suppositorium	-	-	-	1.000 mg Suppositorium
		Ampullen	-	-	-	1 und 2,5 g Ampullen
Naproxen	Naproxen Hexal	Tabletten	Ja	Ja	Ja	250 und 500 mg Tabletten
Natrium-picosulfat	Laxoberal	Tropfen	-	-	Ja	14 Tropfen = 1 ml = 7,5 mg
Oxcarbazepin	Oxcarbazepin Hexal	Tabletten	Ja	Ja	Ja	150, 300 und 600 mg Tabletten
	Timox	Suspension	-	-	Ja	Suspension 60 mg/ml
Oxycodon	Oxygesic akut	Kapseln	Nein	Nein	Nein	5, 10 und 20 mg
	Oxygesic injekt	Ampulle	-	-	-	Ampulle 10 mg/ml
	Oxygesic Dispersa	Oral, Schmelztablette	Nein	Nein	Ja	Suspendierbar

◻ Tab. 4 (Fortsetzung)

Wirkstoff	Präparat (z. B.)	Applikations-form	Teilbar[a]	Mörser-bar[a]	PEG-fähig	Hinweise
Oxycodon	Oxycodon Aristo akut	Tabletten	(Ja)	Nein	Nein	5, 10 und 20 mg Tabletten. 5-mg-Tablette nicht teilbar!
	Oxycodon Aristo	Lösung	–	–	Ja	1 und 10 mg/ml-Lösung
	Oxycodon-HCl beta	Tabl.	Ja[a]	Nein	Nein	Als 10, 20, 40, 80 mg Retardtabletten mit 24-Stunden-Wirkung bzw. 5, 10, 20, 30, 40, 60 und 80 mg Retardtabletten mit 12-Stunden-Wirkung erhältlich! Einzelne Dosierungen, wie z. B. Oxycodon-HCl 5 mg Retardtabletten oder Oxycodon-HCl 1-mal täglich, 10 mg Retardtabletten nicht teilbar

Oxycodon	Oxycodon-HCl Ratiopharm	Tabletten	Ja[a]	Nein	Ja	Suspendierbar! 5-mg-Tablette nicht teilbar
	Targin	Tabletten	Nein	Nein	Nein	5, 10, 20 und 40 mg Retardtabletten
	Oxycodon-HCl Sandoz	Tabletten	Ja[a]	Nein	Ja	Retardtablette in ca. 10 ml Wasser vollständig zerfallen lassen und mit einer Spritze über PEG-Sonde applizieren[b]
Paracetamol	Paracetamol Hexal	Tabletten	Ja	Ja	Ja	500 mg Tabletten
	Hexal	Saft	–	–	Ja	200 mg/5 ml Saft
	Perfalgan	Injektionslösung	–	–	–	10 mg/ml
Pregabalin	Lyrica	Kapseln	Nein	Nein	Ja	Kapseln können geöffnet werden, Inhalt ist löslich
	PregabaHexal	Kapseln	Nein	Nein	Ja	25, 50, 75, 100, 150, 200, 225 und 300 mg Kapseln
	Pregabalin ratio	Saft	–	–	Ja	20 mg/ml

□ Tab. 4 (Fortsetzung)

Wirkstoff	Präparat (z. B.)	Applikations-form	Teilbar[a]	Mörser-bar[a]	PEG-fähig	Hinweise
Rizatriptan	Rizatriptan 1A Pharma	Tabletten	–	Ja	Ja	5 und 10 mg Schmelz-tabletten suspendierbar
Sumatriptan	Sumatriptan 1A Pharma	Tabletten	Ja	Ja	Ja	50 und 100 mg Tabletten können in Wasser aufge-löst werden
	Imigran	Suppositorium	–	–	–	25 mg
	Imigran	Nasenspray	–	–	–	10 und 20 mg
Tapentadol	Palexia	Lösung	–	–	Ja	20 mg/ml
	Palexia	Tabletten	(Nein)	–	–	50 mg Tabletten können zermösert und susendiert werden (Off Label)
		Retardtablet-ten	Nein	Nein	Nein	50, 100, 150, 200 und 250 mg

Tilidin/Naloxon	Tilidin-N Sandoz	Retardtabletten	Ja	Nein	Nein	50/4, 100/8, 150/12 und 200/16 mg
	Tilidin Abz	Tropfen	–	–	Ja	40 Tropfen = 100 mg
Tramadol	Tramadol Sandoz	Brause-tabletten	Ja	–	Ja	100 mg Brausetabletten
	Tramal	Tropfen	–	–	Ja	1 ml = 40 Tropfen = 100 mg
	Tramagit	Retard-tabletten	Ja	Nein	Nein	Tramagit 100 mg, Tramundin 150 und 20 mg teilbar, Tramal long 50 mg Retardtablette nicht teilbar!
	Tramundin	Tabletten	Ja	Nein	Nein	50 mg
	Tramadol	Suppositorium	–	–	–	100 mg
	Tramal	Ampullen	–	–	–	50 und 100 mg

a Die Teilbarkeit bzw. Zerkleinerbarkeit bezieht sich nur auf das angegebene Beispielpräparat und kann nicht auf die Wirkstoffgruppe ausgeweitet werden! Im Einzelfall immer die Angaben im Beipackzettel/Fachinformation beachten.

b Resorptionsort aus der Literatur nicht eruierbar, daher keine Aussagen über die Wirkung bei Gabe über Duodenal- bzw. Jejunalsonden möglich.

c Kapselinhalt (Pellets) können suspendiert werden. Mindestvolumen bei Applikation beachten (10-20 ml), Sonde mit 20-30 ml Wasser nachspülen. Anwendung häufig Off label, Gefahr von Sondenverstopfung nicht ausgeschlossen

Pharmakologische Eigenschaften der Opioidanalgetika

Die pharmakologischen Eigenschaften der Opioidanalgetika finden sich in ◼ Tab. 5.

◘ **Tab. 5** Pharmakologische Eigenschaften der Opioidanalgetika

Substanz	Rezeptor-bindung	Applika-tionsroute	Metaboli-sierung	Plasma-protein-bindung	Ceiling-Effekt	Wirkbeginn	Wirk-dauer
Buprenor-phin	μ (stark), κ (Antagonist)	Transdermal, sublingual	CYP3A4, CYP2C8, Glukuroni-dierung	96%	Ja	Schnell (sublin-gual), langsam (transdermal)	Lang
Fentanyl	μ (stark), κ (schwach)	Transdermal, sublingual, buccal, intranasal, i.v., epidural, intrathekal	CYP3A4	85%	Nein	Sehr schnell (sublingual), langsam (trans-dermal)	Kurz bis sehr lang
Hydro-morphon	μ (stark) κ (schwach), δ (stark)	Oral, s.c., i.v.	Glukuroni-dierung	8–19%	Nein	Peak Effekt nach 1–2 h (oral)	Mittel bis lang

▣ Tab. 5 (Fortsetzung)

Substanz	Rezeptor-bindung	Applika-tionsroute	Metaboli-sierung	Plasma-protein-bindung	Ceiling-Effekt	Wirkbeginn	Wirk-dauer
Methadon	μ, κ (schwach), δ (schwach), NMDA-Rezeptor-Antagonist, SNRI	Oral	CYP3A4, CYP2B6, CYP2D6	80–90%	Nein	Langsam	Lang
Morphin	μ, κ (schwach)	Oral, rektal, i.m., s.c., i.v., epidural, intrathekal	Glukuroni-dierung	35%	Nein	Peak Effekt nach 3–4 h (Retardtablette)	Mittel bis lang
Oxycodon	μ, κ (stark)	Oral, i.v.	CYP3A4, CYP2D6	45%	Keine (außer bei Kombi-nationsprä-paraten)	Schnell	Mittel bis lang

Piritramid	μ	i.v.	CYP3A4		Nein	Schnell	Kurz
Tapentadol	μ, 5-HT (schwach), NRI	Oral	Glukuronidierung	20%	Ja	Schnell	Mittel bis lang
Tilidin	μ	Oral	CYP3A4, CYP2C19		Ja	Schnell	Mittel bis lang
Tramadol	μ, κ (schwach), δ (schwach), 5-HT	Oral, i.m., s.c., i.v.	CYP2D6, CYP3A4	20%	Ja	Schnell	Mittel bis lang

5-HT Serotoninrezeptoren, NRI Noradrenalinwiederaufnahmehemmer, SNRI Serotonin-Noradrenalin-Wiederaufnahmehemmer

Orthopädisch-neurologische Basisdiagnostik

Lasegue-Bragard-Zeichen (Straight Leg Raise Sign)

- **Durchführung**

Patient befindet sich in Rückenlage. Passives Anheben des gestreckten Beines bis zu einem Winkel von ca. 45°, danach Dorsoflexion des Fußes (◘ Abb. 1).

- **Positives Ergebnis**

Wiederauftreten der Schmerzsymptomatik, Ausstrahlung der Schmerzen entlang des dorsalen Unter- und Oberschenkel bis zum unteren LWS bei Bandscheibenprolaps L4/5 bzw. L5/S1.

Das Auftreten von Schmerzen in der betroffenen Extremität während der Durchführung eines Lasegue-Bragard-Tests auf der kontralateralen Seite erhöht die Spezifität (Cross Straight Leg Raise Sign).

- **Interpretation**

Reizzustände des N. ischiadicus, z. B. bei einem Bandscheibenvorfall.

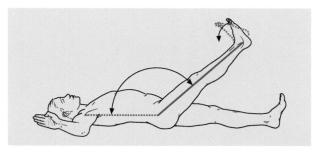

◘ **Abb. 1**   Lasegue-Bragard-Test

Schober-Zeichen

- **Durchführung**

Markierung der Wirbelsäule in Höhe LWK5 oder SWK1 im
Stehen, weitere Markierungen 10 cm kranial und 5 cm kaudal.
Danach Flexion und Extension des Rumpfs. Bei maximaler
Flexion weichen die Punkte ≥5 cm auseinander, bei maximaler
Retroflexion ca. 2 cm näher zueinander (◘ Abb. 2).

- **Positives Ergebnis**

Verringerung des Bewegungsumfangs.

- **Interpretation**

Spondylitis ankylosans.

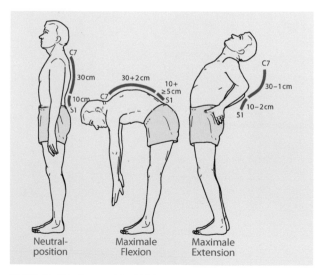

Neutral-
position

Maximale
Flexion

Maximale
Extension

◘ **Abb. 2**   Schober- und Ott-Zeichen

Ott-Zeichen

▪ Durchführung

Markierung der Wirbelsäule in Höhe HWK7 und 30 cm kaudal. Danach Flexion und Extension der HWS. Bei maximaler Flexion bzw. Extension Verlängerung des Abstands um 2 cm bzw. Verkürzung um 1 cm (◘ Abb. 2).

▪ Positives Ergebnis

Verringerung des Bewegungsumfangs.

▪ Interpretation

Spondylitis ankylosans.

Pheasant-Test

- **Durchführung**

Bauchlage, passive Flexion beider Knie über ca. 60 s. Beim gleichzeitigem Ausüben des Drucks auf LWS um den Spinalkanaldurchmesser zu reduzieren (◻ Abb. 3).

- **Positives Ergebnis**

Wiederauftreten der Schmerzen und Parästhesien.

- **Interpretation**

Spinalkanalstenose (SKS) im Lumbalbereich.

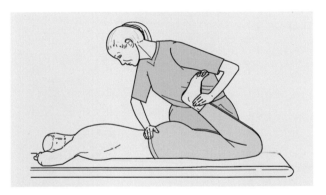

◻ **Abb. 3** Pheasant-Test

Thomas-Handgriff

- **Durchführung**

Maximale Hüftbeugung (Knie wird in Rückenlage mit Hilfe beider Hände gegen den Thorax gezogen, ◘ Abb. 4).

- **Positives Ergebnis**

Anhebung des kontralateralen Oberschenkels.

- **Interpretation**

Verkürzung der Hüftbeugemuskulatur, z. B. bei einer Coxarthrose.

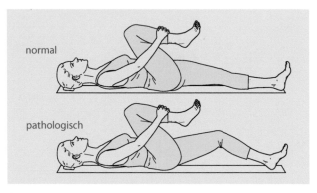

◘ **Abb. 4** Thomas-Test

Patrick-Test

- **Synonym**

Vierer-Zeichen, FABER (Flexion, Abduction, External Rotation)-Test

- **Durchführung**

Flexion, Abduktion und Außenrotation des Beines (■ Abb. 5).

- **Positives Ergebnis**

Schmerzen in der ipsilateralen Leiste oder Iliosakralgelenk.

- **Interpretation**

Hüftpathologien bzw. ISG-Syndrom.

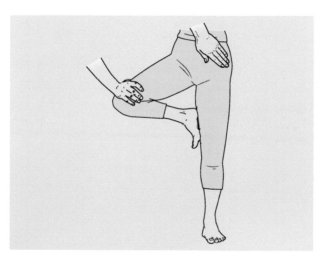

■ **Abb. 5** Patrick-Test

Mennel-Zeichen

■ **Durchführung**

Hyperextension des gestreckten Beins in Bauchlage bei gleichzeitiger Fixierung des Beckens durch Druck auf Kreuzbein (◨ Abb. 6).

■ **Positives Ergebnis**

Schmerzen im ipsilateralen Iliosakralgelenk.

■ **Interpretation**

ISG-Syndrom.

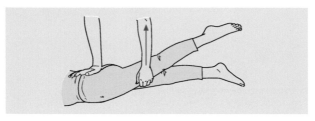

◨ **Abb. 6**   Mennel-Zeichen

Horizontaler Abduktionstest (Scarf Test)

- **Durchführung**

Abduktion des Armes um 90°, danach passive oder aktive horizontale Adduktion vor der Brust zum Erreichen des gegenüberliegenden Schultergelenks (■ Abb. 7).

- **Positives Ergebnis**

Stechende Schmerzen im Bereich des Akromioklavikulargelenks.

- **Interpretation**

Arthritis, AC-Gelenksprengung.

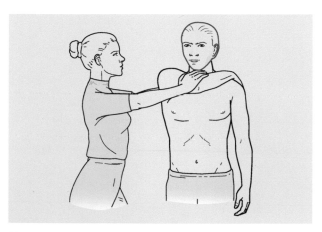

■ Abb. 7   Horizontaler Abduktionstest

Neer-Impingement-Test

- **Durchführung**

Der pronierte Arm wird passiv vollständig nach hinten flektiert und die ipsilaterale Skapula gleichzeitig stabilisiert, um eine skapulothorakale Bewegungsursprung zu verhindern (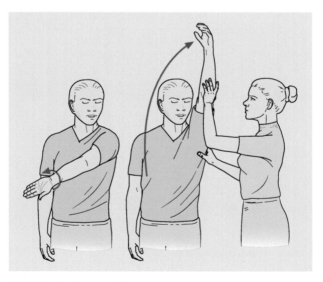 Abb. 8).

- **Positives Ergebnis**

Schmerzprovokation.

- **Interpretation**

Subakromiales Impingement.

■ **Abb. 8**   Impingement-Test

Hawkins-Test

- **Durchführung**

Elevation des im Ellenbogen flektierten Arms um 90°, danach passive Innenrotation (◘ Abb. 9).

- **Positives Ergebnis**

Schmerzprovokation.

- **Interpretation**

Subakromiales Impingement oder Tendinitis.

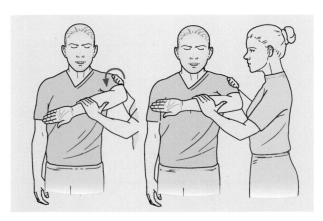

◘ **Abb. 9** Hawkins-Test

Supraspinatus-Test (Jobe-Test, Empty can test)

- **Durchführung**

Nach vorne gestreckten Arme werden innenrotiert bis der Daumen nach unten zeigt und gegen den Widerstand des Untersuchers nach oben gedrückt (■ Abb. 10).

- **Positives Ergebnis**

Schmerzprovokation.

- **Interpretation**

Tendinopathie/Impingement bei Rotatorenmanschettenläsion.

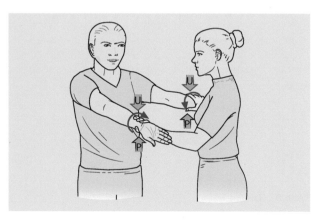

■ **Abb. 10**   Supraspinatus-Test

Painfull Arc Test

■ **Durchführung**

Aktive Abduktion des Arms in der Frontalebene (■ Abb. 11).

■ **Positives Ergebnis**

Schmerzprovokation.

■ **Interpretation**

Rotatorenmanschettenruptur, subakromiales Impingement-Syndrom.

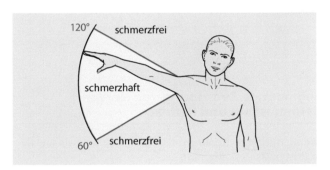

■ **Abb. 11**   Painful Arc Test

Prüfung des Kraftgrads

Prüfung des Kraftgrads ist in ◻ Tab. 6 dargestellt.

◻ Tab. 6	Prüfung des Kraftgrads
Kraftgrad	Befund
Grad 5 (5/5)	Normale Kraft gegen Widerstand
Grad 4 (4/5)	Muskelbewegung gegen dosierten Widerstand
Grad 3 (3/5)	Muskelbewegung gegen Schwerkraft
Grad 2 (2/5)	Muskelbewegung unter Aufhebung der Schwerkraft
Grad 1 (1/5)	Muskelkontraktion ohne Bewegung
Grad 0 (0/5)	Keine sicht-/tastbare Muskelkontraktion

Segmentale Zuordnung von Nerven, Kennmuskeln und Reflexe

Die segmentale Zuordnung von Nerven, Kennmuskeln und Reflexe ist in ◻ Tab. 7 aufgeführt.

◘ **Tab. 7** Segmentale Zuordnung von Nerven, Kennmuskeln und Reflexe

Segment	Nerv	Kennmuskel	Sensibilität	Funktionsprüfung/Reflex
C5	N. axillaris	M. deltoideus	Oberarm lateral insbesondere über M. deltoideus	Armabduktion im Schultergelenk
C6	N. musculocutaneus (C5–6)	M. biceps	Lateraler UA und Daumen	Flexion Ellenbogen, Bizepssehnenreflex
C7	N. radialis (C5–8)	M. triceps	Daumenballen	Trizepsreflex, Brachioradialisreflex
C8	N. medianus (C6–7), N. ulnaris (C7–8)	M. interossei	**Mittelfingerendglied** (N. medianus), **Kleinfinger** (N. ulnaris)	Fingerbeuger (Flexor carpi radialis), Pronation des UA (Pronator teres), Trömner-Reflex
L1		M. psoas, Hüftadduktoren, M. cremaster	Leistenregion	Hüftbeugung gegen Widerstand im Sitzen, Kremasterreflex
L2	N. obturatorius (L2–4)	Hüftadduktoren	Medialer Oberschenkel	Hüftadduktion

◻ **Tab. 7**   Segmentale Zuordnung von Nerven, Kennmuskeln und Reflexe

Segment	Nerv	Kennmuskel	Sensibilität	Funktionsprüfung/Reflex
L3	N. femoralis (L2–4)	M. quadriceps femoris, Hüftbeugung, Kniestreckung, Hüftadduktion	**Ventraler Oberschenkel,** medialer Femurkondylus/ Knieinnenseite	Kniebeuge im Stehen, Kniestreckung gegen Widerstand im Sitzen, Adduktorenreflex, Patellasehnenreflex
L4	N. femoralis (L2–4)	M. quadriceps femoris, M. tibialis anterior, M. vastus medialis, Kniestreckung, Hüftbeugung	Lateraler Oberschenkel, Knie und medialer Unterschenkel	Dorsoflexion des Fußes, Fersenstand einbeinig, Patellasehnenreflex
L5	N. ischiadicus (L5–S2), N. peroneus superficialis	M. extensor hallucis longus, M. extensor digitorum brevis, M. gluteus minimus und medius, M. tibialis anterior	Lateraler Unterschenkel, medialer Fußrücken, Großzehe	Fußeversion, Dorsoflexion des Großzehe, Fersenstand einbeinig Hüftabduktion

S1	M. gastrocnemius, M. triceps surae, M. peronei, M. biceps femoris, M. gluteus maximus	Dorsaler Ober- und Unterschenkel, **Fußaußenrand**, Kleinzehe, Fußsohle	Zehenstand einbeinig, Kniebeugung, Plantarflexion des Fußes, Hüftgelenkstreckung, Achillessehnenreflex
S2	M. triceps surae	Dorsaler OS und US, plantare Ferse	Achillessehnenreflex
S3	M. sphinkter ani internus	Reithosenanästhesie	Sphinktertonus, Analreflex
N. ischiadikus (L5–S2)			
N. tibialis (S1–2)			
N. rectalis caudalis (S3–5)			

Fettmarkiert sind die sog.„autonomous zones", die ausschließlich durch einen Nervenwurzel versorgt werden

Literatur

Shing-shing Yeh, Schuster MW (2006) Megestrol acetate in cachexia and anorexia. Int J Nanomedicine 1: 411–416

Woodward TW, Best TM (2000) The Painfull Schoulder: Part I. Clinical Evaluation. Am Fam Physician 61: 3079–3081

Allgemeine Literaturempfehlungen und interessante Internetseiten

Karrow T (2016) Allgemeine und spezielle Pharmakologie und Toxikologie. 25. Aufl. Karow, Pulheim

Waldman SD (2011) Atlas of Common Pain Syndroms, 3rd ed. Elsevier Saunders, Philadelphia

Waldman SD (2012) Atlas of Pain Injection Techniques, 3nd ed. Elsevier, Amsterdam

Fishman SM, Ballantyne JC, Rathmell JP (2010) Bonica´s Management of Pain, 4th. ed. Lippincott Williams & Wilkins, Philadelphia

Dawn AM (2005) Chronic Pain. Humana Press, New York

Smith HS (2008) Current Therapy in Pain, 1st ed. Elsevier Saunders, Philadelphia

Serpell M (2011) Handbook of Pain Management. Springer, Berlin Heidelberg

Audette JF, Bailey (2008) Integrative Pain Medicine, 1st ed. Humana Press, New York

Kastler B (2007) Interventional Radiology in Pain Management. Springer, Berlin Heidelberg

Beubler E, Kunz R (2016) Kompendium der medikamentösen Schmerztherapie, 6 Aufl. Springer, Berlin Heidelberg

Cegla T, Gottschalk A (2008) Memorix-AINS Schmerztherapie, Thieme, Stuttgart

Bernatzka G et al. (2007) Nichtmedikamentöse Schmerztherapie. Springer, Berlin Heidelberg

Waldman SD (2011) Pain Management. 2nd ed. Elsevier Saunders, Philadelphia

Grünenthal (2016) Pain Compact, 8. überarbeitete und erweiterte Auflage. Grünenthal, Stolberg

Spies C et al (2008) Pocket Guide Pain Management. Springer, Berlin Heidelberg

Benzon H, Rathmell J et al (2013) Practical Management of Pain, 5th Edition 2014, Elsevier, Amsterdam

Benrath J, Hatzenbühler M, Fresenius M, Heck M (2015) Repetitorium Schmerztherapie, 4 Aufl. Springer, Berlin Heidelberg

Thomm M (2016) Schmerzmanagement in der Pflege, 2. Aufl. Springer, Berlin Heidelberg

Maier C, Diener C, Bingel U (2016) Schmerzmedizin, 5. Aufl. Elsevier, Amsterdam

Bernateck M, Karst M et al. (2017) Schmerzmedizin – 1000 Fragen. 2. Aufl. Thieme, Stuttgart

Benzon H, Raja SN et al (2017) The Essentials of Pain Medicine. 4th ed. Elsevier, Amsterdam

Hankemeier UB, Krizanits FH, Schüle-Hein K (2004) Tumorschmerztherapie, 3. Aufl.
    Springer, Berlin Heidelberg
Waldmann SD (2001) Waldman's Pain Management. 2nd ed. Elsevier Saunders,
    Philadelphia
McMahon SB et al. (2013) Wall and Melzack's Textbook of Pain 6th ed. Elsevier,
    Amsterdam
www.bfarm.de Bundesinstitut für Arzneimittel und Medizinprodukte
www.ihs-headache.org
www.pharmanet-bund.de

Sachverzeichnis

A

D

E

H

L

M

O

T

U

V

W

Y

Z

Ihr Bonus als Käufer dieses Buches

Als Käufer dieses Buches können Sie kostenlos das eBook zum Buch nutzen. Sie können es dauerhaft in Ihrem persönlichen, digitalen Bücherregal auf **springer.com** speichern oder auf Ihren PC/Tablet/eReader downloaden.

Gehen Sie bitte wie folgt vor:

1. Gehen Sie zu **springer.com/shop** und suchen Sie das vorliegende Buch (am schnellsten über die Eingabe der eISBN).
2. Legen Sie es in den Warenkorb und klicken Sie dann auf: **zum Einkaufswagen/zur Kasse.**
3. Geben Sie den untenstehenden Coupon ein. In der Bestellübersicht wird damit das eBook mit 0 Euro ausgewiesen, ist also kostenlos für Sie.
4. Gehen Sie weiter **zur Kasse** und schließen den Vorgang ab.
5. Sie können das eBook nun downloaden und auf einem Gerät Ihrer Wahl lesen. Das eBook bleibt dauerhaft in Ihrem digitalen Bücherregal gespeichert.

EBOOK INSIDE

eISBN	978-3-662-55156-1
Ihr persönlicher Coupon	5KkFkSGZHH5xtSK

Sollte der Coupon fehlen oder nicht funktionieren, senden Sie uns bitte eine E-Mail mit dem Betreff:
eBook inside an **customerservice@springer.com**.

Printed by Printforce, the Netherlands